外科护理学

编著 张立民 广东省深圳市盐田区人民医院
李 杨 河北省衡水市第四人民医院
杨翠萍 山东省枣庄市皮肤病性病防治院

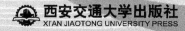
西安交通大学出版社
XI'AN JIAOTONG UNIVERSITY PRESS

图书在版编目(CIP)数据

外科护理学/张立民等编著. —西安:西安交通
大学出版社,2017.11
ISBN 978 - 7 - 5693 - 0245 - 5

Ⅰ.①外…　Ⅱ.①张…　Ⅲ.①外科学-护理学
Ⅳ.①R473.6

中国版本图书馆 CIP 数据核字(2017)第 277494 号

书　　名	外科护理学
编　　著	张立民　李　杨　杨翠萍
责任编辑	李　晶　王　磊

出版发行 西安交通大学出版社
　　　　　　（西安市兴庆南路 10 号　邮政编码 710049）
网　址 http://www.xjtupress.com
电　话 (029)82668357　82667874(发行中心)
　　　　　　(029)82668315(总编办)
传　真 (029)82668280
印　刷 虎彩印艺股份有限公司

开　本 787mm×1092mm　1/16　**印张** 16.25　**字数** 392 千字
版次印次 2018 年 1 月第 1 版　2018 年 1 月第 1 次印刷
书　号 ISBN 978 - 7 - 5693 - 0245 - 5
定　价 68.00 元

读者购书、书店添货、如发现印装质量问题,请与本社发行中心联系、调换。
订购热线:(029)82665248　(029)82665249
投稿热线:(029)82668526
读者信箱:xjtu_hotreading@126.com

前　言

　　外科护理学是护理专业主干课程，是在社会科学、自然科学理论指导下的一门综合应用科学，是研究如何对外科患者进行整体护理的临床护理学科。它与外科学紧密相连，包含医学基础理论、护理学基础理论与技术和外科学基础理论。

　　本书共分为三篇，第一篇为基础护理，包括生命体征的评估及护理、饮食与营养、患者的清洁护理、药物疗法、静脉输液、静脉输血、冷热疗法、标本采集、住院期间护理、危重患者护理。第二篇为外科基础护理，包括体液及酸碱代谢失衡护理、麻醉护理、外科休克护理、外科感染护理、外科营养护理、外科烧伤护理、损伤护理、肿瘤护理。第三篇为外科疾病护理，包括头颈部疾病护理、心胸部疾病护理、腹部疾病护理、泌尿外科疾病护理、骨及关节疾病护理、周围血管疾病护理。

　　本书参加编写的人员如下：

　　第一篇护理基础和第二篇外科基础护理所有章节由张立民、李杨和杨翠萍同志共同编写，第三篇外科疾病护理所有章节由张立民同志独立编写。

　　感谢参加本书编写的人员，并希望本书对大家的临床工作有所帮助和借鉴。由于时间仓促，书中难免存在不足之处，望广大读者加以指正。

目　录

第一篇　护理基础

第二篇　外科基础护理

第三篇　外科疾病护理

第一篇

护理基础

第一章　生命体征的评估及护理

第一节　体温的评估及护理

一、体温的评估

1.正常体温　正常值:口腔舌下温度为 37℃(范围在 36.3～37.2℃),直肠温度为 37.5℃(范围在 36.5～37.7℃,比口腔温度高 0.3～0.5℃),腋下温度为 36.5℃(范围在 36.0～37.0℃,比口腔温度低 0.3～0.5℃)。

2.生理性变化

(1)年龄因素:新生儿因为体温调节中枢发育尚未完善,体温易受环境温度的影响而发生波动。儿童基础代谢率高,体温可略高于成人。老年人由于基础代谢率低,故体温偏低。

(2)性别因素:女性一般较男性稍高。女性在月经前期和妊娠早期,体温可轻度升高,而排卵期较低。

(3)昼夜因素:一般清晨 2～6 时体温最低,下午 2～8 时体温最高,变化范围约在 0.5～1℃之间。

(4)其他:情绪激动、精神紧张进食均可使体温略有升高,而安静、睡眠、饥饿等可使体温略有下降。

二、异常体温

(一)体温过高

1.发热程度　以口腔温度为标准,发热程度可划分为以下几类。

(1)低热:体温 37.3～38.0℃。

(2)中等度热:体温 38.1～39.0℃。

(3)高热:体温 39.1～41.0℃。

(4)超高热:体温在 41.0℃以上。

2.发热的过程

(1)体温上升期:特点为产热大于散热。临床表现:患者畏寒、无汗、皮肤苍白,有时伴有寒战。体温上升的方式有骤升和渐升。体温突然升高,在数小时内体温就上升到最高点,称为骤升,如肺炎球菌性肺炎。体温逐渐升高,在数日内上升到最高点,称为渐升,如伤寒。

(2)高热持续期:其特点为产热和散热在较高水平趋于平衡,体温维持在较高状态。临床表现:患者颜面潮红,皮肤灼热,口唇干燥,呼吸深快,脉搏加快,尿量减少。此期可持续数小时、数天甚至数周,因疾病及治疗效果而异。

(3)退热期:其特点为散热大于产热,散热增加而产热趋于正常,体温恢复至正常调节水平。临床表现:患者大量出汗,皮肤温度下降。退热的方式有骤退和渐退。体温急剧下降称为骤退,如大叶性肺炎;体温逐渐下降称为渐退,如伤寒。体温下降时,由于大量出汗,体液丧失,年老体弱及患心血管病的患者,易出现虚脱或休克现象,表现为血压下降、脉搏细速、四肢湿冷等,应密切观察,加强护理。

3.热型

(1)稽留热:体温持续升高达 39.0~40.0℃左右,持续数天或数周,24 h 波动范围不超过 1℃。常见于伤寒、肺炎球菌性肺炎等。

(2)弛张热:体温在 39.0℃以上,但波动幅度大,24 h 内体温差达 1℃以上,最低体温仍超过正常水平。常见于败血症等。

(3)间歇热:高热与正常体温交替出现,发热时体温骤升达 39.0℃以上,持续数小时或更长,然后很快下降至正常,经数小时、数天的间歇后,又再次发作。常见于疟疾等。

(4)不规则热:体温在 24 h 内变化不规则,持续时间不定。常见于流行性感冒、肿瘤性发热等。

4.体温过高患者的护理

(1)密切观察:高热患者应每隔 4 h 测量一次,待体温恢复正常 3 天后,改为每日 2 次;同时注意观察发热的临床过程、热型、伴随症状及治疗效果等,如患者的面色、脉搏、呼吸、血压及出汗等体征。小儿高热易出现惊厥,应密切观察,如有异常应及时报告医生。

(2)卧床休息:减少能量消耗,以利于机体的康复。护士还应为患者提供温度适宜、安静舒适、通风良好的室内环境。

(3)降温:体温超过 39.0℃,可用冰袋冷敷头部;体温超过 39.5℃时,可用乙醇拭浴;温水拭浴或做大动脉冷敷。行药物或物理降温半小时后,应测量体温,并做好记录及交班。

(4)保暖:体温上升期,患者如伴寒战,应及时调节室温,注意保暖,必要时可饮热饮料。

(5)补充营养和水分:给予患者高热量、高蛋白、高维生素、易消化的流质或半流质饮食,鼓励患者少量多餐。鼓励患者多饮水。对不能进食的患者,遵医嘱给予静脉输液或鼻饲,以补充水分、电解质和营养物质。

(6)口腔护理:护士应在晨起、餐后、睡前协助患者漱口,保持口腔清洁,防止口腔感染,如口唇干裂应涂润滑油保护。

(7)皮肤清洁:患者在退热期常常大量出汗,应及时擦干汗液,更换衣服及床单、被套,以保持皮肤清洁、干燥,防止着凉。对长期高热卧床的患者,还应注意预防压疮的发生。

(8)心理护理。

(9)健康教育:教会患者及家属正确测量体温的方法、简易的物理降温方法,以及休息、营养、饮水、清洁的重要性。

(二)体温过低

1.概念　体温在 35.0℃以下,称体温过低。常见于早产儿及全身衰竭的危重患者。前者因体温调节中枢尚未发育完善,对外界温度变化不能自行调节;后者则由于末梢循环不良,特别是在环境温度较低时,如保暖措施不当,机体散热大于产热,极易导致体温下降。

2.临床表现　患者表现为躁动、嗜睡,甚至昏迷,心跳呼吸减慢,血压降低,轻度颤抖,皮肤苍白,四肢冰冷。

3.护理　若发现上述情况,应及时报告医生,积极采取以下措施。

(1)保暖:给予毛毯或加盖被,足部放热水袋,给热饮料等,以提高机体温度,减少热量散失；但对老人、小儿及昏迷患者，保暖的同时要注意防止烫伤。

(2)提高室温：应设法维持室温在24～26℃为宜。

(3)观察：密切观察病情及生命体征的变化，至少每小时测量体温一次。

(4)配合抢救：积极配合医生做好抢救准备。

三、体温测量的方法

1.操作要点　测量前，先清点体温计总数，检查体温计是否完好，水银柱是否在35℃以下。

(1)口腔测温法：①将口表水银端斜放于舌下热窝，即舌系带两侧；②嘱患者紧闭口唇含住口表，用鼻呼吸，勿用牙咬，不要说话；③3 min后取出。

(2)腋下测温法：①协助患者解开衣扣，擦干腋窝汗液，将体温计水银端放于腋窝深处，使之紧贴皮肤；②嘱患者屈臂过胸夹紧体温计，不能合作的患者应协助夹紧手臂；③10 min后取出。

(3)直肠测温法：①协助患者侧卧、俯卧或屈膝仰卧位，露出臀部；②润滑肛表水银端，将其轻轻插入肛门3～4 cm；③3 min后取出；④用卫生纸擦净肛门处。

体温计取出后：①用消毒纱布擦净，准确读数，将体温计甩至35℃以下，放到消毒液容器内消毒，记录体温值；②整理床单位，协助患者取舒适体位。

2.注意事项

(1)测量体温前后，应清点体温计总数。甩体温计时要用腕部力量，勿触及他物，以防撞碎。切忌把体温计放入热水中清洗或放在沸水中煮，以防爆裂。

(2)根据患者病情选择合适的测量体温的方法：①凡婴幼儿、精神异常、昏迷、口鼻腔手术以及呼吸困难、不能合作的患者，不宜测口腔温度；②凡消瘦不能夹紧体温计、腋下出汗较多者，以及腋下有炎症、创伤或手术的患者不宜使用腋下测温法；③凡直肠或肛门手术、腹泻，以及心肌梗死的患者不宜使用直肠测温法。

(3)患者进食、饮水，或进行蒸汽吸入、面颊冷热敷等，须隔30 min后测口腔温度；腋窝局部冷热敷应隔30 min再测量腋温；灌肠、坐浴后须隔30 min，方可经直肠测温。

(4)测口温时，当患者不慎咬破体温计时，应立即清除玻璃碎屑，以免损伤唇、舌、口腔、食管及胃肠道的黏膜；口服牛奶或蛋清以延缓汞的吸收；在病情允许的情况下，可服大量精纤维食物(如韭菜等)，以加速汞的排出。

(5)凡给婴幼儿、昏迷、危重患者及精神异常者测体温时，应有专人看护，以免发生意外。

(6)如发现体温与病情不相符合，应守在患者身旁重新测量，必要时可同时测口温和肛温作对照。

四、水银体温计的清洁、消毒和检查法

(一)水银体温计的清洁、消毒

1.目的　保持体温计清洁，防止交叉感染。

2.消毒液　常用的有70%乙醇、1%过氧乙酸、1%消毒灵等。

3.方法

(1)水银体温计使用后，全部浸泡于消毒容器内，5 min后取出，用冷开水冲洗后，将体温计甩至35℃以下，再放入另一盛有消毒液容器内浸泡，30 min后取出，用冷开水冲洗，擦干后存放于清洁的容器内备用。

（2）口表、腋表、肛表应分别消毒、清洗与存放。

（3）消毒液和冷开水须每日更换，盛放的容器及离心机应每周消毒一次。

（二）水银体温计的检查方法

水银体温计需定期检查，以保持准确性。方法：将所有体温计的水银柱甩至 35℃ 以下，于同一时间放入已经测试过的 40℃ 以下的温水内，3 min 后取出检视。若读数相差 0.2℃ 以上、玻璃管有裂隙、水银柱自动下降的体温计则取出，不再使用。

第二节　脉搏的评估及护理

一、正常脉搏的观察及生理性变化

（一）正常脉搏的观察

1.脉率　脉率即每分钟脉搏搏动的次数。在安静状态下，正常成人的脉率为 60～100 次/分。在正常情况下，脉率与心率是一致的，如脉率微弱难以测得，应测心率。

2.脉律　脉律是指脉搏的节律性。正常脉搏的节律均匀、规则，间隔时间相等，在一定程度上反映了心脏的功能。

3.脉搏的强弱　正常情况下脉搏强弱一致。脉搏的强弱取决于心排血量、动脉的充盈程度、动脉管壁的弹性和脉压大小。

4.动脉管壁的弹性　正常的动脉管壁光滑、柔软，有一定的弹性。

（二）生理性变化

脉搏可随年龄、性别、情绪、运动等因素而变动。一般同年龄女性比男性稍快。幼儿比成人快，老人稍慢，运动、情绪变化时可暂时增快，休息、睡眠时较慢。

二、异常脉搏

（一）异常脉搏的观察

1.频率异常

（1）速脉：在安静状态下，成人脉率超过 100 次/分，称为速脉。常见于发热、甲状腺功能亢进、休克、大出血前期的患者。

（2）缓脉：在安静状态下，成人脉率低于 60 次/分，称为缓脉。常见于颅内压增高、房室传导阻滞、甲状腺功能减退等患者。

2.节律异常　脉搏出现节律不均匀、不规则，间隔时间不等的变化。

（1）间歇脉：在一系列正常均匀的脉搏中，出现一次提前而较弱的搏动，其后有一较正常延长的间歇（即代偿性间歇），亦称过早搏动或期前收缩。间歇脉多见于各种心脏病或洋地黄中毒的患者，少数健康人在过度劳累、情绪激动、体位改变时也可出现。发生机制是由于窦房结以外的异位起搏点过早地发出冲动，使心脏搏动提早出现。

（2）二联律、三联律：每隔一个正常搏动出现一次期前收缩，称二联律。每隔两个正常搏动出现一次过早搏动，称三联律。

（3）脉搏短绌：也称为"绌脉"，是指在同一单位时间内，脉率少于心率。表现为脉搏细速、极不规则，听诊心律完全不规则，心率快慢不一，心音强弱不等。常见于心房纤维颤动的患者。

发生机制是由于心肌收缩力强弱不等,有些心排血量少的搏动只产生心音,而不能引起周围血管的搏动,造成脉率低于心率,且心律失常越严重,"绌脉"越多,当病情好转时,"绌脉"消失。

3.脉搏强弱的异常

(1)洪脉:当心输出量增加,动脉充盈度和脉压较大时,脉搏强大有力,称洪脉。常见于高热、甲状腺功能亢进的患者。

(2)丝脉:又称细脉。当心排血量减少,动脉充盈度降低,脉搏细弱无力,扪之如细丝,称丝脉。常见于心功能不全、大出血、休克等患者。

4.动脉管壁弹性的异常　动脉硬化时,管壁变硬,失去弹性,且呈纡曲状或条索状,触诊如同按在琴弦上。常见于动脉硬化患者。

(二)异常脉搏的护理

1.观察　观察患者脉搏的频率、节律、强弱及动脉管壁的弹性,以及其他相关症状。

2.遵医嘱给药　观察药物疗效及不良反应,做好用药指导。

3.做好心理护理,消除顾虑。

4.协助进行各项检查　如心电图等。

三、脉搏测量的方法

(一)测量部位

凡身体浅表靠近骨骼的动脉,均可用以诊脉。常用的是桡动脉,其次有颞浅动脉、颈动脉、肱动脉、腘动脉、足背动脉、胫后动脉、股动脉等。

(二)测量脉搏的方法

触诊法,以桡动脉为例。

(1)测量前 30 min 无过度活动,无紧张、恐惧等。

(2)正常脉搏计数半分钟,并将所测得数值乘2,即为脉率。如脉搏异常或危重患者等应测 1 min。若脉搏细弱而触不清时,应用听诊器听心率 1 min 代替触诊。

(3)脉搏短绌的测量　发现脉搏短绌的患者,应由两位护士同时测量,一人听心率,另一人测脉率,由听心率者发出"起"、"停"口令,两人同时开始,测 1 min。记录方法:心率/脉率。

(三)注意事项

(1)诊脉前,患者有剧烈活动或情绪激动时,应休息 20～30 min 后再测。

(2)不可用拇指诊脉,以防拇指小动脉搏动与患者脉搏相混淆。

(3)为偏瘫患者测脉搏,应选择健侧肢体。

第三节　呼吸的评估及护理

一、正常呼吸的观察及生理性变化

1.正常呼吸的观察　在安静状态下,正常成人的呼吸频率为 16～20 次/分,正常呼吸表现为节律规则,均匀无声,不费力。

2.生理性变化　一般年龄越小,呼吸频率越快,老年人稍慢;同年龄的女性较男性呼吸频率稍快;劳动或情绪激动时呼吸增快;休息和睡眠时呼吸频率减慢。另外,呼吸的频率和深浅度还可受意识控制。

二、异常呼吸

(一)异常呼吸的观察

1.频率异常

(1)呼吸增快:在安静状态下,成人呼吸频率超过 24 次/分,称呼吸增快或气促。常见于高热、缺氧等患者。发热患者体温每升高 1℃,呼吸每分钟增加约 4 次。

(2)呼吸缓慢:在安静状态下,成人呼吸频率少于 10 次/分,称呼吸缓慢。常见于呼吸中枢受抑制的疾病,如颅内压增高、巴比妥类药物中毒等患者。

2.节律异常

(1)潮式呼吸:又称陈-施呼吸,是一种周期性的呼吸异常。特点表现为开始呼吸浅慢,以后逐渐加深加快,达高潮后,又逐渐变浅变慢,然后呼吸暂停约 5~30 秒后,再重复出现以上的呼吸,如此周而复始;其呼吸形态呈潮水涨落样,故称潮式呼吸。常见于中枢神经系统疾病,如脑炎、颅内压增高、酸中毒、巴比妥类药物中毒等患者。

(2)间断呼吸:又称毕奥呼吸。表现为呼吸和呼吸暂停现象交替出现。特点为有规律地呼吸几次后,突然暂停呼吸,间隔时间长短不同,随后又开始呼吸;如此反复交替出现。

3.深浅度异常

(1)深度呼吸:又称库斯莫呼吸,是一种深而规则的大呼吸,见于尿毒症、糖尿病等引起的代谢性酸中毒患者。

(2)浮浅性呼吸:是一种浅表而不规则的呼吸,有时呈叹息样,见于濒死患者。

4.音响异常

(1)蝉鸣样呼吸:吸气时有一种高音调的音响,声音似蝉鸣,称为蝉鸣样呼吸,常见于喉头水肿、痉挛或喉头有异物等患者。

(2)鼾声呼吸:是指呼气时发出粗糙鼾声的呼吸,多见于深昏迷患者。

5.呼吸困难 呼吸困难的患者主观上感到空气不足,呼吸费力;客观上出现用力呼吸、张口耸肩、鼻翼扇动、发绀,辅助呼吸肌也参与呼吸运动,在呼吸频率、节律、深浅度上出现异常改变。根据临床表现可分为以下几类。

(1)吸气性呼吸困难:患者吸气费力,吸气时间显著长于呼气时间,辅助呼吸肌收缩增强,出现明显三凹征(胸骨上窝、锁骨上窝、肋间隙或腹上角凹陷)。见于喉头水肿、喉头有异物的患者。

(2)呼气性呼吸困难:患者呼气费力,呼气时间显著长于吸气时间。多见于支气管哮喘、肺气肿等患者。

(3)混合性呼吸困难:患者吸气和呼气均感费力,呼吸的频率加快而表浅。多见于肺部感染的患者。

(二)异常呼吸的护理

1.观察

2.卧床休息

3.保持呼吸道通畅 及时清除呼吸道分泌物,必要时给予吸痰。

4.吸氧 酌情给予氧气吸入,必要时可用呼吸机辅助呼吸。

5.根据医嘱给药 注意观察疗效及不良反应。

6.心理护理

三、呼吸测量的方法

(一)操作要点

(1)护士在测量脉搏后,手仍按在患者手腕处保持诊脉姿势,以避免紧张因素而影响检查结果。

(2)观察患者胸部或腹部起伏次数,一起一伏为 1 次,一般患者观察 30 秒,将测得数值乘以 2,呼吸异常患者观察 1 min。

(3)危重或呼吸微弱患者,如不易观察,可用少许棉花置于患者鼻孔前,观察棉花被吹动的次数,计数 1 min。

(二)注意事项

(1)测量呼吸应在安静状态下,如患者情绪激动或有剧烈运动,应休息 30 min 再测量。

(2)在测量呼吸频率时,应同时注意观察呼吸的节律、深浅度、音响及气味等变化。

(3)因为呼吸可受意识控制,因此测量呼吸时应注意不要让患者察觉。

第四节 血压的评估及护理

一、正常血压的观察及生理性变化

1.血压正常值　血压一般以肱动脉血压为标准。在安静状态下,正常成人收缩压为 90～139 mmHg(12～18.5 kPa),舒张压为 60～89 mmHg(8～11.8 kPa),脉压为 30～40 mmHg(4～5.3 kPa)。

2.生理性变化

(1)年龄:动脉血压随年龄的增长而逐渐增高,新生儿血压最低,儿童血压比成人低。

(2)性别:同龄女性血压比男性偏低,但更年期后,女性血压逐渐增高,与男性差别较少。

(3)昼夜和睡眠:一天中,清晨血压急剧上升,傍晚血压出现第二个高峰,夜间睡眠血压降低,如过度劳累或睡眠不佳,血压稍有升高。

(4)环境:在寒冷刺激下,血压可略升高;在高温环境中,血压可略下降。

(5)部位:因左、右肱动脉解剖位置的关系,一般右上肢血压高于左上肢。因股动脉的管径较肱动脉粗,血流量多,故下肢血压比上肢高。

(6)其他:紧张、恐惧、害怕、兴奋及疼痛等精神状态的改变,均可致血压升高。此外,吸烟、饮酒、盐摄入过多及药物等也会影响血压值。

二、异常血压

(一)异常血压的观察

1.高血压　成人收缩压≥140 mmHg 和(或)舒张压≥90 mmHg,称为高血压。

2.低血压　成人血压低于 90/60～50 mmHg(12/8～6.65 kPa)称为低血压。常见于大量失血、休克、急性心力衰竭患者。

3.脉压的变化　脉压增大:见于主动脉瓣关闭不全、主动脉硬化等患者;脉压减小:见于心包积液、缩窄性心包炎、主动脉瓣狭窄等患者。

(二)异常血压的护理

1.发现血压异常时,应保持镇静,与患者基础血压对照后,给予解释、安慰。

2.密切观察血压及其他病情变化,做好记录。

3.患者血压过高,应卧床休息;血压过低,应迅速取平卧位,及时报告医生,做相应的处理。

三、血压测量的方法

(一)操作要点

测量部位:常用部位有上肢肱动脉、下肢股动脉。

1.测量前

(1)嘱患者休息 20~30 min。

(2)检查血压计,符合要求:袖带宽窄合适,玻璃管无裂隙,管道连接正确,水银充足,橡胶管和输气球不漏气。

2.袖带下缘距肘窝 2~3 cm,松紧以能放入一指为宜。

3.在袖带下缘将听诊器胸件紧贴肱动脉搏动最强点(勿塞在袖带内),握住输气球向袖带内打气至肱动脉搏动音消失,再上升 20~30 mmHg。

4.松开气门,使汞柱缓慢下降,速度为 4 mmHg/s,并注视汞柱所指的刻度,当从听诊器中听到第一声搏动音时汞柱上所指刻度,即为收缩压;随后搏动声逐渐增强,当搏动音突然变弱或消失时汞柱所指刻度为舒张压。

5.测量完毕,驱除袖带内余气,整理袖带放回盒内适当位置,将血压计向右倾斜 45°角时关闭水银槽开关,以防止水银倒流,关闭血压计盒盖。

6.记录方法　收缩压/舒张压。读血压数值时,应先读收缩压,后读舒张压。如变音和消失音之间有差异时,两个读数都应记录。

(二)注意事项

1.测量前应检查血压计,符合要求方可使用。如水银不足,可使测量血压偏低。

2.需要密切观察血压的患者,应做到"四定",即定时间,定部位,定体位,定血压计,以确保所测血压的准确性及可比性。

3.测血压时,血压计"0"点应与心脏、肱动脉在同一水平位上。坐位时肱动脉平第四肋软骨,仰卧位时肱动脉平腋中线水平。

4.排除袖带因素干扰

(1)根据所测部位选择合适的袖带,袖带过宽时测得的血压值偏低,袖带过窄时测得的血压值偏高。

(2)所缠袖带应松紧合适,过紧使血管在袖带未充气前已受压,测得的血压值偏低;过松则使袖袋呈气球状,导致有效测量面积变窄,测得的血压值偏高。

5.打气不可过猛、过高,以免水银溢出,影响测量结果及患者舒适度。水银柱出现气泡,应及时调节、检修。

6.当发现血压异常或听不清时,应重测血压。注意应先将袖带内的气体驱尽,使汞柱降至"0"点,稍待片刻,再进行测量。

7.为偏瘫患者测血压,应选择健侧。因患侧血液循环障碍,不能真实地反映血压的动态变化。

(张立民　李　杨　杨翠萍)

第二章 饮食与营养

第一节 医院饮食

为满足患者不同病情的需要,医院饮食基本上分为:基本饮食、治疗饮食和试验饮食三大类。

一、基本饮食

人体需要的营养素有七大类,即蛋白质、脂肪、碳水化合物、无机盐、维生素、水和食物纤维。人体的热能主要由蛋白质、脂肪、碳水化合物在体内氧化所提供。其中 1 g 蛋白质产热量为 16.7 kJ,1 g 脂肪产热量为 37.6 kJ,1 g 碳水化合物产热量为 16.7 kJ。中国成年男子的每日热量供给量为 10.0~17.5 MJ/d,女子为 9.2~14.2 MJ/d。

医院中常用的基本饮食有四种,即:普通饮食、软质饮食、半流质饮食、流质饮食。

(一)普通饮食

1.适用范围 病情较轻、疾病恢复期,无发热、无消化道疾患,以及不需要限制饮食的患者。

2.饮食原则 一般是易消化无刺激性食物。

3.用法 每日 3 次,蛋白质约 70~90 g,总热量 9.5~11 MJ。

(二)软质饮食

1.适用范围 适用于老、幼患者、术后恢复期,以及咀嚼不便、消化不良和低热患者。

2.饮食原则 在普通饮食的基础上,要求以软烂、烂为主,无刺激易消化食物,如面条、软饭、切碎煮烂的菜和肉等。

3.用法 每日 3~4 次,蛋白质约 60~80 g,总热量 8.5~9.5 MJ。

(三)半流质饮食

1.适用范围 适用于体弱、手术后患者,以及发热、口腔疾患、咀嚼不便、消化不良等患者。

2.饮食原则 饮食为少量多餐,无刺激,易于咀嚼、吞咽,膳食纤维含量少,营养丰富,呈半流质状,如粥、面条、馄饨、鸡蛋羹、肉末、菜末、豆腐等。

3.用法 每日 5~6 次,蛋白质约 50~70 g,总热量 6.5~8.5 MJ。

(四)流质饮食

1.适用范围 适用于病情危重、高热、各种大手术后的患者,以及吞咽困难、口腔疾患和急性消化道疾病的患者。

2.饮食原则 食物呈液体状,易吞咽,易消化,如奶类、豆浆、米汤、稀藕粉、肉汁、菜汁、果汁等。需注意的是所含热能及营养素不足,故只能短期使用。

3.用法 每日 6~7 次,每次约 200~300 ml,蛋白质约 40~50 g,总热量 3.5~5 MJ。

二、治疗饮食

所谓治疗饮食是指针对营养失调及疾病的状况,而适当调整某一种或几种营养素的摄入量,以达到治疗疾病目的的饮食。

(一)高热量饮食

1.适用范围　适用于热量消耗较高的患者,如甲状腺功能亢进、高热、大面积烧伤患者及产妇,以及需要增加体重的患者。

2.饮食原则　在基本饮食的基础上加餐两次,在三餐之间加牛奶、鸡蛋、藕粉、蛋糕等;半流食或流质饮食可加浓缩食品如巧克力、奶油等。每日供给的总热量为 12.5 MJ。

(二)高蛋白质饮食

1.适用范围　用于高代谢疾病如肺结核、大面积烧伤、严重贫血、营养不良、肾病综合征、大手术后及癌症晚期等患者。

2.饮食原则　在基本饮食的基础上,增加富含蛋白质的食物,如肉类、鱼类、蛋类、乳类、豆类等,蛋白质供给量按每日每千克体重 1.5～2 g,成人每日蛋白质总量不超过 120 g,总热量10.5～12.5 MJ/d(2500～3000 cal/d)。

(三)低蛋白饮食

1.适用范围　用于限制蛋白质摄入的患者,如急性肾炎、尿毒症、肝昏迷患者等。

2.饮食原则　限制蛋白质摄入,成人每日蛋白质总量不超过 40 g。应多补充蔬菜和含糖量较高的食物。

(四)低脂肪饮食

1.适用范围　适用于肝胆胰疾病的患者,以及高脂血症、动脉硬化、冠心病、肥胖症及腹泻患者。

2.饮食原则　限制脂肪的摄入,成人摄入量每日不超过 50 g。

(五)低盐饮食

1.适用范围　用于急慢性肾炎、心脏病、肝硬化腹水、重度高血压但水肿较轻患者。

2.饮食原则　限制食盐的摄入,成人摄入食盐每日不超过 2 g(含钠 0.8 g),但不包括食物内自然存在的氯化钠。禁止一切腌制食物,如咸菜、咸肉、香肠、火腿、皮蛋。

(六)无盐低钠饮食

1.适用范围　适用范围同低盐饮食,但水肿较重者。

2.饮食原则　无盐饮食:除食物内自然含钠量外,烹调时不放食盐。低钠饮食,除无盐外还要控制摄取的食物中自然存在的含钠量(控制在 0.5 g/d),禁用腌制食品;还应禁止含钠多的食品和药物,如面条、挂面、汽水和碳酸氢钠等。

(七)少渣饮食

1.适用范围　适用于伤寒、痢疾、腹泻、肠炎、食管静脉曲张等患者。

2.饮食原则　选择膳食纤维含量少的食物,如蛋类、嫩豆腐等,并注意少油,不用刺激性强的食物。

(八)高膳食纤维饮食

1.适用范围　适用于便秘、肥胖症、高脂血症、糖尿病等患者。

2.饮食原则　选择膳食纤维含量多的食物,如韭菜、芹菜、豆类及粗粮等。

(九)低胆固醇饮食

1.适用范围 用于高胆固醇血症、动脉硬化、冠心病等疾病患者。

2.饮食原则 成人胆固醇含量应在 300 mg/d 以下,禁用或少用含胆固醇高的食物,如动物内脏、脑、蛋黄、鱼子、饱和脂肪酸等。

(十)要素饮食

要素饮食又称为要素膳、化学膳、元素膳,它是由人工配制的、含有全部人体生理需要的各种营养成分,不需要消化或很少消化即可吸收的无渣饮食。

1.适用范围 用于低蛋白血症、严重烧伤、胃肠造瘘、大手术后胃肠功能紊乱、营养不良、消化和吸收不良、急性胰腺炎、肠综合征、癌症晚期。

2.饮食原则 可口服、鼻饲或经造瘘处滴注,温度保持在 38~40℃左右,滴速 40~60 滴/分,最快不宜超过 150 ml/h。

三、试验饮食

试验饮食亦称诊断饮食,是指在特定的时间内,通过对饮食内容的特殊调整,来协助疾病诊断和提高试验检查结果的正确性。

(一)胆囊造影饮食

1.目的 用于需要造影检查有无胆囊、胆管及肝胆管疾病的患者。

2.方法

(1)造影前 1 天午餐进高脂肪饮食,刺激胆囊收缩排空,有助于造影剂进入胆囊。

(2)造影前 1 天晚餐进无脂肪、低蛋白、高糖、清淡饮食,以减少胆汁分泌。

(3)检查当日,禁食早餐,第一次摄 X 线片,如果胆囊显影好,再让患者进高脂肪餐(2 个油煎鸡蛋),脂肪量不低于 50 g,待 30 min 后第二次摄 X 线片,观察胆囊收缩情况。进行 B 超胆囊检查的患者,晚餐后口服造影剂。

(二)潜血试验饮食

1.目的 用于配合大便潜血试验,以协助诊断消化道有无出血。

2.方法 试验前 3 天禁用肉类、动物肝脏、血类食物、含铁药物及绿色蔬菜,以防止产生假阳性反应。可以用牛奶、豆制品、冬瓜、白菜、土豆、粉丝、马铃薯等。

(三)吸碘试验饮食

1.目的 适用于进行甲状腺功能检查的患者,以协助放射性核素 I^{131} 检查,来明确诊断。

2.方法 检查或治疗前 7~60 天,禁食含碘高的食物,需禁食 60 天的有海带、海蜇、紫菜、苔菜、淡菜、干贝等,禁食 14 天的有海蜇、毛蚶、干贝、蛏子等,需禁食 7 天的有带鱼、黄鱼、鲳鱼、虾等。禁用碘酒做局部消毒。

第二节 一般饮食护理

对患者进行科学合理的饮食护理是满足患者最基本的生理需要的重要护理措施之一。

一、影响饮食与营养的因素

(一)生理因素

1. 年龄　不同年龄阶段,对食物的爱好、每日所需的食物量及特殊营养素均有所差异。例如:婴幼儿、青少年生长发育速度较快,需摄入足够的蛋白质、各种维生素和微量元素等;老年人由于新陈代谢逐渐减慢,每日所需的热量也逐渐减少,但对钙的需求却有所增加。

2. 活动　由于职业、性格等不同,活动量也不同,活动量大的人,所需要的热能及营养素高于活动量小的人。

3. 身高与体重　一般情况下,体格强壮、高大的人对营养需求量较高。

4. 特殊生理状况　如怀孕和哺乳期妇女,营养需求量明显增加,并会有饮食习惯的改变。

(二)心理因素

1. 情绪状态　不良的情绪状态如焦虑、抑郁、恐惧、悲哀会使人的食欲减退,进食量减少甚至厌食;而愉快轻松的心理状态会促进食欲,进食量增加。

2. 感官因素　各种感官因素(视、听、味、嗅等)均可影响机体的饮食和营养需要。如食物的形状、软硬度、新鲜与否、冷热度、生熟、色、香、味等均可影响机体对食物的选择。

3. 食欲　食欲是指个体期待进食的一种心理反应。它可引起选择食物,并希望如愿以偿。因此,促进和满足每位患者的食欲,是护士的工作职责。

4. 个人喜好　个人对食物喜好各有所不同,它受味觉、对味道的偏爱、家庭文化背景、宗教传统等因素的影响。随着环境的变动,个人对食物的喜好可发生全部或局部的变化。

(三)病理因素

1. 疾病与外伤　疾病与外伤影响患者的食欲、食物的摄取及食物在体内的消化、吸收。

2. 药物和饮酒　长期使用药物或饮酒会影响食欲。

3. 食物过敏　某些过敏体质的患者对某种特定食物产生过敏,进食后会发生腹痛、腹泻或哮喘等过敏症状。

(四)社会文化因素

1. 经济状况　经济状况的好坏会直接影响人们对食物的购买力和饮食习惯。

2. 饮食习惯　不同的文化背景、宗教信仰、生活方式、地理位置等均会影响个体的饮食习惯。

3. 生活方式　现代快节奏的生活方式,也在影响着人们的饮食、营养需求和习惯,接受快餐、速食食品的人越来越多。

4. 宗教信仰　不同宗教信仰的人对食物的种类、制作及进食的时间、方式等常有特殊的要求。

二、胃功能观察

(一)胃的结构与功能

胃是消化道组成部分之一,上接食管,下连小肠(十二指肠),是一种肌肉性构造。它能将团块食物的质地消化成半液体状的混合物,即食糜。然后,再将食糜慢慢排至小肠内。胃也会吸收部分营养。幽门括约肌是胃的远端开口,能控制食糜自胃排至小肠内。

（二）胃的异常活动

1. 恶心　发生在上腹部及咽部的异常感觉，其特征为对食物产生厌恶不适感。恶心常发生在呕吐之前或呕吐时。

2. 呕吐　是因横膈膜及腹肌共同强烈收缩，使胃内容物经食管、口腔反射性排出体外的现象。呕吐是一种具有保护意义的防御反射，它可以把胃内的有害物质排出。但长期剧烈的呕吐，影响进食，造成消化液及水分的丢失，易发生脱水、电解质紊乱、酸碱平衡失调和营养不良。

三、患者一般饮食的护理

（一）病区饮食管理

患者入院后，由医生开出饮食医嘱，确定患者所需饮食的种类，护士填写入院饮食通知单，送交订餐人员，并填写在病区的饮食单上，同时在患者的床头或床尾卡做好相应的标注，作为分发饮食的依据。因病情需要更改饮食时，由医生开出医嘱，护士按医嘱填写饮食更改通知单，通知营养室并协助执行。

（二）患者的饮食护理

1. 患者进食前的护理

（1）环境准备：①去除一切不良气味及不良视觉印象。②暂停非紧急的、在病室内进行的检查、治疗和护理。③对病室的危重患者或呻吟的患者，以屏风遮挡。④病情允许，可鼓励患者在餐厅集体进餐，使患者在友好轻松愉快的气氛中进食，以增进食欲。

（2）患者准备：①针对性地进行饮食营养卫生知识的宣传教育。②询问患者是否需要排便和使用便器，用后及时撤除。③协助患者洗手及清洁口腔。④协助患者采取合适的进食体位，鼓励患者下床进餐，如不能下床者，可采取坐位或半坐位并在床上放置跨床桌。

（3）工作人员准备：①着装整洁，洗净双手，戴上口罩。②根据医嘱核对饮食种类，协助配餐员，准备分发饮食。③对禁食者应给予解释以取得配合，在床尾上做标记，并交接班。

2. 患者进食时的护理

（1）协助配餐员，正确分发饮食。

（2）观察患者进食情况，鼓励患者进食。

（3）对治疗饮食和试验饮食，检查落实实施情况，纠正不良饮食习惯和行为。

（4）鼓励卧床患者自行进食，餐具放于患者易取处，必要时给予喂食。

（5）对双目失明或双眼遮盖的患者，喂食除遵循上述原则，喂食前应告知患者食物的名称及烹调方法，以增进食欲促进消化，如患者要求自己进食，可设置时钟平面图放置食物，并告知方位、名称，有利于患者按顺序进行。如在6点处放饭，3点、12点处放菜，9点处放汤。

3. 患者进食后护理

（1）督促并协助患者进食后洗手、漱口或做口腔护理。

（2）及时清理食物残渣，整理床单位。

（3）对禁食或延迟进食的患者，应做好交接班工作。

（4）进食后根据需要做好记录。

第三节　特殊饮食护理

特殊饮食护理主要包括鼻饲饮食、要素饮食和胃肠外营养。

一、鼻饲法

鼻饲法是将胃管经过鼻腔插入胃内,从管内灌注流质饮食、水和药物的方法。

管饲饮食:凡是不能或无法由口进食者,可通过导管供给营养丰富的流质饮食或营养液,以保证患者摄入所需的营养物质、水分和药物。

根据导管插入的途径,可分为以下几类。

(1)鼻胃管:导管经鼻腔插入胃内,临床上以鼻饲法最为常用。

(2)口胃管:导管由口腔插入胃内。

(3)鼻肠管:将导管由鼻腔插入小肠。

(4)胃造瘘管:导管经空肠造瘘口插入空肠内。

(5)空肠造瘘管:导管经空肠造瘘口插入空肠内。

(一)适应证与禁忌证

1.适应证

(1)不能经口进食者,如:昏迷、口腔疾患及口、咽、气管手术后,不能张口的患者(如破伤风患者)。

(2)拒绝进食者(如特殊境遇者、精神病症状发作患者)。

(3)早产儿和病情危重的患者。

2.禁忌证

(1)食管、胃底静脉曲张的患者。

(2)食道梗阻、食管癌患者。

(二)观察患者

1.患者病情、意识状态、治疗情况。

2.鼻腔状况　有无肿胀、炎症、鼻中隔偏曲、阻塞、鼻腔息肉、肿瘤等。

3.患者心理状态与鼻饲插管的合作程度。

(三)操作准备

1.环境准备　环境整洁、安静、明亮。

2.患者准备　患者体位舒适。

3.用物准备

(1)鼻饲包内放置:治疗碗、消毒胃管(婴幼儿可用硅胶质婴儿胃管)、镊子、压舌板、纱布、50 ml注射器、治疗巾或餐巾。

(2)治疗盘内放置:鼻饲流质 200 ml(38～40℃)、温开水适量、液状石蜡、松节油(必要时)、棉签、胶布、夹子或橡胶圈、别针、听诊器、手电筒、弯盘。

(四)操作方法

1.插管前物品准备齐全,鼻饲液温度为 38～40℃。

2.向患者解释,取适当卧位,清洁一侧鼻腔,润滑胃管前端。

3.胃管插至咽喉部时(14～16 cm),嘱患者做吞咽动作,插入长度为 45～55 cm(相当于患者鼻尖至耳垂至剑突的长度)。插管过程中患者有恶心应暂停片刻,嘱患者做深呼吸或做吞咽动作。

4.为昏迷患者插管时,为提高插管的成功率,在插管前应将患者的头后仰,当胃管插至15 cm时,将患者头部托起,使其下颌靠进胸骨柄,以增大咽喉部通道的弧度,便于将胃管插入预定的长度。

5.检查胃管是否在胃内有三种方法:①用注射器抽取胃液;②将听诊器置于剑突下,用注射器向胃内注入 10 ml 空气,可闻及气过水声;③呼气时将胃管末端放入盛水碗内,观察有无气体溢出。

6.固定好胃管后先注入少量的温开水,再注入鼻饲液,每次鼻饲量不超过 200 ml,间隔时间不少于 2 h,食物注入完后再注入少量的温开水,防止食物存积胃管内阻塞管腔。

7.将胃管开口端反折,用纱布包好,固定于患者枕边,所有用物每日消毒 1 次。

8.拔管。患者停止鼻饲或长期鼻饲为减少鼻黏膜刺激,每周需要更换一次胃管。拔管时胃管开口端用夹子夹紧,边拔边用纱布擦胃管,拔管后帮助患者清洁鼻孔、面部及漱口。

(五)注意事项

1.鼻饲插管会给患者带来一定的心理压力和不适,操作前必须向患者解释目的及配合方法,让其理解与配合。

2.插管中动作要轻稳,防止损伤鼻腔及食道黏膜。

3.喂食前必须先证实胃管在胃内。

4.喂食时,每次鼻饲量不超过 200 ml,间隔时间不少于 2 h,如喂药物时需将药片研碎,溶解后再灌注。

5.长期鼻饲患者每天进行口腔护理,胃管应每周更换一次,于晚间末次喂食后拔管,次日晨再由另一侧鼻孔插入。

二、要素饮食

要素饮食又称元素饮食,是一种化学精制食物,含有全部人体所需要的、易于吸收的营养成分。由无渣小分子物质组成的水溶性营养合成剂,包括游离氨基酸、单糖、主要脂肪酸、维生素、无机盐和微量元素。

要素饮食的特点是不含纤维素,无须经过消化过程,可直接被肠道吸收,且营养高,营养全面。干粉制剂还具有携带方便,易于保存的优点。

(一)适应证与禁忌证

1.适应证

(1)外科手术前、后需要补充营养的患者。

(2)消化道疾患,如急性胰腺炎、肠炎、消化道瘘、短肠综合征等患者。

(3)消耗性疾病,如肿瘤、严重烧伤、严重感染等患者。

(4)其他,如脑外伤、免疫功能低下患者。

2.禁忌证

(1)消化道出血。

(2)三个月以内的婴儿。

（3）糖尿病、胃切除后要患者慎用。

（二）应用方法

根据病情需要，选择不同的浓度、剂量和摄入方式进行喂食。

1.口服　剂量从 50 ml/次，渐增至 100 ml/次，6～10 次/d，可添加橘子汁、菜汤等调味。

2.鼻饲　剂量为 200 ml，4～6 次/d，易引起恶心、呕吐、腹泻、腹胀等胃肠道症状。

3.滴注

（1）间歇滴注：将配好的要素饮食或现成制品，放入有盖吊瓶内，经输注管缓慢由空肠造瘘滴注，4～6 次/d，400～500 ml/次，每次滴注时间约 30～60 min，多数患者可耐受。

（2）连续滴注：装置与间歇滴注相同，在 12～24 h 内持续滴入，或用胃肠营养泵保持恒定滴速。

（三）使用要素饮食护理要点

1.严格无菌操作　所需器具、导管等均需灭菌后使用。

2.保持输注管道畅通　每日用温开水或生理盐水冲洗管腔 1～2 次，以保证清洁，防止堵塞；检查输液管有无折叠或漏液。

3.配制好的溶液应放于 4℃冰箱内保存，24 h 内用完。

4.胃或空肠造瘘患者在滴注营养液时，患者可同时进食。

5.滴注过程中应经常巡视患者，如出现恶心、呕吐、腹胀、腹泻等症状，应及时查明原因，按需要调整速度、温度。反应严重者可暂停滴入。

6.应用要素饮食期间应定期检查血糖、尿糖、血尿素氮、电解质、肝功能等指标，观察尿量、大便次数及性状，并记录体重，做好营养评估。

7.要素饮食停用时应逐渐减量，骤停易引起低血糖反应。

三、胃肠外营养

胃肠外营养是指营养液由胃肠道外途径供给，使患者在不进食的状况下，仍然可以维持良好的营养状态，增加体重，修复创伤等的一种治疗方法。若全部营养素都通过胃肠外途径补充称全胃肠外营养。

（一）适应证与禁忌证

1.适应证

（1）不能口服者：如无法吞咽、食道梗塞、幽门梗阻、肠梗阻等。

（2）不宜口服者：如胃肠瘘、节段性肠炎、溃疡性结肠炎、短肠综合征、急性胰腺炎、复杂的胃肠手术后（尤其当伴有并发症时）。

（3）口服不能满足需要者：如慢性感染、短肠综合征、吸收不良综合征、严重灼伤、恶性肿瘤化疗或放疗期间、神经性厌食症等。

（4）特殊情况：如急性肾功能衰竭、肝功能衰竭、心力衰竭等。

2.禁忌证

（1）严重呼吸、循环衰竭患者。

（2）严重水、电解质平衡紊乱患者。

（二）应用方法

1.营养液输入方法　可经周围静脉或中心静脉输入。若输入高渗营养液，宜选用中心静脉,以免高渗液刺激静脉内膜导致静脉炎和血栓形成。目前临床上常采用上腔静脉插管,可经颈内静脉、锁骨下静脉、颈外静脉等将导管送入上腔静脉。

2.营养液配制　营养液的配制,必须具备符合要求的设备和环境条件,应按无菌技术(即在万级净化条件下,百级超净工作台上)进行操作,由药剂专业人员负责。配制好的营养液应在 24 h 内使用完。因故不能及时输注时,应放入冰箱(4℃)保存,注意保洁,不得造成污染。

（三）护理要点

1.严格无菌操作,预防感染并发症的出现。其包括三个环节,即穿刺置管、配制营养液及置管进皮处护理均需保持无菌。

2.保持导管畅通,防止脱落。输液间歇,静脉导管要用肝素封管,防止管内残余血液凝固,堵塞管腔。

3.禁忌经静脉营养管道处输血、抽血、监测中心静脉压等。

4.加强巡视观察。如发现患者有恶心、心慌、出汗、胸闷及寒战、高热等症状时,应查明原因,调整滴速或给予相应处理。

5.做好监测,定期检查血糖、尿糖、血生化、肝肾功能等项目,以便根据体内代谢变化及时调整营养液配方,防止发生并发症。

6.定期对患者的饮食、胃肠功能、营养状况进行评估,尽早恢复胃肠功能,逐步由胃肠外营养转向胃肠内营养。

（张立民　李　杨　杨翠萍）

第三章 患者的清洁护理

第一节 口腔护理

特殊患者口腔护理适用于高热、昏迷、禁食、鼻饲、口腔有疾患、大手术后及其他生活不能自理的患者。

一、目的

1.保持口腔清洁、湿润,使患者舒适,预防口腔感染等并发症。

2.防止口臭、口垢,增进食欲,保持口腔正常功能。

3.观察口腔黏膜、舌苔的变化,以及有无特殊口腔气味,以提供病情观察的动态信息。

二、用物

常用漱口溶液包括以下几类。

1.0.9%氯化钠溶液　清洁口腔,预防感染。口腔 pH 值为中性时适用。

2.朵贝尔溶液(复方硼酸溶液)　轻微抑菌,消除口臭。口腔 pH 值为中性时适用。

3.0.02%呋喃西林溶液　清洁口腔,有广谱抗菌作用。口腔 pH 值为中性时适用。

4.1%～3%过氧化氢溶液　遇有机物时放出新生氧,有抗菌、防臭作用。口腔 pH 值偏酸性时适用。

5.1%～4%碳酸氢钠溶液　属碱性药剂,用于真菌感染。口腔 pH 值偏酸性时适用。

6.2%～3%硼酸溶液　属酸性防腐剂,可改变细菌的酸碱平衡,起抑菌作用。口腔 pH 值偏碱性时适用。

7.0.1%醋酸溶液　用于铜绿假单胞菌感染时。口腔 pH 值偏碱性时适用。

三、注意事项

1.擦洗时动作要轻,以免损伤口腔黏膜,特别是对凝血功能较差的患者。

2.昏迷患者禁忌漱口,需用开口器,应从臼齿处放入,对牙关紧闭者不可用暴力助其开口。擦洗时棉球不宜过湿,以防溶液误吸入呼吸道。棉球要用止血钳夹紧,每次 1 个,防止遗留在口腔,必要时要清点棉球数量。

3.传染患者用物须按消毒隔离原则处理。

4.长期应用抗生素者,应观察口腔黏膜有无真菌感染。

5.对活动义齿应先取下,用牙刷刷洗义齿的各面,用冷水冲洗干净,待患者漱口后再戴上。暂时不用的义齿,可浸于冷水杯中备用,每日更换一次清水。不可将义齿泡在热水或乙醇内,以免义齿变色、变形或老化。

第二节 头发护理

一、床上洗发

1.操作要点

(1)调节室温在24℃,水温调节在40～45℃。

(2)用棉球堵塞双耳,用纱布(或眼罩)遮盖患者双眼或嘱患者闭上双眼。

2.注意事项

(1)洗发过程中,应随时注意观察病情变化,如发现面色、脉搏、呼吸异常时应立即停止操作。

(2)身体极度虚弱的患者不宜床上洗发。

(3)注意调节水温与室温,注意保暖,及时擦干头发,以免着凉。

(4)洗发过程中应注意防止污水溅入眼、耳内,并避免沾湿衣服及床单。

(5)洗发时间不宜过长,以免引起头部充血、疲劳,造成患者不适。

(6)保持与患者的沟通,及时了解其感受,并酌情处理。

二、灭头虱、虮法

1.常用灭虱药液

(1)30％含酸百部酊(百部30 g,加50％乙醇100 ml,再加入纯乙酸1 ml盖严,48 h即可)。

(2)30％百部含酸煎剂:①百部30 g,加水500 ml煎煮30 min,用双层纱布过滤,挤出药液。②将药渣再加水500 ml,煎煮30 min,过滤,挤出药液。③将两次药液合并再煎至100 ml,待冷却后,加入纯乙酸1 ml即可。

2.操作要点

(1)操作者穿隔离衣,戴手套。

(2)用纱布蘸灭虱液,按顺序擦遍头发,并用手反复揉搓头发,时间为10 min,再戴帽子或用治疗巾严密包裹头发。

(3)24 h后取下帽子,用篦子去除死虱和虮。

(4)清洗头发。

(5)更换床上被服、患者衣裤,按隔离原则进行消毒处理。

3.注意事项

(1)操作中应防止灭虱药液沾污面部及眼部。

(2)用药后,应注意观察患者局部及全身有无反应。

(3)严格执行消毒隔离制度,以防感染发生。

第三节　皮肤护理

一、淋浴和盆浴

1.目的

(1)去除污垢,保持皮肤清洁、干燥,使患者舒适。

(2)促进皮肤血液循环,增强其排泄功能,预防皮肤感染及压疮等并发症。

(3)观察全身皮肤有无异常,为临床诊治提供依据。

(4)使肌肉放松,保持良好的精神状态。

2.操作要点

(1)送患者进浴室,关闭门窗,向患者交代有关事项。

(2)调节室温在 24℃左右,水温调节至 40~45℃,浴室不宜叉门,可在门外挂牌示意,以便发生意外时能及时进入。

(3)了解患者入浴时间,如时间过久应予询问,以防意外发生。如患者发生晕厥,应立即抬出,平卧、保暖,通知并配合医生共同处理。

3.注意事项

(1)饭后须过 1 h 才能进行沐浴,以免影响消化。

(2)防止患者滑倒、受凉、晕厥、烫伤等意外情况发生。

(3)妊娠 7 个月以上的孕妇禁用盆浴,衰弱、创伤、患心脏病需卧床的患者,不宜淋浴和盆浴。

(4)传染患者进行沐浴,应根据病种、病情按隔离原则进行。

二、床上擦浴

1.目的

(1)去除污垢,保持皮肤清洁,使患者舒适,满足患者需要。

(2)促进皮肤血液循环,增强其排泄功能,预防皮肤感染及压疮等并发症。

(3)观察全身皮肤有无异常,提供疾病信息。

(4)活动肢体,使肌肉放松,防止肌肉挛缩和关节僵硬等并发症,保持良好的精神状态。

2.操作要点

(1)调节室温在 24℃左右,调节水温至 50~52℃。

(2)擦洗方法:先用小毛巾涂浴皂擦洗,再用湿毛巾擦净皂液,然后用清洗后的毛巾再擦洗,最后用浴巾边按摩边擦干。

(3)擦洗顺序:脸、颈部、上肢和胸腹部、后颈、背、臀部、双下肢、踝部、双足、会阴部。

(4)脱衣服顺序:先脱近侧,后脱远侧;如有外伤则先脱健肢,后脱患肢。

(5)穿衣服顺序:先穿远侧,再穿近侧;先穿患肢,再穿健肢。

(6)酌情在骨骼隆突部位用 50%乙醇按摩,预防压疮的发生。

3.注意事项

(1)操作过程中,护士应遵循节力原则,两脚稍分开,降低身体重心,端水盆时,水盆尽量靠近身体,以减少体力消耗。

(2)掌握擦洗的步骤,及时更换温水,在腋窝、腹股沟等皮肤皱折处应擦洗干净。

(3)动作要轻柔、敏捷,防止患者受凉,并注意遮挡,以保护患者自尊。

(4)注意观察病情变化及全身皮肤情况,如患者出现寒战、面色苍白等变化,应立即停止擦洗,给予适当处理。

第四节　排尿的护理

一、尿液的评估

(一)正常尿液的观察

正常情况下,排尿受意识支配,无痛苦,无障碍,可自主随意进行。

1.次数和尿量　成人一般白天排尿 3～5 次,夜间 0～1 次;每次尿量约 200～400 ml,每 24 h 排出尿量约 1000～2000 ml。

2.颜色和透明度　正常新鲜尿液呈淡黄色、澄清、透明,放置后可出现微量絮状沉淀物。

3.比重　成人正常情况下,尿比重为 1.015～1.025。

4.酸碱度　正常人尿液呈弱酸性,pH 4.5～7.5,平均值为 6。

5.气味　新鲜尿液有特殊气味,来源于尿内的挥发性酸;当尿液静置一段时间后,会因尿素分解产生氨,而有氨臭味。

(二)异常尿液的观察

1.尿量异常

(1)多尿:指 24 h 尿量超过 2500 ml,称为多尿。常见于糖尿病、尿崩症等患者。

(2)少尿:指 24 h 尿量少于 400 ml 或每小时尿量少于 17 ml,称为少尿。常见于心脏、肾脏疾病和发热、休克等患者。

(3)无尿或尿闭:指 24 h 尿量少于 100 ml 或 12 h 内无尿,称为无尿或尿闭。见于严重的心脏、肾脏疾病和休克等患者。

2.颜色异常　红色或棕色为肉眼血尿;黄褐色为胆红素尿;乳白色为乳糜尿;酱油色或浓茶色为血红蛋白尿;白色浑浊为脓尿。

3.透明度异常　尿中含有脓细胞、红细胞、大量上皮细胞、黏液、管型等,新鲜尿液即可出现混浊。

4.比重异常　通过尿比重的测量,可了解肾脏的浓缩功能。如果尿比重固定在 1.010 左右,提示肾功能严重受损。

5.气味异常　新鲜尿液即有氨臭味,提示泌尿道感染;糖尿病酮症酸中毒时,因尿中含有丙酮,尿液呈烂苹果气味。

6.膀胱刺激征　主要表现为每次尿量少,且伴有尿频、尿急、尿痛症状。尿频指单位时间内排尿次数增多。常见于膀胱及尿道感染的患者。

二、影响排尿的因素

1.年龄和性别　婴儿排尿因反射作用进行,不受意识控制,3 岁以后才能自我控制。老年人因膀胱张力降低,常有尿频现象;老年男性因前列腺增生而压迫尿道,常引起滴尿及排尿困难。女性在月经期、妊娠期时,排尿形态也有改变。

2.饮食与气候　食物中含水量多或大量饮水,可使尿量增加。咖啡、茶、酒等饮料有利尿作用。食物中含钠盐多可导致机体水钠潴留,使尿量减少。气温较高时,呼吸增快,大量出汗,尿量减少。

3.排尿习惯　排尿的时间常与日常作息有关,如晨起、睡前排尿等。排尿的姿势、排尿的环境如不适宜,也会影响排尿活动。

4.治疗因素　如利尿剂可使尿量增加;手术中使用麻醉剂、术后疼痛可导致术后尿潴留。

5.疾病因素　神经系统受损可致尿失禁,肾脏疾病可致尿少或无尿,泌尿系统的结石、肿瘤、狭窄等可出现尿潴留。

6.心理因素　紧张、焦虑、恐惧等情绪变化,可引起尿频、尿急或因抑制排尿而出现尿潴留;暗示也会影响排尿,如听觉、视觉及身体其他部位的感觉刺激可诱导排尿。

三、排尿异常的护理

(一)尿潴留

1.概念　大量尿液存留在膀胱内不能排出,称为尿潴留。患者膀胱高度膨胀至脐部,膀胱容积可增至 3000～4000 ml。患者主诉下腹部胀痛,排尿困难。体检见耻骨上膨隆、可扪及囊性包块,叩诊呈实音,有压痛。原因包括机械性梗阻和非机械性梗阻。

2.护理措施　尿潴留原因如属机械性梗阻,应给予对症处理;如属非机械性梗阻,可采用以下护理措施,以解除患者的痛苦。

(1)心理护理。

(2)提供排尿的环境:关闭门窗,屏风遮挡,使视觉隐蔽,以保护患者自尊;适当调整治疗、护理时间,使患者安心排尿。

(3)调整体位和姿势:协助患者取适当体位,病情允许应尽量以习惯姿势排尿,如扶助患者坐起或抬高上身。对需绝对卧床休息或某些手术的患者,事先应有计划地训练其床上排尿,以避免术后不适应排尿姿势的改变而造成尿潴留,增加患者痛苦。

(4)诱导排尿:利用条件反射,如听流水声,或用温水冲洗会阴,以诱导排尿。

(5)按摩、热敷:按摩、热敷患者下腹部,可解除肌肉紧张,促进排尿。

(6)药物或针灸:根据医嘱肌内注射卡巴胆碱。利用针灸治疗,如针刺中极、曲骨、三阴交穴等刺激排尿。

(7)健康教育:指导患者养成及时、定时排尿的习惯,教会患者自我放松的正确方法。

(8)经上述措施处理无效时,可根据医嘱采用导尿术。

(二)尿失禁

1.概念　排尿失去控制,尿液不自主流出,称为尿失禁。因膀胱括约肌损伤或神经功能障碍,而使膀胱括约肌失去作用引起。

2.护理措施

(1)心理护理:护士应理解、尊重患者,热情地提供必要的帮助,以消除患者紧张、羞涩、焦虑、自卑等情绪。

(2)皮肤护理:保持患者会阴部清洁干燥,床上加铺橡胶单和中单或使用尿垫;勤更换床单、尿垫、衣裤等;会阴部经常用温水冲洗;定时按摩受压部位,预防压疮发生。

(3)设法接尿。

(4)留置导尿管引流:长期尿失禁患者,必要时用留置导尿管引流,可持续导尿或定时放尿。

(5)室内环境:定时打开门窗通风换气,保持空气清新。

(6)健康教育

①摄入适当液体:在病情允许的情况下,指导患者每日白天摄入 2000～3000 ml 液体,以促进排尿反射,预防泌尿系统感染。入睡前可适当限制饮水量,以减少夜间尿量,以免影响患者休息。

②训练膀胱功能:定时使用便器,开始白天每隔 1～2 h 送一次便器,以训练有意识的排尿。排尿时指导患者用手轻按膀胱,并向尿道方向压迫,使尿液被动排空。以后,逐渐延长送便器时间,促进排尿功能的恢复。

③训练肌肉力量:方法是,患者取坐位、立位或卧位,试做排尿(排便)动作,先慢慢收紧盆底肌肉,再缓缓放松,每次 10 秒左右,连续 10 遍,每日 5～10 次,以患者不感到疲乏为宜。

四、导尿术

(一)目的

1.为尿潴留患者放出尿液,以解除痛苦,使尿失禁患者保持会阴清洁干燥。

2.协助临床诊断,如留取无菌尿标本,做细菌培养;测量膀胱容量、压力及残余尿量;进行膀胱和尿道的造影等。

3.治疗膀胱和尿道的疾病,对膀胱肿瘤患者进行化疗等。

(二)操作要点

1.女患者导尿术 女性尿道短,长约 3～5 cm,操作如下。

(1)患者取仰卧屈膝位,两腿自然分开。

(2)初步消毒的原则:由上至下,由外向内。顺序是:阴阜、两侧大阴唇、两侧小阴唇、尿道口,最后消毒尿道口至肛门,每个棉球只用一次。

(3)再次消毒的原则:由上向下,由内向外。顺序是:尿道口、两侧小阴唇、尿道口。

(4)导尿管轻轻插入尿道 4～6 cm,见尿流出后再插入 1～2 cm。

(5)如需留尿培养标本,用无菌标本瓶或试管接取中段尿 5 ml,妥善放置。

2.男患者导尿术 成年男性尿道全长约 18～20 cm,有两个弯曲:活动的耻骨前弯、固定的耻骨下弯;三个狭窄:尿道内口、膜部和尿道外口。

(1)初步消毒顺序:阴阜、阴茎背侧、阴茎腹侧、阴囊。左手持无菌纱布包住阴茎,后推包皮,自尿道口螺旋向外,严格消毒尿道口、阴茎头、冠状沟。

(2)再次消毒:左手持无菌纱布包住阴茎,后推包皮,暴露尿道口,自尿道口螺旋向外消毒尿道口、阴茎头、冠状沟,污染物放于床尾弯盘内。

(3)左手持无菌纱布包住并提起阴茎,使之与腹壁成 60°(使耻骨前弯消失,以利插管)。嘱患者张口呼吸,用另一止血钳持导尿管轻轻插入尿道 20～22 cm 左右,见尿液流出后再插入 2 cm。若插导尿管遇到阻力,可稍待片刻,嘱患者做深呼吸,再缓缓插入,切忌使用暴力。

(三)注意事项

1.严格执行无菌操作,预防泌尿系统感染。

2.操作前要做好解释和沟通,以保护患者自尊;操作时要遮挡环境,以维护患者隐私。

3.导尿管要选择粗细适宜、光滑的,在插入、拔出导尿管时,动作要轻柔,勿用力过重,以免损伤尿道黏膜。

4.为女患者导尿时,如导尿管误插入阴道,应立即拔出,重新更换无菌导尿管后再插入。

5.对膀胱高度膨胀且又极度虚弱的患者,第一次放尿量不可超过 1000 ml。因为大量放尿,可使腹腔内压急剧降低,大量血液滞留于腹腔血管内,导致血压下降,出现虚脱,亦可因膀胱内压突然降低,导致膀胱黏膜急剧充血而引起血尿。

五、导尿管留置术

(一)目的

1.导尿管留置术用于抢救危重、休克患者时能准确记录尿量、测量尿比重,以观察病情变化。

2.盆腔内器官手术前留置导尿管,引流出尿液,以保持膀胱空虚,可避免术中误伤。

3.某些患泌尿系统疾病的患者,手术后留置导尿管,可便于引流及冲洗,还可减轻手术切口的张力,促进伤口的愈合。

4.对于截瘫、昏迷、会阴部有伤口的患者,留置导尿管可引流尿液,以保持会阴部清洁、干燥,预防压疮,对尿失禁患者还可进行膀胱功能的训练。

(二)操作要点

1.胶布固定法

(1)女性:用宽 4 cm、长 12 cm 的胶布,将完整的上 1/3 部分贴于阴阜上,将下 2/3 部分剪成三条,中间一条螺旋贴于导尿管上,其余两条分别交叉贴在对侧大阴唇和大腿根部。

(2)男性:准备单翼蝶形胶布 2 块,粘贴于阴茎两侧,再用细长胶布做半环形固定蝶形胶布,开口处向上。在距离尿道 1 cm 处用胶布将折叠的两条蝶形胶布环形固定于导尿管上。

2.气囊固定法　使用双腔气囊导尿管时,插入导尿管后,见尿再插入 5~7 cm。再根据导尿管上注明的气囊容积,向气囊内注入 0.9% 无菌氯化钠注射液 5~10 ml,轻拉导尿管有阻力感,可证实导尿管已经固定。

3.固定后,将导尿管末端与无菌集尿袋相连。将引流管留出足够翻身的长度后,用别针固定在床单上,以防因翻身牵拉不慎将导尿管拉出。

4.将集尿袋妥善固定于低于膀胱的高度,开放导尿管引流尿液。

(三)护理措施

1.向患者及家属解释留置导尿术的目的、重要性及护理方法,使其能主动配合护理,预防泌尿系统感染。

2.保持引流通畅　引流管应妥善放置,避免受压、扭曲、堵塞等导致引流不畅。

3.防止逆行感染

(1)保持尿道口清洁:女患者用消毒液棉球擦拭外阴及尿道口,男患者用消毒液棉球擦拭尿道口、阴茎头及包皮,每日 1~2 次。

(2)每日定时更换集尿袋,及时排空,并记录尿量。

（3）一般导尿管每周更换一次，硅胶导尿管可酌情适当延长更换时间。

（4）患者离床活动时，引流管和集尿袋应安置妥当，不可高于耻骨联合，以防尿液逆流。

（5）如病情允许，应鼓励患者多饮水，勤更换卧位，通过增加尿量，达到自然冲洗尿道的目的。

4.注意倾听患者的诉说，并经常观察尿液，每周查一次尿常规。若发现尿液混浊、沉淀或出现结晶，应及时进行膀胱冲洗。

5.训练膀胱功能　常采用间歇性夹管方式来阻断引流，使膀胱定时充盈、排空，以促进膀胱功能的恢复。一般每 3～4 h 开放一次。

第五节　排便的护理

一、粪便的评估

（一）正常粪便的观察

1.量与次数　正常成人每日排便 1～3 次，平均每次的量为 150～200 g。

2.性状　正常人粪便为成形软便。

3.颜色　正常成人的粪便呈黄褐色或棕黄色，婴儿的粪便呈黄色或金黄色。

4.气味　粪便的气味是由于蛋白质食物被细菌分解发酵而产生的，与食物种类有关。

5.混合物　正常粪便主要为食物残渣，并含有极少量混匀的黏液。

（二）异常粪便的观察

1.次数　成人排便超过每日 3 次，或每周少于 3 次，应视为排便异常。

2.性状　当消化不良或急性肠炎时，排便次数可增多，且粪便呈糊状或水样。便秘时，粪便干结、坚硬，呈栗子样。直肠、肛门狭窄时，粪便呈扁条形或带状。

3.颜色　当上消化道出血时，粪便呈漆黑光亮的柏油样便；下消化道出血时呈暗红色便；胆道完全阻塞时呈陶土色便；阿米巴痢疾或肠套叠时，可呈果酱样便；粪便表面有鲜血或排便后有鲜血滴出，多见于肛裂或痔疮出血的患者。

4.气味　消化不良的患者，粪便呈酸臭味；上消化道出血的柏油样便呈腥臭味；直肠溃疡或肠癌者，粪便呈腐臭味。

5.混合物　粪便中混有大量的黏液，常见于肠道炎症；伴有脓血者，常见于痢疾和直肠癌等；肠道寄生虫感染时，粪便内可见蛔虫、绦虫等。

二、影响排便的因素

1.年龄　2～3 岁以下的婴幼儿，由于神经肌肉系统发育不全，不能控制排便。老年人因腹部肌肉张力下降，胃肠蠕动减弱，肛门括约肌松弛，使肠道控制能力降低，易发生排便异常。

2.饮食　合理饮食可以建立规则的排便反射。摄取富含膳食纤维的食物能促进肠蠕动，减少水分的重吸收，使粪便柔软利于排出；进食量少、缺乏膳食纤维或食用高蛋白、高糖类的食物，可使排便反射减弱；液体摄入不足或丢失过多，可导致粪便干硬不易排出。

3.排便习惯　通常个体在排便时间、环境、姿势等方面都有自己的习惯，如发生改变时，则可影响正常排便。

4.活动　适当的活动可维持肌肉的张力,刺激肠蠕动,以维持正常的排便功能。如患者长期卧床,可因缺乏活动导致排便困难。

5.心理因素　情绪紧张、焦虑可增加肠蠕动,易发生腹泻;精神抑郁可因活动减少,导致便秘。

6.治疗因素　长期应用抗生素可干扰肠道内正常菌群的功能,导致腹泻;缓泻剂可刺激肠蠕动,促进排便;麻醉剂、止痛药物可使患者胃肠蠕动减弱导致便秘。

7.疾病因素　腹部和会阴部伤口疼痛可抑制便意;结肠炎可使肠蠕动增加而导致腹泻;神经系统受损可导致大便失禁。

三、排便异常的护理

(一)腹泻

腹泻患者护理措施如下。

1.去除病因　停止进食被污染的饮食,对肠道感染的患者可遵医嘱给予抗生素治疗。

2.卧床休息　可以减少肠蠕动,减少体力消耗,同时应注意腹部保暖。

3.饮食护理　鼓励患者多饮水,给予清淡的流质或半流质饮食,腹泻严重的患者应暂时禁食。

4.防治水、电解质紊乱　按医嘱及时给予止泻剂,并补充电解质,如口服补液盐或静脉输液等,以免出现水、电解质紊乱。

5.皮肤护理　做好肛周皮肤的清洁,减少刺激。每次便后用软纸轻擦肛门,用温水清洗,并在肛门周围涂油膏,以保护局部皮肤。

6.观察病情　应注意观察、记录粪便的性质、颜色及次数,必要时留取标本送验。疑有传染性疾病,应按隔离原则护理患者。

7.心理护理　根据患者情况,给予合理的安慰和解释,消除焦虑不安的情绪,并主动关心、帮助患者,协助做好清洁护理,使其身心舒适。

8.健康教育　向患者讲解预防和护理腹泻的有关知识,指导患者选择合理的饮食,预防脱水和电解质紊乱,使患者养成良好的饮食、卫生习惯。

(二)大便失禁

大便失禁患者护理措施如下。

1.心理护理　任何原因造成的大便失禁,患者都会产生很大的心理压力,护士应理解、尊重患者,热情地提供必要的帮助,以消除患者紧张、羞涩、焦虑、自卑等情绪。

2.皮肤护理　保持肛门周围皮肤清洁,床上加铺橡胶单和中单或使用尿垫,一经污染立即更换;每次便后用温水清洗,并在肛门周围涂油膏,以保护局部皮肤,防止发生压疮。

3.重建排便能力　观察患者排便前的表现,了解患者排便的时间、规律,适时给予便盆。对排便无规律的患者,可定时给予便盆试行排便,以帮助建立排便反射。

4.室内环境　定时打开门窗通风换气,以除去不良气味,保持空气清新。

5.健康教育　在病情允许的情况下,指导患者摄入足够的液体;教会患者进行肛门括约肌及盆底肌收缩运动锻炼,以利于肛门括约肌恢复控制能力。方法是:患者取坐位、立位或卧位,试做排尿(排便)动作,先慢慢收紧盆底肌肉,再缓缓放松,每次 10 秒左右,连续 10 遍,每日 5~10 次,以患者不感到疲乏为宜。

(三)便秘

便秘患者护理措施如下。

1.心理护理　根据患者情况,给予解释、指导,以稳定患者情绪,消除其紧张心理。

2.提供排便环境　提供隐蔽的排便环境,如排便时,用屏风或拉床帘以遮挡患者,并给患者留有足够的排便时间,使患者安心;对危重患者,在病情平稳时,护士可暂时离去,以免给患者带来窘迫感等;避开查房、治疗及进餐时间,以消除紧张情绪,利于排便。

3.采取适当的姿势　在病情允许的情况下,协助患者排便时取坐位或蹲位。能下床的患者可在床边或到厕所排便,且厕所应装置扶手,以便扶撑;如需在床上排便,可酌情将床头抬高,以助排便;如为手术患者,应在术前有计划地训练床上排便。

4.腹部按摩　便秘的患者排便时,腹部可按升结肠、横结肠、降结肠的顺序做环行按摩,以刺激肠蠕动,增加腹压,使降结肠的内容物向下移动,促进排便。

5.遵医嘱给缓泻剂　如番泻叶、果导片等。

6.采用简易通便剂　使用简易通便剂,以软化粪便,促进排便。常用的有开塞露、甘油栓等。

7.灌肠　如以上方法无效,可遵医嘱灌肠。

8.健康教育　使患者及家属认识到维持正常排便习惯的重要性。

四、灌肠法

(一)大量不保留灌肠

1.目的

(1)软化和清除粪便,解除便秘及肠胀气。

(2)清洁肠道,为某些手术、检查或分娩作准备。

(3)稀释并清除肠道内有害物质,以减轻中毒。

(4)为高热患者降温。

2.常用灌肠溶液　0.9%氯化钠溶液,0.1%～0.2%肥皂水。

3.灌肠溶液的量及温度　成人每次用量约为500～1000 ml,小儿用量约为200～500 ml。溶液温度为39～41℃,降温时温度为28～32℃,中暑患者可用4℃的0.9%氯化钠溶液。

4.操作要点

(1)一般患者取左侧卧位。对不能控制排便的患者,取仰卧位,并将便盆垫于臀下。盖好被子。

(2)灌肠筒液面距肛门40～60 cm。

(3)将肛管轻轻插入直肠7～10 cm。

(4)如溶液流入受阻,可稍转动或挤压肛管。若患者感觉腹胀或有便意,应适当放低灌肠筒,以减慢流速,并嘱患者张口呼吸,以放松腹部肌肉,减轻腹压。

(5)拔管后嘱患者尽可能保留5～10 min后排便。

(6)记录:灌肠后排便1次记为1/E,灌肠后未排便记为0/E。

5.注意事项

(1)保护患者自尊,尽可能减少患者的肢体暴露,并防止着凉。

(2)根据医嘱及评估结果,准确掌握灌肠溶液的温度、浓度、流速、压力和液量。为伤寒患者灌肠时,溶液量不得超过 500 ml,压力要低,即液面距肛门不得超过 30 cm;肝昏迷患者禁用肥皂水灌肠,以减少氨的产生和吸收;充血性心力衰竭和水钠潴留的患者,禁用 0.9% 氯化钠溶液灌肠,减少钠的吸收。

(3)灌肠过程中注意观察病情,若患者出现面色苍白、出冷汗、剧烈腹痛、脉速、心慌气急、应立即停止灌肠,并及时通知医生进行处理。

(4)降温灌肠时,应保留 30 min 后再排出,排便后隔 30 min 再测量体温并记录。

(5)禁忌证:妊娠、急腹症、严重心血管疾病、消化道出血等患者,禁忌灌肠。

(二)小量不保留灌肠

小量不保留灌肠常用于腹部、盆腔手术后,以及保胎孕妇、危重患者、病儿及年老体弱患者等。

1.目的

(1)软化粪便,解除便秘。

(2)排除肠道积气,以减轻腹胀。

2.常用溶液

(1)"1、2、3"溶液:即 50% 硫酸镁 30 ml、甘油 60 ml、温开水 90 ml。

(2)油剂:即甘油 50 ml 加等量温开水。

3.操作要点

(1)将肛管轻轻插入直肠 7～10 cm。

(2)溶液全部注入,最后注入 5～10 ml 温开水。

(3)拔管后,尽可能保留 10～20 min 后排便。

4.注意事项

(1)每次抽吸灌肠液时,应反折肛管,以防空气进入肠道,造成腹胀。

(2)注入灌肠液的速度不可过快,压力宜低,如为小容量灌肠筒,筒内液面距肛门的距离应低于 30 cm。

(三)清洁灌肠

1.目的　彻底清除滞留在结肠内的粪便,为直肠、结肠 X 线摄片检查和手术前作肠道准备。

2.常用溶液　0.1%～0.2% 肥皂液,0.9% 氯化钠溶液。

3.操作要点　第一次用肥皂液灌肠,然后用 0.9% 氯化钠溶液灌肠多次,直至排出的液体清洁无粪块为止。

4.注意事项　灌肠时压力要低;每次灌肠后让患者休息片刻。禁忌用清水反复灌洗,以防水、电解质紊乱。

(四)保留灌肠

1.目的　常用于镇静、催眠、治疗肠道内感染等。

2.常用溶液　遵医嘱准备药物种类及剂量,一般药量不超过 200 ml,温度为 39～41℃。

(1)镇静、催眠:用 10% 水合氯醛,剂量遵医嘱。

(2)治疗肠道内感染:用 2% 小檗碱、0.5%～1% 新霉素及其他抗生素等,剂量遵医嘱。

3.操作要点

(1)协助患者排便、排尿,以减轻腹压、清洁肠道,便于药物保留及吸收。

（2）根据病情安置不同卧位，如慢性细菌性痢疾，病变多在乙状结肠和直肠，采用左侧卧位为宜；阿米巴痢疾病变多在回盲部，采取右侧卧位，以提高治疗效果。

（3）用小垫枕将臀部抬高 10 cm，以利于药液保留。

（4）将肛管轻轻插入直肠 10～15 cm。

（5）药液全部注入，最后注入 5～10 ml 温开水，完毕，将肛管末端抬高，使之全部流入。

（6）拔管后，尽可能保留 1 h 以上，以使药物充分吸收。

4.注意事项

（1）灌肠前了解目的及病变部位，以便确定适当的卧位和肛管插入的深度。

（2）为提高疗效，保留灌肠在晚间睡眠前灌入为宜。灌肠前先嘱患者排便、排尿，并选择较细的肛管，插入要深，液量要少，压力要低，以便于有效保留药液，使肠黏膜充分吸收。

（3）对肛门、直肠、结肠等手术后及大便失禁的患者，均不宜做保留灌肠。

五、排气护理

（一）肠胀气患者的护理

1.心理护理　向患者解释出现肠胀气的原因、治疗及护理方法，以缓解患者紧张情绪。

2.调整饮食习惯　指导患者养成细嚼慢咽的好习惯；注意饮食合理，进食易消化的食物，勿食用产气食物或饮料，如豆类、糖、油炸类食物及碳酸饮料。

3.适当活动　鼓励患者进行适当活动，如协助患者下床活动，卧床患者经常更换卧位等。

4.按摩　可做腹部按摩或进行腹部热敷。

5.必要时进行肛管排气。

（二）肛管排气法

1.目的　排除肠腔内积气，以减轻腹胀。

2.操作要点

（1）患者取左侧卧位，暴露臀部并移至床边。

（2）将肛管轻插入直肠 15～18 cm。

（3）观察排气情况，如有气体排出，可见瓶中有气泡逸出；如排气不畅，可帮助患者转换体位、按摩腹部，以助气体排出。

3.注意事项　保留肛管一般不超过 20 min，因为长时间留置肛管，会降低肛门括约肌的反应，甚至导致括约肌永久性松弛；必要时可间隔 2～3 h，再重复插管排气。

第六节　压疮护理

压疮是指局部组织长期受压、血液循环障碍，持续缺血、缺氧、营养不良而致的组织溃烂坏死，又称为压力性溃疡。压疮多发生于经常受压和无肌肉包裹或肌肉层较薄、缺乏脂肪组织保护的骨隆突处。患者卧位不同，好发部位也有所变化。

一、压疮发生的原因

1.力学因素　①压力；②摩擦力；③剪切力。

2.理化因素刺激　皮肤经常受潮湿、摩擦、排泄物等理化因素的刺激，如大量汗液、大小便失禁、床单有皱折、床上有碎屑等原因,使皮肤抵抗力降低。

3.全身营养不良或水肿　营养不良是导致压疮的内因。全身营养不良或水肿的患者皮肤组织较薄,抵抗力弱,一旦受压,缺血、缺氧更为严重,易导致皮肤破损。常见于长期发热、年老体弱、水肿、瘫痪、昏迷及恶病质等患者。

4.受限制的患者　使用石膏绷带、夹板及牵引时,松紧不适,衬垫不当,均可致局部组织血液循环障碍,导致组织缺血坏死。

二、压疮的分期及临床表现

根据压疮的发展过程及轻重程度不同,可分为三期。

1.淤血红润期　为压疮初期,受压的局部皮肤出现红、肿、热、麻木或触痛,但皮肤表面无破损,为可逆性改变。

2.炎性浸润期　红肿部位继续受压,血液循环仍旧得不到改善,静脉回流受阻,受压皮肤表面颜色转为紫红,皮下产生硬结,表皮出现水疱。水疱极易破溃,显露出潮湿红润的创面,患者感觉疼痛。

3.溃疡期　静脉血液回流严重受阻,局部淤血导致血栓形成,组织缺血、缺氧。轻者浅层组织感染,脓液流出,溃疡形成,患者感觉疼痛加重;重者坏死组织发黑,脓性分泌物增多,有臭味。感染可向周围及深部扩展,常达骨骼,甚至造成败血症。

三、压疮的预防

控制压疮发生的关键是预防,预防压疮的关键是去除病因,对危重和长期卧床等易发生压疮的患者,应经常观察受压皮肤情况,严格交接班,以有效的护理措施预防和杜绝压疮的发生。因此,要做到"七勤",即勤观察、勤翻身、勤擦洗、勤按摩、勤整理、勤更换、勤交班。

1.避免局部组织长期受压

(1)鼓励和协助长期卧床的患者经常更换体位:一般每2 h翻身一次,翻身间隔时间可根据病情和局部皮肤情况及时调整,必要时每1 h翻身一次,建立床头翻身记录卡。翻身时应尽量将患者身体抬起,避免拖、拉、推等动作,以防擦伤皮肤。

(2)保护骨隆突处和支持身体空隙处:患者体位安置妥当后,可在身体空隙处垫软枕或海绵垫,有条件时,可使用喷气式气垫、交替充气式床垫、水褥、羊皮垫、翻身床等。对易受压部位如足部,必要时可用支被架抬高被毯,以避免局部受压。

(3)正确使用石膏、夹板、绷带:使用石膏、夹板;绷带固定的患者,衬垫应平整、松紧适度、位置合适,尤其要注意骨骼突起部位的衬垫,应仔细观察局部皮肤和肢端皮肤颜色的变化情况,认真听取患者的主诉,一旦发现石膏绷带凹凸不平或过紧,应立即通知医生,及时给予调整。

2.避免局部理化因素的刺激

(1)保持皮肤干燥,有大小便失禁、出汗、呕吐及分泌物多者,应及时擦洗干净,以保护皮肤免受刺激;被服污染应及时更换;不可让患者直接卧于橡胶单上。小儿要勤更换尿布。

(2)床单、被褥要保持清洁、平整、干燥、无碎屑。

(3)便器应选择无破损的,使用时抬起患者腰骶部,避免强塞硬拉。必要时可在便器边缘垫上纸或柔软的布垫,以免擦伤皮肤。

3.促进局部血液循环 对易发生压疮的患者,应经常检查受压部位,进行温水拭浴,定时用50%乙醇进行局部或全背按摩,达到促进血液循环,改善局部营养,增强皮肤抵抗力的目的。

(1)手法按摩

全背按摩:协助患者俯卧或侧卧,暴露背部;先用温水进行擦洗,再将少许50%乙醇倒入手掌内做按摩。由骶尾部开始,沿脊柱旁向上按摩,至肩部后环形向下至尾骨止,如此反复有节奏地按摩数次。再用拇指指腹由骶尾部开始沿脊柱按摩至第7颈椎处。

局部按摩:蘸少许50%乙醇,以手掌大小鱼际肌紧贴患者皮肤,做压力均匀的环形按摩,压力由轻到重,由重到轻,每次3~5 min。

(2)电动按摩器按摩:操作者手持按摩器,根据部位不同,选择合适的按摩头,紧贴皮肤,进行按摩。

4.改善营养状况 根据病情给予高蛋白、高维生素膳食,以增强机体抵抗力及组织修复能力。适当补充矿物质,如口服硫酸锌,促进慢性溃疡的愈合。

四、压疮的护理

1.淤血红润期 此期应及时去除病因,积极采取各种预防措施,防止局部继续受压,增加翻身次数,避免摩擦、潮湿等刺激,保持局部清洁、干燥,促进局部血液循环,改善全身营养状况。

2.炎性浸润期护理要点 保护皮肤,避免感染。除继续加强上述措施外,对未破的小水疱可用无菌纱布包扎,并减少摩擦,预防感染,促进其自行吸收;大水疱应先消毒局部皮肤,再用无菌注射器抽出水疱内液体(不可剪去表皮),表面涂以消毒液,并用无菌敷料包扎。如水疱已破溃,应消毒创面及其周围皮肤,再用无菌敷料包扎。

3.溃疡期护理要点 此时应解除压迫,清洁创面,祛腐生新,促其愈合。根据伤口情况,按外科换药法给予相应处理。常用生理盐水、3%过氧化氢等溶液冲洗创面,去除坏死组织,再外敷抗生素(根据创面细菌培养和药物敏感试验结果选用),并用无菌敷料包扎。同时也可辅以物理疗法,如红外线灯照射、鸡蛋内膜覆盖、白糖覆盖、局部氧疗等,以促进创面愈合。对大面积、深达骨质的压疮,如上述治疗不理想时,可采用外科治疗,如手术修刮引流、清除坏死组织、植皮修补缺损组织等,可加速压疮愈合,缩短病程,减轻痛苦,提高治愈率。

(张立民 李 杨 杨翠萍)

第四章 药物疗法

第一节 概 述

给药是一个连续的过程,在这一过程中患者的安全至关重要。为了保证安全给药,护士必须了解所给药物的相关知识,包括药物的用法、给药的途径、给药的时间、安全剂量等,并做好药物的保管、贮存,严格遵守安全给药原则。

一、药物概述

(一)药物的种类

1.内服药 有片剂、丸剂、胶囊、溶液、酊剂、合剂、散剂及纸型等。

2.注射药 有溶液、油剂、混悬液、结晶及粉剂等。

3.外用药 有软膏、溶液、酊剂、洗剂、搽剂、粉剂、滴剂及涂膜剂等。

4.新剂型 粘贴敷片、植入慢溶药片及胰岛素泵等。

(二)药物的领取

药物的领取方法各医院规定不一,大致有以下几种。

1.医院各病区住院患者每天所用的药物很多,其中口服药由中心药房专人负责配药、核对,病区护士负责领回后再次进行核对和发药。

2.病区设有药柜,备有一定基数的常用药物,如注射类药、抢救药品、临时医嘱的口服药品等,由专人负责,根据消耗量填写领药本,定期到药房领取。

3.患者使用的贵重药或特殊药物,凭医生处方领取。

4.剧毒药、麻醉药,病区内备有固定数量,用后凭医生处方领取补充。

医院常设有中心药房,它是全院各病区日间领取住院患者用药之处。每天上午由病区护士将药车及服药本一起送到中心药房,由中心药房护士专人负责配药(只配发一天药用量)及核对,再由病区护士取回。在发药前再核对一次后分发给每一位患者。有了这样的集中使用、统一发放药品的中心药房,不但可以避免积压浪费药物,也减少病房取药、退药和药物保管繁琐的工作。

(三)药物的保管原则

1.药柜位置 放在光线明亮处,避开阳光直射,并保持其整洁,由专人负责,定期检查药品质量,以确保安全。

2.药物放置 按内服、外用、注射、剧毒等分类放置,按药物有效期的先后顺序排列,有计划的使用,以免失效;剧毒药及麻醉药要有明显标记,加锁保管,用专用登记本,列入交班内容。

3.药瓶标签 药瓶上应有明显标签,标签的颜色有区别:内服药用蓝色边,外用药用红色边,剧毒药用黑色边。标签上注明药名、剂量、浓度,中、拉丁文对照书写,字迹清晰。

4.定期检查　药品要定期检查,凡没有标签或标签模糊、药物已过期、药物有变色、混浊、发霉、异味、潮解和沉淀等现象,均不可使用。

5.分类保存　根据药物的性质妥善保存。

(1)容易氧化和遇光变质的药物,口服药应装在有色瓶中盖紧,放阴凉处,如维生素 C、氨茶碱等。针剂入盒内用黑纸遮盖,如氢化可的松、盐酸肾上腺素等。

(2)容易挥发、潮解或风化的药物,需装瓶盖紧,如过氧乙酸、乙醇、糖衣片和酵母片等。

(3)容易被热破坏的药物,需放在冰箱内冷藏 2~10℃ 保存,如疫苗、胎盘球蛋白、抗毒血清等。

(4)容易燃烧的药物需密闭,应放在远离明火并单独存放于阴凉低温(约 20℃ 以下)处以防意外,如乙醇、环氧乙烷和乙醚等。

二、安全给药的原则

(一)根据医嘱给药

给药中护士必须严格按医嘱执行,不得擅自更改。护士应具备一定药理知识,熟悉常用药物的作用、副作用、用法、毒性反应,如有疑问,应及时向医生提出,了解清楚后方可给药,切不可盲目执行。护士要掌握且熟练运用医院常用的外文缩写及中文译意。

(二)严格执行查对制度

1.“三查”　操作前、操作中、操作后查(查“八对”内容)。

2.“八对”　对床号、姓名、药名、浓度、剂量、方法、时间、失效期。

(三)正确安全地给药

1.做到“五准确”,即准确的用药患者、准确的给药时间、准确的药物剂量、准确的药物浓度和准确的给药途径。

2.防止药液污染或药效降低,药物要现用现配,对易发生过敏反应的药物,使用前应了解过敏史,需要时做过敏试验,使用中加强观察。

3.与患者进行有效沟通,应用熟练的技术,减轻患者的痛苦,并指导患者有关的药物知识和自我保护措施。

(四)用药后加强观察

观察用药后的疗效及药物的不良反应,对易引起过敏反应及毒副作用较大的药物,更应加强用药前的询问和用药后的观察,并做好记录。

三、影响药物疗效的因素

(一)药物方面的因素

1.药物用量　剂量与效应之间有着密切的关系,药物必须达到一定的剂量时才能产生效应,在一定范围内剂量增加,效应随之增强。但其效应增强是有限度的,达到最大效应后,剂量再增加不但效应不增加,反而可能使毒性增加。

2.药物制剂　由于药物的制剂不同,生物利用度不同,药物作用的强度和速度也不同,就吸收速度而言,一般情况下注射药物比口服药吸收快;注射剂中,水溶液比混悬液、油剂吸收快;在口服制剂中,溶液比片剂、胶囊吸收快。

3.给药途径　不同给药途径可以影响药物吸收速度和生物利用度。常用的给药途径有消化道给药（口服、舌下给药、直肠给药）、注射给药（皮下注射、肌肉注射、静脉注射、动脉注射）、呼吸道吸入给药、皮肤黏膜用药。有的药物采用不同的给药途径时，还会产生不同的作用和用途，如硫酸镁口服后产生导泻和利胆作用，注射后则产生镇静、止痉和降颅内压的作用。

4.给药时间　给药次数与间隔时间取决于药物的半衰期，应以维持药物在血中的有效浓度为最佳选择。尤其是抗生素类药，更应注意维持药物在血中的有效浓度。如青霉素 G 肌肉注射间隔 6~8h；而复方新诺明则需间隔 12h。肝、肾功能不良者可适当调整给药间隔时间。给药间隔时间短易导致蓄积中毒，给药间隔时间长则血药浓度波动增大。

5.联合用药　联合用药的操作目的主要是发挥药物的协同作用，增强治疗效果，有时可使彼此的剂量相应减少从而减少不良反应。此外也可利用其拮抗作用而减少药物的副作用。

（二）机体方面的因素

1.年龄与体重　一般药物用量与体重成正比。"常用量"是针对 14~60 岁的成人而言。但儿童与老年人对药物的反应与成人有所不同，除体重因素外，还与生长发育和机体的功能状态有关。小儿的神经系统、内分泌系统以及许多脏器发育尚未完善，新陈代谢又特别旺盛，故对药物的敏感性较成人高，在药物的应用上有其特殊性。老年人器官功能减退，尤其影响药物的代谢、排泄，因而对药物的耐受性降低。

2.性别　男、女性别不同，对药物的反应一般无明显的差异。但应注意的是女性在月经期和妊娠期、哺乳期对某些药物较敏感，容易造成月经过多、早产或流产。此外，某些药物可能会引致畸胎或通过胎盘进入胎儿体内或经哺乳进入婴儿体内引起中毒，故用药应谨慎。

3.疾病因素　疾病可影响机体对药物的敏感性，影响药物的体内过程，从而影响药的效应。如肝肾功能受损，药物代谢排泄慢，易致药物中毒。

4.心理、行为因素　心理因素在一定程度上可影响药物的效应。其中以患者的情绪、对医疗的依赖程度以及对治疗是否配合等最为重要，所以护士在为患者给药前应了解其情绪状态、对治疗的态度、有无药物依赖或拒绝医嘱的心理行为；了解患者文化程度，对所用药物的认识和理解程度，患者的经济状况等。护士应以良好的护患关系作为心理疏通的基础，引导患者及其家属建立遵医行为，保持乐观开朗的情绪，提高药物治疗的效果。

药品说明书是指导怎样用药的根据之一，具有法律效力。正确使用药品说明书是用药安全的前提。首先应了解药品的名称，所有的药品说明书都有药品的通用名、商品名、英文名、化学名（其中非处方药无化学名）。使用者一般只要能清楚药品的正名即通用名，就能避免重复用药。因为一种药只有一个通用名（即国家规定的法定名），不像商品名有若干个。其中适应证一栏，对于使用非处方药的患者能够自我判断自己的疾病是否与适应证相符、对症下药，可在药师的帮助下选择购买。其次，要了解药物的用法，如饭前、饭后、睡前服用，一天一次或三次，是口服、外用还是注射都必须仔细看清楚。再次，注意药物的用量，必须按说明书的规定应用。一般说明书用量都为成人剂量，老人、小孩必须准确折算后再服用。特别重要的是，在阅读说明书时，对禁忌证、不良反应、药物相互作用、注意事项等要重视。如有不明之处，应向药师或医师咨询。

第二节 药物过敏试验法

一、药物过敏反应的特点

药物过敏反应(也称变态反应或超敏反应)是人体免疫反应的一种,药物作为一种抗原,进入体内后,有些人体内会产生特异性抗体,使机体处于致敏状态,当再次应用同类药物时,就会引起过敏反应。药物过敏反应本质上属于抗原抗体反应。

临床上使用某些药物时,可引起不同程度的过敏反应,甚至发生过敏休克,危及患者的生命。因此,了解药物过敏的过程、药物过敏的临床表现及处理原则是护士给药过程中的重要职责。为了防止发生过敏反应,在使用某些高致敏药物前,应做好药物的过敏试验,严格掌握试验方法,认真观察反应,正确判断结果,熟知急救措施并做好急救准备工作。

药物过敏反应具有以下特点:

(1)仅发生于用药人群中的少数,不具有普遍性。

(2)过敏反应的发生与过敏体质因素有关,因此对某些药物是"质"的过敏,而不是"量"的中毒。

(3)通常不发生于首次用药。

(4)过敏反应的发生不因为药物的药量、剂型及途径不同而改变。

(5)通常是指药物在正常的用法、正常用量进行治疗以后,发生的不正常的反应症状,有别于药物的副作用和毒性反应。

二、常用药物过敏试验技术

(一)青霉素过敏试验

1.青霉素过敏反应的原因　青霉素是一种半抗原,进入人体后与组织蛋白结合形成全抗原,抗原刺激机体产生相应的抗体,使机体处于致敏状态。当机体再次接受青霉素时,抗原和抗体结合,产生过敏反应。

2.青霉素过敏反应的预防

对青霉素过敏的人接触该药后,无论是任何年龄、性别、给药途经(注射、口服、外用等)、剂量和制剂(钾盐、钠盐、长效、半合成青霉素等)均可发生过敏反应。过敏反应的发生率达 $3\%\sim6\%$。尤其是过敏性休克,直接威胁患者的生命。因此,预防青霉素过敏反应的发生是重中之重。

(1)使用各种剂型的青霉素之前,必须询问过敏史、家族史、用药史。已知过敏者禁做过敏试验,无过敏史者用药前必须做过敏试验,对有其他药过敏史或变态反应疾病史者或有家族过敏史者应慎用。

(2)青霉素水溶液必须现配现用,因为青霉素水溶液极不稳定,放置时间过长,除药物效价降低影响治疗效果外,还可分解产生各种致敏物质引起过敏反应。

(3)配制试验液或稀释青霉素的生理盐水应专用。

(4)皮内试验(或首次注射青霉素)时应备好急救药物和设备,如盐酸肾上腺素注射液、氧气等,试验毕需在床旁观察片刻并向患者交代注意事项,门诊首次注射患者应在注射后休息半小时再离开。

（5）青霉素试验结果需两人判断，若为阳性者禁用青霉素，并在两单四卡（医嘱单、体温单、病历卡、床头卡、注射卡、门诊卡）上提醒操作目的，标明"青霉素阳性"，同时告知本人及其家属；若为阴性则可用药。

（6）对接受青霉素治疗的患者，停药 3 天以上或在用药过程中更换药物批号时，都必须重做过敏试验。

（7）若试验结果为可疑阳性，则可做对照试验。在对侧手臂皮肤相同部位皮内注射 0.9% 氯化钠溶液 0.1 ml 做对照试验。

3. 青霉素试验药液的配制及试验方法

（1）配制青霉素皮试液，其浓度以每 1 ml 含 200～500 U 的青霉素 G 溶液，注入 0.1 ml（含 20～50 U）为标准：①青霉素的稀释，用 80 万 U 或 160 万 U 注射用青霉素 G 钠分别加入灭菌生理盐水 4 ml 或 8 ml，稀释成每 1 ml 含 20 万 U 的原液；②取原液 0.1 ml，加生理盐水至 1 ml（每 1 ml 含青霉素 20000 U）；③弃去 0.9 ml，余 0.1 ml 中加生理盐水至 1 ml（每 1 ml 含青霉素 2000 U）；④再弃去 0.75 ml，余 0.25 ml 加生理盐水至 1 ml（每 1 ml 含青霉素 500 U）；⑤套上针帽，做好配制时间标记，放入无菌治疗盘内备用。

（2）试验方法：消毒前臂屈侧关节上 2 寸处皮肤，抽取皮试液约 0.1 ml 做皮内注射（小儿注射 0.02～0.03 ml），20 min 后，如局部出现中心晕团、周围红斑，直径大于 1 cm，或局部红晕或伴有小水泡者为阳性；对于可疑阳性反应者，应在另一前臂用氯化钠注射液做对照试验。

4. 青霉素过敏反应的临床表现

（1）过敏性休克：在做青霉素皮试后、注射过程中及注射后均可发生，一般多在用药后 20 min 内，有时呈闪电式，属Ⅰ型变态反应，其临床表现综合如下：①呼吸道阻塞症状：胸闷、气促、窒息感、呼吸困难、紫绀；②循环衰竭症状：面色苍白、四肢湿冷、脉搏细弱、血压下降、压差小、尿少；③中枢神经系统症状：烦躁不安、昏迷、抽搐、大小便失禁等。

（2）血清病型反应：一般在用药后 7～12 天内发生，临床表现与血清病相似，属Ⅲ型变态反应，可见发热、荨麻疹、关节肿痛、淋巴结肿大、腹痛、皮肤发痒等。

（3）各器官或组织的过敏反应：①呼吸道过敏反应：引起哮喘或促发原有的哮喘发作；②消化道过敏反应：腹痛、腹泻、便血等，可引起过敏性紫癜；③皮肤过敏反应：瘙痒、荨麻疹、血管神经性水肿，严重者可引起剥脱性皮炎。

5. 青霉素过敏性休克的急救措施　一旦发生过敏休克，应立即做如下处理。

（1）患者处置：立即平卧、停药，就地进行抢救，同时报告医生，注意保暖。

（2）注射盐酸肾上腺素：按医嘱立即皮下注射 0.1% 盐酸肾上腺素 0.5～1 ml，病儿酌减。如症状不缓解可每隔 30 min 皮下或静脉注射 0.5 ml，也可行气管内给药，直至患者脱离危险。盐酸肾上腺素是抢救过敏性休克的首选药物，具有收缩血管、增加血管外周阻力、兴奋心肌、增加心输出量及松弛支气管平滑肌的作用。

（3）维持呼吸：给予氧气吸入，改善缺氧症状。呼吸抑制时，应立即进行口对口人工呼吸，并肌肉注射尼可刹米（可拉明）或洛贝林（山梗菜碱）等呼吸兴奋剂。喉头水肿影响呼吸时，应立即进行气管插管或配合进行气管切开术。

（4）心搏骤停的处理：发生心脏骤停，立即行胸外心脏按压，同时施行人工呼吸。

（5）抗过敏：根据医嘱，立即给予地塞米松 5～10 mg 静脉推注或氢化可的松 200 mg 加入

5％～10％葡萄糖液 500 ml 静脉滴注。应用抗组胺类药,如肌肉注射异丙嗪(非那根)25～40 mg 或苯海拉明 20 mg。

(6)补充血容量:静脉滴注 10％葡萄糖,是否先滴注生理盐水或平衡液扩充血容量。如血压下降不回升,可用低分子右旋糖酐,必要时可给予升压药物,如多巴胺、间羟胺(阿拉明)等。

(7)纠正酸中毒:给予 5％的碳酸氢钠 250 ml 静脉滴注。

(8)观察与记录:密切观察患者的意识、体温、脉搏、呼吸、血压、尿量及其他病情变化,并做好病情动态的护理记录。患者未脱离危险期,不宜搬动。

6.迟缓性过敏反应(血清病型反应、器官或组织的过敏反应)的护理　如出现过敏表现,应立即停药,按医嘱给予激素和抗组织胺药物,进行对症处理,同时要密切观察病情,加强护理,预防继发感染。

(二)氨苄西林过敏试验

氨苄西林为广谱半合成青霉素,毒性较低。抗菌谱与青霉素相似。

1.试验药液配制要求　试验液含氨苄西林 0.5 mg/ml。皮内注射 0.1 ml(含 0.05 mg)为标准。

2.配制方法

(1)0.5 g/支的氨苄西林加 2 ml 生理盐水,溶解,制成 0.25 g/ml 的药液。

(2)取上液 0.1 ml 加 0.9 ml 生理盐水,制成 25 mg/ml 的药液,摇匀。

(3)取上液 0.1 ml 加 0.9 ml 生理盐水,制成 2.5 mg/ml 的药液,摇匀。

(4)取上液 0.2 ml 加 0.8 ml 生理盐水,制成 0.5 mg/ml 的药液,摇匀。

过敏试验方法、试验结果判断、过敏反应的处理同青霉素过敏试验法。

(三)头孢菌素类药物过敏试验

头孢菌素类药物是一类高效、低毒、新型、应用广泛的抗生素。其结构与青霉素相似,为半合成抗生素。可引起过敏反应,故用药前需做过敏试验。目前此类药物已生产出四代,各种头孢菌类的致敏性不尽相同,因此做此类药物的过敏试验,应以所用的头孢菌素进行皮试,不能用其他头孢菌素类代替使用做皮试。

1.试验药液配制要求　皮试液剂量一般为 0.5 mg/ml,皮内注射 0.05～0.1 ml(含 0.025～0.05 mg)为标准。

2.配制方法

(1)1 g/支的头孢霉素类药物加 2 ml 生理盐水,溶解,制成 500 g/ml 的药液。

(2)取上液 0.1 ml 加 0.9 ml 生理盐水,制成 50 mg/ml 的药液,摇匀。

(3)取上液 0.1 ml 加 0.9 ml 生理盐水,制成 5 mg/ml 的药液,摇匀。

(4)取上液 0.1 ml 加 0.9 ml 生理盐水,制成 0.5 mg/ml 的药液,摇匀。

过敏试验方法、试验结果判断、过敏反应的处理同青霉素过敏试验法。

(四)链霉素过敏试验

链霉素主要对革兰阴性细菌及结核杆菌有较强的抗菌作用。由于链霉素本身的毒性作用及所含杂质(链霉素胍和二链霉胺)具有释放组胺的作用,可引起中毒反应和过敏反应,故在使用链霉素前,应做皮肤过敏性试验。

1.试验药液配制要求　每毫升试验液含链霉素 2500 U。皮内注射 0.1 ml(含 250 U)为标准。

2.配制方法

(1)100 万 U/支的链霉素加 3.5 ml 生理盐水,溶解,制成 25 万 U/ml 的药液。

(2)取上液 0.1 ml 加 0.9 ml 生理盐水,制成 2.5 mg/ml 的药液,摇匀。

(3)取上液 0.1 ml 加 0.9 ml 生理盐水,制成 2500 万 U/ml 的药液,摇匀。

过敏试验方法、试验结果判断、过敏反应的处理同青霉素过敏试验法。

链霉素毒性反应较链霉素过敏反应更常见、更严重,出现中毒症状时,可静脉注射 10%葡萄糖酸钙或稀释 1 倍的 5%氯化钙的溶液,因链霉素可与钙离子络合,使中毒症状减轻。

(五)破伤风抗毒素(TAT)过敏试验

中国生产的 TAT,多是马血清经加工提取制成。TAT 能中和破伤风杆菌产生的破伤风毒素,给人注射以后达到预防和治疗破伤风的操作目的。但是,用马匹生产的 TAT 对人体来说是异种蛋白,具有抗原性,注射后也容易出现过敏反应,因此用前应先做过敏试验。曾用过破伤风抗毒素超过 7 天者,如再使用,仍需重做皮内试验。

1.试验药液配制要求 每毫升试验液含破伤风抗毒素 150 IU。皮内注射 0.1 ml(含 15 IU)为标准。

2.配制方法 每支 TAT 含 1500 IU 破伤风抗毒素,取其 0.1 ml 加生理盐水稀释到 1 ml 摇匀,即 150 IU/ml。

3.试验结果判断

(1)阴性:局部无红肿。

(2)阳性:局部皮丘红肿,硬结直径大于 1.5 cm,红晕直径大于 4 cm,有时出现伪足,主诉痒感或其他异常不适。

对皮试结果有怀疑时可做对照试验。当确定为阴性后,将余液 0.9 ml 做肌肉注射。全身过敏反应、血清病型反应与青霉素过敏反应相同。

4.脱敏注射法 因 TAT 是一种特异性抗体,没有可以替代的药物,皮试结果即使是阳性,仍需采用脱敏注射,即小剂量多次注射药液(表 1)。作用原理是以少量抗原,在一定时间内多次消耗体内抗体,导致全部消耗,从而达到脱敏操作目的。每隔 20 min 注射一次,每次注射后需密切观察。在脱敏注射中,发现患者有全身反应,如气促、发绀、荨麻疹及过敏性休克时,应立即停止注射,并迅速处理,处理方法同青霉素过敏抢救法;如反应轻微,待症状消退后,酌情将注射的次数增加,剂量减少,以达到顺利注入所需的剂量。

表 1　破伤风抗生素脱敏注射法

次数	TAT 量	加生理盐水	注射方法
1	0.1 ml	0.9 ml	肌肉注射
2	0.2 ml	0.8 ml	肌肉注射
3	0.3 ml	0.7 ml	肌肉注射
4	余量	稀释到 1 ml	肌肉注射

也可将 1 ml 破伤风抗毒素用生理盐水稀释到 10 ml,分别以 1 ml、2 ml、3 ml、4 ml 做四次肌肉注射。

(六)普鲁卡因过敏试验

普鲁卡因常用局部麻醉药,主要用于浸润麻醉、神经阻滞麻醉、蛛网膜下腔阻滞麻醉(腰麻)。偶可发生轻重不一的过敏反应。凡首次应用普鲁卡因,须做过敏试验。

1.试验药液配制　取 0.25％普鲁卡因液 0.1 ml 做皮内注射。20 min 后观察结果。

2.过敏试验方法、试验结果判断、过敏反应的处理同青霉素过敏试验法。

(七)细胞色素 C 过敏法

细胞色素 C 是一种辅酶,是体内进行物质代谢所必需的物质,在细胞呼吸过程中起着重要作用。由于它是一种含铁的蛋白质,也可引起过敏反应,因此,注射前需做过敏试验。

1.试验药液配制　要求每毫升皮试液含细胞色素 C 0.75 mg。取细胞色素 C(每支 2 ml 含 15 mg)0.1 ml,加生理盐水至 1 ml,稀释至每毫升含细胞色素 C 0.75 mg。

2.过敏试验方法

(1)皮内试验:取细胞色素 C 试验药液 0.1 ml(含 0.075 mg)做皮内注射,20 min 后观察试验结果。发红直径在 15 mm 以上,或肿胀在 10 mm 以上为阳性。

(2)划痕试验:用 70％乙醇消毒前臂掌侧下段皮肤,滴细胞色素 C 原液(1 ml 含 7.5 mg)1 滴于皮肤上,用无菌针头划痕(划破表皮),20 min 后观察试验结果。如发红 10 mm 以上或肿胀在 7 mm 以上为阳性。

(八)碘过敏试验法

临床上常用碘化物造影剂做肾脏、胆囊、膀胱、支气管、心血管、脑血管造影,此类药物可发生过敏反应。因此,在造影前 1～2 天需做过敏试验,阴性者方可做碘造影检查。

1.皮内注射试验法

(1)取碘造影剂 0.1 ml 做皮内注射(余 0.9 ml 保留),观察 20 min 后观察试验结果。

(2)试验结果判断

阳性:局部有红肿、硬块、直径大于 1 cm。

阴性:局部无反应及不适感,可再进行静脉注射。

2.静脉注射法

(1)取皮内注射余 0.9 ml 碘造影剂 1 ml(30％泛影葡胺 1 ml),于静脉内缓慢注射,观察 5～10 min后判断试验结果。

(2)试验结果判断:有血压、脉搏、呼吸和面色等改变为阳性。

(3)过敏反应处理:同青霉素过敏休克抢救法。

在静脉注射造影剂前,必须先行皮内注射,然后再行静脉注射,两种试验均为阴性,方可进行碘造影。少数人过敏试验为阴性,但在注射碘造影剂时仍可发生过敏反应,故在造影时需备好急救药品。阳性禁止碘造影。

第三节　口服给药法

口服给药是最常用、最方便又较安全的给药方法。药物经口服后,被胃肠黏膜吸收进入血液循环,起到局部作用或全身作用,以达到防治和诊断疾病操作目的的方法。但口服给药因吸收较慢并且在体内分布不均;有些药物到达全身循环前要经过肝脏,使药效受到破坏;有的药物在肠内不吸收具有刺激性而不能口服,故不适用于急救、意识不清、呕吐频繁、禁食等患者。

一、口服药用药指导

1.抗生素及磺胺类药物必须准时给药,以维持血液中药物的有效浓度。

2.磺胺类药物和发汗药,服后应多饮水,前者由肾脏排出,尿量少易析出结晶引起肾小管堵塞。后者起发汗降温作用,多饮水可增强药物疗效。

3.止咳糖浆对呼吸道黏膜起安抚作用,服后不宜饮水,以免冲淡药物,降低疗效。同时服用多种药物,则应最后服用止咳糖浆。

4.健胃药宜在饭前服,可刺激舌的味觉感受器,促使消化液的分泌,增加食欲。

5.强心苷类药物如洋地黄、地高辛等,服用前应先测量脉率、心率及节律变化,如脉率低于60次/min或节律出现异常时,应暂停服用并报告医生。

6.对牙齿有腐蚀作用和使牙齿染色的药物,如酸类、铁剂,服用时为避免和牙齿接触,可用饮水管吸入药液,服药后漱口。

7.服用铁剂时应忌饮茶,因铁剂和茶叶中鞣酸接触形成难溶性铁盐,妨碍吸收。

8.助消化药以及对胃黏膜有刺激性的药物,应在饭后服,以便使药物和食物均匀混合,有利于食物消化或减少药物对胃壁的刺激。

二、口服给药法

(一)药物准备

1.病区摆药　由病区护士负责准备自己病区患者的所需药品(一日用量)。

2.中心药房摆药　由中心药房的护士负责病区患者的日间用药(一日用量)。

(二)操作准备

1.环境准备　环境整洁、安静、明亮。

2.患者准备　患者体位舒适。

3.用物准备　滴管1支、药车1个、湿纱布1块、药盘1个、药杯数只、服药本1个、包药纸数张、小药卡数个、水壶(内盛温开水适量)、药匙1只、水壶(内盛凉开水)适量、乳钵1个、饮水管适量、量杯1个、小桶(内盛消毒液)适量。

(三)操作方法

1.摆药

(1)病区摆药

用物:药柜(内有各种药物、量杯、滴管、乳体、药匙、纱布或小毛巾),发药盘或发药车,药杯,小药牌,服药单(本),小水壶内备温开水。

操作方法:①操作前应洗手、戴口罩,打开药柜将用物备齐。②按服药时间挑选小药牌,核对小药牌及服药单,无误后依床号顺序将小药牌插入发药盘内配药,注意用药的起止时间,先配固体药,后配水剂及油剂。③摆固体药片、药粉、胶囊时应用药匙分发,同一患者的数种药片可放入同一个杯内,药粉或含化药须用纸包。④摆水剂用量杯计量,左手持量杯,拇指置于所需刻度,右手持药瓶先将药液摇匀,标签朝上,举量杯使所需刻度与视线平行,缓缓倒入所需药量,倒毕以湿纱布擦净瓶口放回原处。同时服用几种水剂时,须分别倒入几个杯内。更换药液品种应洗净量杯。⑤药液不足1ml,须用滴管测量,1ml约为15滴,滴时须稍倾斜。为使患者得到准确的药量,避免药液蘸在杯内,应滴入已盛好冷开水的药杯。⑥药摆毕,应将药物、小药牌与服药单全部核对一遍；发药前由别人再查对一次，无误后方可发药。

（2）中心药站：有的医院设有中心药站，为住院患者集中摆药。中心药站具有全院宏观调控药品，避免积压浪费，减少病区摆药、取药、退药、保管等繁琐工作。

病区护士每天查房后，将药盘及小药牌一起送到中心药站，由药站专人负责摆药、核对。摆药一次备一天量（三次用量），然后由病区护士核对取回，按时发给患者。

各病区可另设一小药柜，存放少量的常用药、抢救药、针剂和极少量毒、麻、限制药品等，以备夜间及临时急用。

2.发药

（1）备好温开水，携带发药车或发药盘，服药单进病室。

（2）按规定时间送药至床前，核对床号、姓名，并呼唤患者无误后再发药物，待患者服下后方可离开。

（3）对危重患者护士应予喂服，鼻饲患者应由胃管注入。若患者不在或因故不能当时服药者，将药品带回保管。更药或停药应及时告诉患者，如患者提出疑问，应耐心解释。

（4）抗生素及磺胺类药物需在血液内保持有效浓度，必须准时给药。

某些刺激食欲的健胃药，宜在饭前服，因为刺激舌的味觉感受器，使胃液大量分泌。

某些磺胺类药物经肾脏排出，尿少时即析出结晶引起肾小管堵塞，服药后指导患者多饮水，而对呼吸道黏膜起保护性作用的止咳合剂，服后则不宜立即饮水，以免冲淡药物降低药效。

服用强心甙类药物如洋地黄、地高辛等，应先测脉率、心率，并注意其节律变化，脉率低于60次/分或节律不齐时则不可继续服用。

某些药物对牙齿有腐蚀作用或使牙齿染色的药物如酸类或铁剂，服用时避免与牙齿接触，可将药液由饮水管吸入，服后再漱口。

3.发药后处理　药杯用肥皂水和清水洗净，消毒擦干后，放回原处备用。油剂药杯应先用纸擦净后清洗再消毒，同时清洁药盘或发药车。

第四节　注射给药法

注射给药法是将一定量的无菌药液或生物制品通过无菌注射器注入体内，达到预防、诊断、治疗操作目的的技术。其特点是：药效作用迅速，血药浓度迅速升高，吸收量较准确。故适用于需要迅速发挥药效作用或因各种原因不能口服给药；或某些药物易被胃肠消化、破坏，影响药物疗效及严重的胃肠刺激、胃肠吸收不佳时，选用注射给药。但注射给药可造成组织一定程度的损伤、疼痛、增加感染的危险，同时又因注射给药吸收较快，使得某些药物的不良反应出现迅速，从而加大了处理难度。因此，护士应全面了解注射给药的特点，掌握几种注射给药的知识与技能，以达到安全给药的操作目的。

一、注射原则

（一）严格执行查对制度

1.严格执行"三查，八对"，确保药物准确无误。

2.仔细检查药物质量　发现药液有混浊、沉淀、变色、絮状物，安瓿有裂痕、密闭瓶盖有松动、药物超过有效期等，不可使用。

3.注意药物配伍禁忌 注射多种药物,应确认无配伍禁忌方可使用。

(二)严格遵守无菌操作原则

1.环境 清洁、无尘埃飞扬,符合无菌操作的基本要求。

2.操作者 注射前必须洗手,戴口罩,衣帽整洁。

3.注射器 必须保持针尖、针梗、乳头、空筒内壁无菌。

4.注射药液 药液要现用现配,以免放置时间过长,药物被污染或药物效价降低。已抽取药液的注射器,必须用无菌物品遮盖,不可暴露在空气中。

5.注射部位 常规消毒,并保持无菌。用无菌棉签蘸2%碘酊消毒,从注射点向外螺旋式旋转涂擦,直径>5 cm,待干(约20s)后,用70%乙醇溶液脱碘,方法同上,范围稍大于碘酊消毒面积,或安尔碘以同样方法消毒1~2遍(无须脱碘)待干后即可注射。

(三)选择合适的注射器和针头

根据药液的量、黏稠度和刺激性的强弱选择合适的注射器和针头,注射器应完整无损、不漏气;针头型号合适、锐利、无钩、无锈、无弯曲;注射器与针头衔接必须紧密且通畅。外包装须密封,并在有效期内。

(四)选择合适的注射部位

注射部位应避开神经血管处,应在无炎症、硬结、瘢痕及患皮肤病处进针。需要长期进行注射的患者,应经常更换注射部位。静脉注射时选择血管应由远心端到近心端。

(五)排尽空气

注射前,应排尽注射器内空气,以免空气进入血管形成空气栓塞。排气时,应防止浪费药液。

(六)检查回血

进针后,推药前,应抽动活塞,检查有无回血。动、静脉注射必须见有回血后方可注入药液。皮下、肌肉注射,抽吸无回血,才可注入药液。

(七)掌握无痛注射技术

1.取舒适卧位 使肌肉放松,易于进针,解除患者思想顾虑,分散注意力。

2.做到"两快一慢" 即进针和拔针快、推药液慢,推药速度要均匀。

3.对刺激性强的药物 针头宜粗长,且进针要深,以免引起疼痛和硬结。

需要注射数种药物,须注意配伍禁忌,一般应先注射无刺激性或刺激性弱的药物,再注射刺激性强的药物,以减轻疼痛。

(八)严格执行消毒隔离制度,预防交叉感染

注射时,要做到一人一副注射器,一人一根止血带,一人一个垫枕。所有用过的注射器和针头都要先浸泡消毒后,再进行处理。

注射原则是一切注射给药法的总则,必须严格遵守,灵活运用。

二、注射用物

(一)一次性注射器及针头

1.一次性注射器构造 一次性注射器置于无菌包装袋内,由空筒和活塞两部分组成。空筒前端为乳头(衔接针头部位),空筒上标有容量刻度,活塞后部为活塞轴、活塞柄。空筒内壁、乳头、活塞必须保持无菌,手不得触及。一次性注射器规格及用途见表2。

表2 一次性注射器的规格及主要用途

规格	主要用途
1 ml	皮内试验、注射小剂量药液
2 ml	皮下注射、肌肉注射、静脉采血
10 ml、20 ml、30 ml、50 ml、100 ml	静脉注射或做各种穿刺

2.一次性针头结构 一次性针头通常与注射器连接置于同一无菌包装袋内,针头由针尖、针梗、针栓三部分组成。针头外套有护针帽加以防护。除针栓以外,针尖及针梗必须保持无菌,手不得触及。

3.一次性注射器使用方法

(1)准备用物 ①查看外包装生产批号、失效日期、标明的型号完全正确。②双手挤压包装有无漏气(检查包装是否密封无损)。

(2)取注射器 ①沿启封口标示处撕开注射器一角,左手隔外包装袋握住注射器,右手从上而下撕开外包装袋,暴露注射器。②右手食指按住针栓,持住注射器空筒体部,拿出注射器,左手放下外包装袋。

(3)固定针头:右手持注射器(食指持住针栓),左手转动针栓,使枕头斜面和刻度保持在同一方向,旋紧针栓。固定针头。

(4)检查质量:右手持注射器(食指固定针栓),左手持注射器活塞柄,抽动活塞,检查注射器及针头是否通畅。

(5)正确使用:取下护针帽,放妥,准备抽吸药液。

(二)注射盘

注射盘内放置物品:

(1)皮肤消毒溶液2%碘酊和70%乙醇或安尔碘。

(2)无菌持物镊(放于无菌持物罐内)。

(3)无菌纱布罐内盛无菌纱布块。

(4)砂轮、棉签、弯盘、开瓶器、静脉注射时准备止血带、小垫枕、胶布。

(三)注射药物

按医嘱备药。

三、药物抽吸法

1.洗手、戴口罩。

2.自安瓿内吸取药液法

(1)按无菌操作要求备好无菌盘。

(2)查对药物后,用手轻弹安瓿颈部的药液流至安瓿体部。

(3)酒精棉签消毒后,用消毒砂轮在安瓿颈部划一锯痕,再次用酒精棉棒消毒划痕处(如系勿折安瓿,不需锯痕),用无菌纱布包裹后折断安瓿。

(4)检查注射器的包装、有效期等,将注射器针头斜面朝下置安瓿内的药液中,手持活塞柄(不得触及活塞),抽动活塞吸药。

(5)抽吸毕,将空安瓿套到针头上以免污染,放在准备好的无菌盘内待用。

3. 自密闭瓶内吸取药物

(1)查对药物后,用启瓶器除去铝盖的中心部分,由内向外消毒瓶塞顶部及周围部分。

(2)检查注射器的包装、有效期等,稀释药液,摇匀后放治疗盘内。

(3)吸药消毒瓶塞往瓶内注入等量空气,倒转药瓶,使针头在液面下,吸取药液至所需量备用。

4. 整理用物。

四、常用注射法

(一)皮内注射法

将少量药液或生物制品注射于表皮与真皮之间的方法。

1. 操作目的

(1)各种药物过敏试验,用以观察有无过敏反应。

(2)预防接种。

(3)局部麻醉的先驱步骤。

2. 操作准备

(1)环境准备:环境整洁、安静、明亮。

(2)患者准备:患者体位舒适。

(3)用物准备:注射盘1套、1 ml注射器1副、针头(4.5～5号针)1枚、药液按医嘱要求准备。如为药物过敏试验应备相应的急救药。

3. 部位

(1)皮内药物过敏试验:常选用前臂掌侧下段,因该处皮肤较薄,易于注射,且此处皮色较淡,易于辨别局部反应。

(2)预防接种:常选用上臂三角肌下缘部位注射。

(3)需局部麻醉处的局部皮肤。

4. 操作方法

(1)将用物备齐携至床边,核对,向患者解释,以取得合作。做皮试前,应详细询问有无过敏史,如对需要注射的药液有过敏史,则不能做皮试,应和医生取得联系,更换其他药物后再做试验。

(2)用1 ml注射器及针头,抽取药液,排尽空气。

(3)选前臂掌侧(或三角肌下缘部位),用70%酒精棉签消毒皮肤待干,左手绷紧皮肤,右手持注射器,使针头斜面向上,和皮肤呈5°～15°刺入皮内。

(4)待针头斜面进入皮内后,放平注射器,注入药液0.1 ml,药量要准确,使局部形成一圆形隆起的皮丘,皮肤变白,毛孔变大。

(5)注射完毕,迅速拔出针头,切勿按揉,清理用物,按时观察反应。

(6)如需做对照试验,用另一注射器和针头,在另一前臂的相同部位,注入0.1 ml等渗盐水20 min后,对照观察反应。

(二)皮下注射法

将少量药液或生物制品注入皮下组织的方法。

1.操作目的

(1)需在一定时间内发生药效,而不能或不宜口服给药时。

(2)预防接种。

(3)局部麻醉用药。

2.操作准备

(1)环境准备:环境整洁、安静、明亮。

(2)患者准备:患者体位舒适。

(3)用物准备:注射盘1套、注射器(1～2 ml)1副、针头(5.5～6号针)1枚、药液按医嘱要求准备。

3.部位 上臂三角肌下缘、腹部、后背、大腿前侧及外侧。

4.操作方法

(1)洗手、戴口罩。

(2)备齐用物携至床旁,查对床号、姓名、药物,向患者及家属解释皮下注射目的、用药指导。

(3)注射部位选择:上臂三角肌下缘、股外侧等部位,协助患者取舒适体位,查对后常规消毒皮肤。

(4)再次查对无误后,抽吸药液,排气。

(5)检查对后左手绷紧皮肤,右手持注射器,食指固定针栓,针尖与皮肤呈30°～40°角迅速刺入针梗的2/3,右手固定针栓,左手抽吸无回血,推药。

(6)注射毕,以无菌干棉签轻压针刺处,迅速拔针。

(7)再次查对,协助患者取舒适体位,整理床单位,清理用物。

(8)消毒洗手。

(三)肌肉注射法

肌肉注射法是将一定量的药液注入肌肉组织的方法。

1.操作目的

(1)需在一定时间内发生药效,而不能或不宜口服给药时。

(2)药物不能或不宜做静脉注射,要求比皮下注射更迅速发生疗效时采用。

(3)注射刺激性较强或药量较大的药物。

2.操作准备

(1)环境准备:环境整洁、安静、明亮。

(2)患者准备:患者体位舒适正确。

(3)用物准备:注射盘1套、注射器(2～5 ml)1副、针头(6～7号针)1枚、药液按医嘱要求准备。

3.部位 一般选择肌肉丰厚且距大血管、大神经较远处。其中常用的部位有臀大肌、臀中肌、臀小肌、股外侧肌、上臂三角肌。

(1)臀大肌注射定位法:①"十"字定位法:从臀裂顶点向左或右画一水平线,然后从髂嵴最高点做一垂线,将一侧臀部分为四个象限,其外上象限避开内下角(髂后上棘与大转子连线)为注射部位;②"连线"定位法:取髂前上棘与尾骨连线的外上1/3处为注射部位。

(2)臀中肌、臀小肌注射定位法:①食指中指定位法:以食指和中指指尖分别置于髂前上棘和髂嵴下缘处,髂嵴、食指、中指构成的三角区域为注射部位;②三横指定位法:以髂前上棘外侧三横指处(以患者的手指宽度为标准)为注射区域。

（3）股外侧肌注射定位法:取大腿中段外侧,髋关节下 10 cm,膝关节上 10 cm 处,宽约7.5 cm。此区大血管、神经干很少通过,同时部位较广,适用多次注射或 2 岁以下幼儿注射。

（4）上臂三角肌注射定位法:上臂外侧,臂峰下 2～3 横指处。此区肌肉不如臀部丰厚,只能做小剂量注射。

4.操作方法

（1）携用物至床旁,进行三查七对,向病员作好解释,解除顾虑,以取得合作。

（2）准备好注射器,抽吸药液(同皮内注射法)。从安瓿内吸药液法:将安瓿尖端药液弹至体部,用砂轮在安瓿颈部划一痕,用 0.5％碘酊棉签消毒颈部,折断安瓿,用注射器将针头斜面向下放入安瓿内的液面下,左手食、中指握住安瓿,拇、无名和小指握住针筒,右手拇、食和中指持活塞,吸净药液。

（3）消毒皮肤:同皮内注射法。从棉签缸或棉签纸袋内取出棉签两根,夹于左手小指,再从小指里取出一根蘸碘酊消毒皮肤(直径大于 5 厘米)后,夹于左手无名指。

（4）左手拇、食指分开皮肤,右手持针,以中指固定针栓,针头和注射部位呈直角,快速刺入肌肉内,进针约为 2.5～3 cm,消瘦者和病儿酌减。

（5）松开左手,抽动活塞,如无回血,缓慢注入药液。注射完毕,以左手小指中的干棉签按压针眼处的同时快速拔针。

（6）观察反应。清理用物,归还原处。

（四）静脉注射法

静脉注射法是自静脉注入无菌药液的方法。

1.操作目的

（1）需迅速发挥药效,尤其在治疗急重症患者时使用。

（2）药物不宜口服、皮下或肌肉注射,只适宜经静脉给药。

（3）诊断性检查,由静脉注入药物,如肝、肾、胆囊等 X 线摄片。

（4）输液或输血。

（5）静脉营养治疗。

2.操作准备

（1）环境准备:环境整洁、安静、明亮。

（2）患者准备:患者体位舒适,暴露注射部位。

（3）用物准备:注射盘 1 套、注射器按药量准备、针头(7～9 号或头皮针 6.5 号)1 枚、药液按医嘱要求准备、注射小枕 1 个、止血带 1 根、输液固定贴膜(必要时)1 个。

3.部位　四肢浅静脉:常用肘部浅静脉、贵要静脉、正中静脉、头静脉,以及腕部、手背、足背部、踝部浅静脉。

4.操作方法

（1）将备齐用物携至床边,核对,向患者解释,以取得合作。

（2）用注射器吸取药液,排尽空气,套上安瓿。

（3）选择合适静脉,以手指探明静脉方向及深浅,在穿刺部位的肢体下垫治疗巾或纸巾,在穿刺部位的上方(近心端)约 6 cm 处扎紧止血带,用 2％碘酊消毒皮肤,待干后以 70％酒精脱碘,嘱患者握拳,使静脉充盈。

(4)穿刺时,以左手拇指绷紧静脉下端皮肤,使其固定,右手持注射器,针头斜面向上,针头和皮肤呈 20°角,由静脉上方或侧方刺入皮下,再沿静脉方向潜行刺入。

(5)见回血,证实针头已入静脉,可再顺静脉进针少许,松开止血带,嘱患者松拳,固定针头,缓慢注入药液。

(6)在注射过程中,若局部肿胀疼痛,提示针头滑出静脉,应拔出针头更换部位,重新注射。

(7)注射毕,以消毒棉签按压穿刺点,迅速拔出针头,嘱患者屈肘按压片刻。清理用物。

(五)股静脉注射

1.操作目的　急救时加压输液、输血或采集血标本。

2.操作准备

(1)环境准备:环境整洁、安静、明亮。

(2)患者准备:患者体位舒适,暴露注射部位。

(3)用物准备:注射盘 1 套、注射器按药量准备、针头(7~9 号或头皮针 6.5 号)1 枚、药液按医嘱要求准备、输液固定贴膜(必要时)1 个。

3.部位　股静脉位于股三角区,在股神经和股动脉内侧。

4.操作方法

(1)患者平卧,下肢伸直略外展,局部常规消毒,待干。

(2)术者消毒左手食指和中指,然后于股三角区扪股动脉搏动,或找髂前上棘和耻骨结节连线中点的方法作股动脉定位,再消毒穿刺点及术者手指,并用左手手指加以固定。

(3)右手持注射器,针头和皮肤呈 90°或 45°角,在股动脉内侧 0.5 cm 处刺入,见抽出暗红色血提示已达股静脉,固定针头,根据需要采取血标本或注射药物。

(4)抽血或注射毕,局部用无菌纱布加压止血 3~5 min,确认无出血,方可离开。清理用物。

5.静脉穿刺失败的常见原因及处理

(1)因刺入过浅或静脉滑动,针头斜面未刺入血管。临床判断:抽动活塞无回血,推注药液时局部隆起、疼痛。

(2)因针头斜面未完全刺入血管内,针头斜面部分尚在皮下。临床判断:抽动活塞有回血,但推注药液可有局部隆起、疼痛。

(3)因针头刺破静脉的对侧管壁,针头斜面部分在血管内,部分在血管外。临床判断:可有回血,但推注药液时溢出到深层组织中。无局部隆起,主诉局部疼痛。

(4)因针头刺入过深,穿破对侧血管壁或穿透下面血管壁进入深层组织。临床判断:无回血,注入药物无隆起,主诉注射局部疼痛。

以上四种失败原因无论哪种情况,都应立即拔针,以无菌棉签或棉球压迫局部再选择血管重新穿刺。

第五节　局部给药法

根据疾病特点,在治疗方式和方法上除前面介绍给药途径外,还需要一些局部用药的途径,以达到局部或全身治疗作用及诊断检查操作目的。

一、滴药技术

滴药是指将液体药物滴注入机体某腔室内,以产生疗效的给药方法。常见部位有:眼、鼻、耳等处。

(一)滴眼药法

1.操作目的　将药液滴入结膜囊,具有杀菌、收敛、消炎、麻醉、扩瞳、缩瞳等作用。

2.操作准备

(1)环境准备:环境整洁、安静、明亮。

(2)患者准备:患者体位舒适。

(3)用物准备:治疗盘内放置弯盘1个、滴管或盛有药液的滴瓶数个、治疗碗及浸有消毒液的小毛巾1套、消毒干棉球罐1个、治疗巾1块、药液按医嘱准备。

3.操作方法　首先为了防止交叉感染,点眼药前和点眼药后都要清洁双手。用药前还应很好地检查眼药的使用说明,核对药名与生产日期,以免用错药,或使用了失效药。患者取仰卧位或坐位,头向上仰起,眼睛睁开向上看。以棉棍或棉球轻轻拭除眼部分泌物。点眼药时轻轻拉起下睑,使眼药瓶口与眼睑和睫毛保持2～3 cm的距离,以防眼药瓶口接触眼睑和睫毛造成药液污染。将1～2滴药液点在结膜囊内,之后稍提一下上眼睑,让药液尽可能保留在结膜囊内。然后轻轻闭眼3 min。两种以上眼药同时使用时,每种眼药应间隔5 min以上。双眼点药时,要先滴健眼后滴患眼。

(二)滴鼻药法

1.操作目的　将药液滴入鼻腔,起到消炎、减轻鼻塞等症状的作用。

2.操作准备

(1)环境准备:环境整洁、安静、明亮。

(2)患者准备:患者体位舒适。

(3)用物准备:治疗盘内放置弯盘1个、滴管或盛有药液的滴瓶数个、治疗碗及浸有消毒液的小毛巾1套、消毒干棉球罐1个、治疗巾1块、药液按医嘱备。

3.操作方法　滴鼻法比较简单,可教会患者自己完成。

(1)用一手轻轻推鼻尖以充分显露鼻腔,另一手持滴管距鼻孔约2 cm处滴入药液3～5滴。

(2)轻捏鼻翼,使药液匀布鼻腔黏膜。

(3)稍停片刻才恢复如常体位,用纸巾揩去外流的药液。

(4)观察疗效反应,并注意有无出现反跳性黏膜充血加剧,其原因与血管收缩剂连续使用时间过长(超过3天)有关,要注意避免。

(三)滴耳药法

1.操作目的　将药液滴入耳道,以达到清洁、消炎的操作目的。

2.操作准备

(1)环境准备:环境整洁、安静、明亮。

(2)患者准备:患者体位舒适。

(3)用物准备:治疗盘内放置弯盘1个、滴管或盛有药液的滴瓶数个、治疗碗及浸有消毒液的小毛巾1套、消毒干棉球罐1个、治疗巾1块、药液按医嘱备。

3.操作方法　先将外耳道分泌物清洗干净,然后将患者头倾向一侧或向健侧侧卧,向后上方轻拉耳郭,向外耳道滴入药液 3～5 滴。

鼓膜有穿孔者,可用手指按压耳屏数次,促使药液经鼓膜穿孔进入中耳,亦可经咽鼓管流入咽部。

二、插入给药法

插入给药是将药物栓剂塞入身体腔道内,以达到局部或全身治疗的效果。栓剂是药物与适宜基质制成的供腔道给药的固体制剂,其溶点为 37℃ 左右,插入体腔后栓剂缓慢融化由黏膜吸收而起到药效作用。

(一)直肠栓剂插入法

1.操作目的　软化粪便,以利排出;栓剂中有效成分被直肠黏膜吸收,而产生全身治疗作用,如解热镇痛药栓剂等。

2.操作准备

(1)环境准备:环境整洁、安静、明亮。

(2)患者准备:患者体位舒适。

(3)用物准备:治疗盘内放置弯盘 1 个、药物按医嘱备、治疗巾及橡胶单各 1 块、卫生纸适量、清洁手套或指套 1 只。

3.操作方法(略)。

(二)阴道栓剂插入法

1.操作目的　自阴道插入栓剂,以起到局部治疗的作用,如插入消炎、抗菌药物栓剂治疗阴道炎。

2.操作准备

(1)环境准备:环境整洁、安静、明亮。

(2)患者准备:患者摆舒适体位。

(3)用物准备:治疗盘内放置弯盘 1 个、药物按医嘱备、治疗巾及橡胶单各 1 块、卫生纸适量、清洁手套或指套 1 只。

3.操作方法(略)。

三、皮肤给药法

皮肤有吸收功能,将药物直接涂于皮肤,可达到治疗操作目的。其剂型有溶液、油膏、粉剂、糊剂等。

(一)涂擦法

用清水或中性清洁剂清洁皮肤,清洁后开始擦药物。洗剂、酊剂、霜剂或软膏只需涂抹薄薄一层即可。双手涂擦,置少量药物于掌心,双手轻轻按揉。顺着毛发生长的方向按揉,由上向下;也可用纱布蘸少量药物或将药物滴于皮肤上,用纱布轻轻按揉涂擦。涂擦粉剂时,只要将药物洒于干燥的皮肤上,注意整个患处都应洒到,不宜太厚。

(二)喷雾法

在使用喷雾性药剂前,皮肤应保持清洁、干燥。将患者头部转离喷雾器,如果病变在脸上或脸的四周,应用纱布遮住患者的眼、口、鼻;另外,告知患者在喷药时做呼气运动,以避免刺激或损伤呼吸道黏膜。

四、舌下给药法

药物通过舌下口腔黏膜丰富的毛细血管吸收,可避免胃肠刺激,吸收不全,而且生效快。如硝酸甘油片剂,舌下含服一般 2～5 min 即可发挥作用,患者心前区压迫感或疼痛感可减轻或消除。

告知患者此类药物应放在舌下,让其自然溶解吸收,不可嚼碎吞下,否则会影响药效。

五、吸入给药法

吸入法是指用雾化装置将药液和水分吹散成细小的雾滴,使其悬浮在吸入的空气中,经口或鼻吸入呼吸道,以达到预防和治疗疾病的作用。吸入药物除了对呼吸道产生局部作用外,还可通过肺组织吸收而产生全身疗效。

(一)操作目的

1.湿化呼吸道　常用于呼吸道湿化不足,痰液黏稠、气道不畅者,也可作为气管切开术后常规治疗手段。

2.控制呼吸道感染　消除炎症,减轻呼吸道黏膜水肿,稀释痰液,帮助祛痰。

3.改善通气功能　解除支气管痉挛,保持呼吸道通畅。

4.预防呼吸道感染　常用于胸部手术后的患者。

(二)常用药物及其作用

1.抗生素　庆大霉素、卡那霉素,可控制呼吸道感染,消除炎症。

2.祛痰药　α-糜蛋白酶、乙酰-胱氨酸(易咳净、痰易净),可稀释痰液,帮助祛痰。

3.平喘药　常用氨茶碱、沙丁胺醇(舒喘灵),可使支气管扩张,解除支气管痉挛。

4.糖皮质激素　常用地塞米松与抗生素同时使用,增加抗炎效果,减轻呼吸道黏膜水肿。

(三)常用方法

1.氧气雾化吸入法　氧气雾化吸入法是利用一定压力的氧气或空气产生高速的气流使药液形成雾状,随着吸气进入呼吸道而产生疗效。

(1)操作目的:消炎,减轻支气管痉挛,稀释痰液,减轻咳嗽。临床上常用于咽喉炎、支气管炎、支气管扩张、支气管哮喘、肺炎、肺脓肿、肺结核等患者。

(2)作用原理:氧气雾化器也称射流式雾化器,是借助高速气流通过毛细管并在管口产生负压,将药液由邻近的小管吸出;所吸出的药液又被毛细管口高速的气流撞击成细小雾滴,形成气雾喷出。

(3)操作准备:氧气雾化吸入器 1 个、无菌生理盐水适量、氧气装置(不用湿化瓶)1 套、弯盘 1 个、药液按医嘱准备。

2.操作方法

(1)按医嘱要求正确配制雾化吸入药液,约 8～10 ml,装入氧气雾化吸入面罩药皿内。

(2)将雾化器药皿与面罩旋紧,携用物、医嘱单推治疗车至患者床旁。

(3)核对姓名后向患者解释操作的目的、方法及雾化吸入时间等相关内容,以取得合作。

(4)协助患者整理床单位,取舒适卧位(以坐位、半卧位为宜)。

(5)连接管道氧与雾化器,打开氧气,氧流量为 6～10 L/ min,使药液呈雾状喷出。

（6）将面罩扣于患者口鼻上，包紧患者口鼻，嘱患者缓慢深吸气后屏息片刻（以便药物更好地沉积），然后用鼻轻轻呼气。（注意：不要将痰咽下，应咳出，吸入治疗后不要立刻外出。）

（7）治疗毕，先取下雾化面罩，再关管道氧，协助擦于患者面部。

（8）协助患者取舒适卧位，整理床单位，整理用物返回处置室。

3.超声波雾化吸入法　超声雾化吸入法是利用超声波声能产生高频震荡，将药液变成细微雾滴由呼吸道吸入，散布在气管、支气管、细支气管等深部呼吸道而发挥疗效。

（1）操作目的

①治疗急、慢性呼吸道疾患：如通过吸入抗感染、祛痰或解除支气管痉挛药物，治疗急、慢性呼吸道炎症、哮喘等。

②减轻呼吸道的炎症和水肿：通过吸入温暖、湿润的气体，减少呼吸道的刺激，减轻呼吸道的炎症和减轻呼吸道的炎症和水肿。如全麻手术后、呼吸道烧伤或配合人工呼吸器的使用，以预防和治疗呼吸道感染。

③间歇吸入抗癌药物治疗肺癌。

（2）超声波雾化吸器

机器构造：①超声波发生器。通电后输出高频电能，雾化器面板上操作调节器有电源。开关、定时开关和雾量调节旋钮。②水槽。盛蒸馏水，水槽下方有一晶体换能器，接受发生器发生的高频电能，将其转化为超声波声能。③雾化罐（杯）。盛药液，雾化罐底部是半透膜，称透声膜，声能可透过此膜与罐内药液作用，产生雾滴喷出。④螺纹管和口含嘴或罩。

作用原理：超声波发生器通电后输出高频电能，使水槽底部晶体换能器发生超声波声能，声能透过雾化罐底部的透声膜，作用于罐内的液体，使药液表面的张力和惯性受到破坏，成为微细雾滴，通过导管随患者深而慢的吸气进入呼吸道。

（3）作用特点：雾量大小可以调节，雾滴小而均匀（直径在 51 μm 以下），药液随着深而慢的吸气可被吸到终末支气管及肺泡。因雾化器电子部分产热，能对雾化液轻度加温，使患者吸入温暖、舒适的气雾。

（4）操作准备：超声雾化器 1 台、药液按医嘱备、冷蒸馏水适量、水温计按需备、无菌生理盐水适量。

（5）操作方法：①将冷蒸馏水 250 ml 加入雾化器水槽内，治疗中注意槽内水位，水浅时及时添加。②将所需药液倒入雾化罐，一般为 10～20 ml，将雾化罐放入水槽内嵌紧。③连接螺纹管和面罩（或口含嘴），将口罩紧密安置在患者口鼻上。④接通电源，预热 3 min 后打开雾化开关，见指示灯亮并有气雾溢出，按需要调节雾量。⑤雾化吸入时间依所需剂量而定，一般快速雾化（雾量 3 ml/min）约需 4～5 min，缓慢雾化（雾量 1 ml/min）约需 7～8 min。1 次治疗吸入药液一般为 10 ml。⑥雾化吸入后，取下面罩，用小治疗巾擦干面部。⑦给另一患者治疗时，应更换消毒面罩和螺纹管，依上法进行治疗。⑧用毕，先关雾化开关，经 3～5 min 后，关电源开关，然后拔除电源。取下螺纹管和面罩，浸泡于消毒液内，30 min 后晾干备用。倒去雾化罐内剩余药液，用温开水洗净。倒去槽内余水，用纱布揩干（注意勿碰撞槽底中央的圆形小陶瓷片）。

4.手压式雾化吸入　将药液预置于雾化器内的送雾器中，利用雾化器内腔的高压，将其倒置，用拇指按压雾化器顶部，将阀门打开，药液便从喷嘴喷出。雾滴平均直径为 2.8～4.3 μm，其喷出速度甚快，80%雾滴会直接喷洒到口腔及咽部黏膜吸收。

(1)操作目的:主要用于支气管哮喘和喘息性支气管炎的对症治疗,如吸入拟肾上腺素类药、氨茶碱或沙丁胺醇等支气管解痉药,来缓解或治疗支气管哮喘和喘息性支气管炎。

(2)操作准备:手压式雾化吸入器一套。该操作较简单,可教会患者自行使用。

(3)操作方法:①取下雾化器保护盖,充分摇匀药液;②将雾化器倒置,接口端放入双唇间,平静呼气;③在吸气开始时,按压气雾瓶顶部,使之喷药,随着深吸气的动作,药雾经口吸入;④尽可能延长屏气(最好能坚持10 s左右),然后呼气,每次1~2喷,两次使用间隔时间不少于3~4 h;⑤喷雾器使用后放在阴凉处(30℃以下)保存。其塑料外壳应定期用温水清洁。

(张立民 李 杨 杨翠萍)

第五章　静脉输液

静脉输液法是利用液体静压的物理原理,将大量无菌溶液和药液直接滴入静脉的方法,也是目前在临床上最重要和最常用的给药方法之一。它可以迅速把药物送达血管内,以最快捷的方式发挥药效。

一、目的

1.补充水和电解质,维持酸碱平衡。常用于各种原因的失水、酸碱平衡紊乱者,或因某些原因不能进食者,如腹泻、剧烈呕吐、大手术后。

2.增加血容量,维持血压,改善微循环。常用于治疗严重烧伤、大出血、休克等。

3.静脉给药,达到解毒、控制感染、利尿和治疗疾病的目的。常用于中毒、各种感染、脑及各种组织水肿,以及各种需经静脉输入药物的治疗。

4.补充营养,供给热量,促进组织修复,增加体重,维持正常平衡。常用于慢性消耗性疾病,胃肠道吸收障碍,不能经口进食如昏迷、口腔疾病等患者。

二、常用溶液

(一)晶体溶液

晶体溶液的分子量小,在血管内存留时间短,对维持细胞内外水分的相对平衡,纠正体内的水、电解质失调效果显著。

1.葡萄糖溶液　用于补充热量和水分,5%葡萄糖溶液或10%葡萄糖溶液。

2.等渗电解质溶液　用于补充水和电解质,维持体液容量和渗透压平衡。常用的含钠溶液包括0.9%氯化钠溶液、复方氯化钠溶液(林格氏等渗溶液)、5%葡萄糖氯化钠溶液。

3.碱性溶液　用于纠正酸中毒,维持酸碱平衡。常用的溶液有5%碳酸氢钠溶液、11.2%乳酸钠溶液。

4.高渗溶液　用于利尿脱水,可迅速提高血浆渗透压、回收组织水分进入血管内,消除水肿,可降低颅内压,改善中枢神经系统的功能。常用溶液有20%甘露醇、25%山梨醇、50%葡萄糖溶液等。

(二)胶体溶液

胶体溶液的分子量大,在血液内存留时间长,能有效维持血浆胶体渗透压,增加血容量,改善微循环,提高血压。常用的溶液有以下几种。

1.右旋糖酐　常用溶液有中分子右旋糖酐和低分子右旋糖酐。中分子右旋糖酐可提高血浆胶体渗透压,扩充血容量;低分子右旋糖酐可降低血液黏稠度,改善微循环和抗血栓形成。

2.代血浆　可增加胶体渗透压和循环血量,急性大出血时可与全血共用,常用溶液有羟乙基淀粉、氧化聚明胶、聚乙烯吡咯烷酮等。

3.浓缩白蛋白注射液　维持机体胶体渗透压,补充蛋白质,减轻组织水肿。

4.水解蛋白注射液　补充蛋白质,纠正低蛋白血症,促进组织修复。

(三)静脉高营养溶液

凡不能经消化道供给营养或营养摄入不足者,都可用静脉插管输注静脉高营养溶液的方法来维持营养的供给。高营养溶液能供给患者热量,维持正氮平衡,补充各种维生素和矿物质。其成分主要由氨基酸、脂肪酸、维生素、矿物质、高浓度葡萄糖或右旋糖酐以及水分组成。制剂根据患者的不同需要新鲜配制,配制时必须严格无菌技术操作,同时在溶液内不得添加与营养素无关的物质。常用溶液有复方氨基酸、脂肪乳剂等。

三、静脉输液技术

(一)周围静脉输液术

1.操作准备

(1)环境准备:环境整洁、安静,必要时调节适宜的室温。

(2)患者准备:患者体位舒适。

(3)用物准备:密闭式输液器1套。注射盘另加开瓶器、小垫枕、止血带、胶布(输液贴)、输液卡、瓶套、输液架、锐器回收器、小夹板和绷带(必要时准备)、药液(按医嘱准备)、笔、有秒针的表。

2.操作方法

(1)准备:①护士着装整洁、洗手、戴口罩。②根据医嘱或输液单准备用物,携至床旁。③核对患者姓名及床号,向患者解释输液目的及注意事项,取得合作,并嘱其排尿。

(2)加药:①认真查对,包括查对医嘱,核对药物的名称、剂量、浓度和用药时间,查对药液质量及有效期,套上瓶套,备好胶布。②启开液体瓶铝盖中心部分,常规消毒瓶塞后,加入药物。③在液体瓶标签上注明床号、姓名、药名、剂量、浓度、日期。

(3)排气:①检查输液器包装有无破损及是否在有效期内,然后取出,将输液导管和通气管针头一起插入瓶塞至针头根部,将输液瓶挂于输液架上。②倒置茂菲氏滴管,上举,使药液平面达茂菲氏滴管 $1/2 \sim 2/3$ 时,迅速倒转滴管,使液平面缓缓下降,直至排尽导管和针头内空气,关闭调节器。检查有无气泡。

(4)静脉准备:①协助患者取舒适卧位,根据病情及药物性质选择合适静脉。②扎止血带,常规消毒皮肤。

(5)穿刺:①再次核对患者姓名及所用药物。②取下护针帽,再次排气。嘱患者握空拳,绷紧皮肤,行静脉穿刺,见回血后,将针头再平行送入少许。③固定针柄,松开止血带,嘱患者松拳,放开调节器。

(6)固定:待液体滴入通畅后,用胶布固定头皮针。必要时用夹板绷带固定肢体。

(7)调节滴速:根据病情、年龄及药液性质调节滴速,一般成人 $80 \sim 100$ 滴/min(以每 1 ml约 20 滴计算),老年、儿童酌减。

(8)整理:①取出止血带,协助患者取舒适卧位。②向患者交代输液中的注意事项,将呼叫器置于患者易取处。③整理床单位,清理用物,做好记录。④输液完毕,轻揭胶布,轻压敷贴穿刺点,快速拔针,按压片刻。

3.注意事项

(1)严格执行无菌操作和查对制度。

（2）注意药物间配伍禁忌，根据病情、药物的性质、用药原则等合理安排输液顺序。

（3）需长期输液者，注意保护和合理使用静脉，一般从远端小静脉开始。

（4）输液过程中应加强巡视，耐心听取患者的主诉，注意观察患者全身反应及有无输液故障，发现问题及时处理。

（5）连续输液 24 h 以上者，应每天更换输液器。

（6）输液前排尽输液管及针头内空气，输液过程中要及时更换溶液瓶，输液完毕及时拔针，严防造成空气栓塞。

（7）长期输液者，可使用静脉留置针，如发现留置管内有回血应立即用肝素稀释液冲注，以免堵塞。

4. 输液滴注速度与时间的计算

$$输液时间(小时)＝液体总量×点滴系数/每分钟滴数×60(分钟)$$
$$每分钟滴数＝液体总量×点滴系数/输液时间$$

（二）静脉留置针输液术

静脉留置针又称为套管针，作为头皮针的换代产品，已成为临床输液主要工具。静脉留置针可用于静脉输液、输血、动脉及静脉抽血等，适用于长期输液、年老体弱、血管穿刺困难的患者。静脉留置针输液有以下优越性：①保护患者静脉，避免反复穿刺的痛苦；②随时保持通畅的静脉通道，便于急救和给药。

1. 留置针结构　静脉留置针由针头部和肝素帽两部分组成。

（1）针头部：为软硅胶导管后接硬塑回血室，内有不锈钢针芯，针芯尖端突出于软硅胶导管的针头部。

（2）肝素帽：前端是硬塑活塞，后端有橡胶帽封闭，帽内有腔和中空管道，可容纳肝素。

2. 用物

（1）同周围静脉输液术。

（2）另备：静脉留置针、无菌手套、输液固定贴膜、肝素溶液。

3. 操作环境　环境整洁安静，必要时调节适宜的室温。

4. 操作方法

（1）准备：同周围静脉输液术。

（2）加药：同周围静脉输液术。

（3）排气：同周围静脉输液术。

（4）静脉准备：①选择血管。选择富有弹性、粗直、血流丰富、避开静脉瓣的静脉。对能下地活动的患者避免在下肢留置。②检查并打开留置针和敷贴，将输液器上的针头插入留置针的肝素帽内，并排尽空气。③在穿刺点上方 10 cm 处扎上止血带，常规消毒皮肤，直径大于 8 cm，待干，戴好手套。

（5）穿刺：①去除针套，旋转松动外套管，调整针尖斜面。②左手绷紧皮肤，固定静脉，右手持留置针针翼，针尖斜面向上，在血管上方使针头与皮肤呈 15°～30°角进针，见回血后，降低穿刺角度，沿静脉方向再进入少许。③左手持 Y 接口或固定针翼部，右手后撤针芯约 0.5 cm，持针座将套管全部送入静脉，撤出针芯。④松开止血带，嘱患者松拳。

（6）固定：①用无菌透明敷料作封闭式固定，固定延长管。调节滴速，即行持续输液。②其余步骤同周围静脉输液术。③输液完毕，可将输液器卸下，然后用注射器将预先备好的肝素溶液(每毫升生理盐水含肝素 50 U)向肝素帽内注入 3～5 ml。

5.注意事项

(1)如硅胶管内有回血,需及时用肝素稀释液冲注,以免硅胶管被血凝块堵塞;如输液不畅,需注意是否存在硅胶管弯曲或滑出血管外。

(2)严格执行无菌操作和查对制度。

(3)每天用苯扎溴铵酊棉球消毒穿刺点周围皮肤,并更换敷贴。

(4)其余同周围静脉输液术。

(三)头皮静脉输液术

因小儿头皮静脉血管极为丰富,分支多,互相沟通,交错成网且静脉浅表易见,不易滑动,便于固定,故小儿静脉输液多选用头皮静脉穿刺,常用的有颞浅静脉、额静脉、耳后静脉及枕静脉。

1.操作准备

(1)环境准备:环境整洁、安静,必要时调节适宜的室温,室温在 22～24℃。

(2)患者准备:患者体位舒适。

(3)用物准备:①同周围静脉输液术。②另备 4～5 个 1/2 号头皮针。

2.操作方法

(1)准备:同周围静脉输液术。

(2)加药:同周围静脉输液术。

(3)排气:同周围静脉输液术。

(4)静脉准备:①选择穿刺部位,必要时剃去局部头发,固定病儿肢体及头部,操作者立于病儿头侧。②用 75%酒精消毒局部皮肤,待干。③用 5 ml 注射器抽取适量生理盐水接上头皮针头。

(5)穿刺:①用左手拇指、食指分别固定静脉两端,右手持静脉头皮针沿静脉向心方向平行刺入。②见回血,缓缓推入少许生理盐水,以确定针头是否在血管内。③未见异常,即予固定,并接上输液导管。④其余步骤同周围静脉输液术。

3.注意事项

(1)危重病儿在操作过程中应加强病情的观察。

(2)输液过程中应加强巡视。

(3)长期输液的患儿应经常更换体位,以防坠积性肺炎和压疮。

(4)其余同周围静脉输液术。

四、输液故障排除技术

(一)液体不滴

1.针头滑出血管外　液体注入皮下组织,局部肿胀、疼痛,应另选血管重新穿刺。

2.针头斜面紧贴血管壁　液体输入不畅,可调整针头位置或适当变换肢体位置,直到滴注通畅为止。

3.压力过低　滴液缓慢,输液瓶位置过低所致,可适当抬高输液瓶位置。

4.静脉痉挛　滴液不畅,但有回血抽出,可局部热敷缓解痉挛。

5.针头阻塞　滴液不畅,又无回血抽出时,应考虑针头阻塞,此时切忌强行挤压导管或冲洗,应更换针头,另行穿刺。

(二)茂菲滴管内液面过高

可将输液瓶从输液架上取下,倾斜液体面,使输液导管插入瓶内的针头露出液面上,但需保持输液导管点滴通畅,必要时用手挤压输液导管上端,瓶内空气即进入输液导管内,茂菲滴管内液面缓缓下降,直至滴管露出液面,再挂于输液架上,继续进行输液。

(三)茂菲滴管内液面过低

可夹住滴管下端的输液导管,挤压茂菲滴管,待滴管液面升至适当水平时,松开下端输液导管即可。

(四)茂菲滴管内液面自行下降

输液过程中若茂菲滴管内液面自行下降,应检查上端输液管和茂菲滴管有无漏气或裂隙,必要时更换输液管。

五、输液反应及防治

(一)发热反应

1.原因　输入致热物质(致热原、死菌、游离的菌体蛋白、药物成分不纯等)。多由于输液瓶清洁灭菌不彻底,输入的溶液或药物制品不纯、消毒保存不良,输液器消毒不严格或被污染,输液过程中未能严格执行无菌操作等所致。

2.症状　多发生于输液后数分钟至 1 h。患者表现为发冷、寒战和高热。轻者体温在38℃左右,停止输液后数小时可自行恢复正常;严重者起初寒战,继之高热,体温可达41℃,并伴有头痛、恶心、呕吐、脉速等全身症状。

3.护理措施

(1)输液前认真检查药液质量,输液器包装及灭菌日期、有效期,严格无菌技术操作。

(2)反应轻者,立即减慢点滴速度,通知医生,同时注意观察体温变化。

(3)对高热患者给予物理降温,观察生命体征,必要时遵医嘱给予抗过敏药物或激素治疗。

(4)反应严重者,应立即停止输液,保留剩余溶液和输液器,送检验室做微生物培养,查找反应原因。

(二)循环负荷过重反应

1.原因

(1)输液速度过快,短时间内输入过多液体,使循环血容量急剧增加,心脏负荷过重。

(2)患者原有心肺功能不良,尤其多见于急性左心功能不全者。

2.症状　患者突然出现呼吸急促、胸闷、面色苍白、出冷汗,心前区有压迫感或疼痛、咳嗽、咳粉红色泡沫样痰,严重时粉红色泡沫样痰液可由口鼻涌出,听诊肺部布满湿性啰音,心率快,心律不齐。

3.护理措施

(1)输液过程中,密切观察患者情况,滴注速度不宜过快,液量不可过多。对老年人、儿童、心肺功能不良的患者,应控制滴注速度不宜过快,液量不宜过多。

(2)出现上述症状,立即停止输液并通知医生,进行紧急处理。如病情允许帮助患者取端坐位,双腿下垂,以减少下肢静脉回流,减轻心脏负荷,必要时进行四肢轮流结扎,用止血带或血压计袖带适当加压四肢,以阻断静脉血流,但动脉血仍可通过。每 5～10 min 轮流放松一个肢体上的止血带,减少静脉回心血量。待症状缓解后,逐渐除止血带。

(3)给予高流量氧气吸入(氧流量为 6~8 L/min),以提高肺泡内氧分压,增加氧的弥散,改善低氧血症。在湿化瓶内盛 20%~30%乙醇溶液,以减低肺泡内泡沫表面的张力,使泡沫破裂消散,从而改善肺部气体交换,减轻缺氧状态。

(4)遵医嘱给予镇静剂,平喘、强心、利尿和扩张血管药物,以舒张周围血管,加速液体排出,减少回心血量,减轻心脏负荷。

(5)安慰患者,解除患者的紧张情绪。

(三)静脉炎

1.原因 由于长期输入高浓度、刺激性较强的药液或静脉内放置刺激性大的塑料管时间过长,引起局部静脉壁发生化学炎性反应;或在输液过程中无菌操作不严,导致局部静脉感染。

2.症状 沿静脉走向出现条索状红线。局部组织发红、肿胀、灼热、疼痛,有时伴有畏寒、发热等全身症状。

3.护理措施

(1)严格执行无菌操作,对血管壁有刺激性的药物应充分稀释后再应用,并减慢滴速,防止药物漏出血管外,有计划地更换输液部位,以保护静脉。

(2)停止此部位输液,抬高患肢并制动,局部用 95%乙醇或 50%硫酸镁溶液湿敷(早期冷敷,晚期热敷),每日 2 次,每次 20 min,也可用中药金黄散局部外敷。

(3)超短波理疗,每日 1 次,每次 10~20 min。

(4)如合并感染,根据医嘱用抗生素治疗。

(四)空气栓塞

1.原因

(1)输液导管内空气未排尽,导管连接不紧,有漏缝。

(2)加压输液、输血时无人守护,液体输完未及时更换药液。

进入静脉的空气形成气栓,随血流首先进入右心房,然后进入右心室。如空气量少,则被右心室随血液压入肺动脉并分散到肺小动脉内,最后经毛细血管吸收,对身体损害较小;如空气量大,空气在右心室内阻塞肺动脉入口,使血液不能进入肺内,气体交换发生障碍,引起机体严重缺氧而立即死亡。

2.症状 患者感到异常不适,胸骨后疼痛,出现呼吸困难和严重发绀,有濒死感。听诊心前区,可闻及响亮的、持续的"水泡声",心电图呈现心肌缺血和急性肺源性心脏病的改变。

3.护理措施

(1)输液前输液导管内空气要绝对排尽。

(2)输液中加强巡视,发现故障及时处理拔针,及时更换输液瓶或添加药物;输液完毕及时拔针,加压输液时专人守护。

(3)拔除较粗、近胸腔的深静脉导管时,必须严密封闭穿刺点。

(4)发现上述症状,立即置患者于左侧头低足高卧位,此体位在吸气时可增加胸内压力,减少空气进入静脉,同时使肺动脉的位置处于右心室的下部,气泡则向上漂移到右心室,避开了肺动脉入口,由于心脏舒缩,空气被振荡成泡沫,分次小量进入肺动脉内,逐渐被吸收。

(5)给予高流量氧气吸入,提高患者的血氧浓度,纠正严重缺氧状态。

(6)有条件者可通过中心静脉导管抽出空气。

(7)严密观察患者病情变化,有异常及时对症处理。

(五)输液微粒及消除

1.概念　输液微粒是指输入液体中的非代谢性颗粒杂质。

2.来源

(1)溶液瓶、橡胶塞不洁净。

(2)液体存放过久。

(3)在输液前准备工作中的污染。如切割安瓿、开瓶塞,反复穿刺溶液瓶橡胶塞。

(4)输液环境不洁净等。

3.危害

(1)直接堵塞血管,引起局部血管阻塞而导致组织缺血、缺氧以及坏死。

(2)由于红细胞集聚在微粒上,形成血栓,引起血管栓塞和静脉炎。

（张立民　李　杨　杨翠萍）

第六章 静脉输血

静脉输血是将全血或成分血如血浆、红细胞、白细胞或血小板等通过静脉输入体内的方法。输入血液和血制品的管理,要求护士遵循输血原则,准确配血,正确核对供血者和受血者,并监测输血过程中患者有无输血反应。

一、输血的目的

1.补充血容量,增加心排血量,提高血压,促进循环,用于失血、失液引起的血容量减少或休克。

2.增加血红蛋白,促进携氧功能,用于纠正贫血。

3.供给各种凝血因子和血小板,有助于止血,用于凝血功能障碍的患者。

4.补充抗体,增强机体免疫力。

5.增加白蛋白,用于纠正低蛋白血症,改善营养。

二、血液及血制品种类

血液有血细胞和血浆两个部分组成。随着输血和血液制备技术的发展,从输全血到输成分血,血液制品的种类大大增加。

(一)全血

全血指采集后未经任何改变,而保存备用的血液。可分为新鲜血和库存血两类。

1.新鲜血   指在4℃环境下保存不超过1周的血液,它基本保留了血液的原有各种成分,多用于血液病患者。

2.库存血   库存血每袋200 ml,保存液50 ml。在4℃环境下可保存2~3周,用于各种原因所致的大出血或手术。

库存血中的各种有效成分随保存时间的延长而发生变化,其中红细胞平均每天损坏率为1%左右,白细胞仅能存活3~5天,血小板易凝集破坏。24 h后逐渐减少,3天后无治疗价值。由于红、白细胞逐渐破坏,细胞内钾离子外溢,使血浆中钾离子浓度升高。含保存液的血液pH为7.0~7.25,随着保存时间延长,葡萄糖分解,乳酸增高,pH逐渐下降,保存到21天时pH约为6.8。因此,大量输入库存血时,要警惕高血钾症和酸中毒的发生。

3.回收式自体输血   是将收集到的创伤后体腔内积血或手术过程中的失血,经抗凝、过滤后再回输给患者。适用于外伤性脾破裂、异位妊娠输卵管破裂等造成的腹腔内出血,大血管、心内直视手术及门脉高压症手术时的失血回输等。目前多采用血液回收机收集失血,经自动处理后去除血浆和有害物质,所得到的浓缩红细胞,然后再回输。

(二)成分血

1.血浆成分   血浆成分是全血经分离后所得的液体部分,主要成分是血浆蛋白,不含血细胞和凝集原。输用时无须做血型鉴定和交叉配血试验,可用于补充血容量、蛋白质和凝血因子。

血浆成分可分为以下几种。

(1)新鲜血浆:含所有凝血因子,适用于凝血因子缺乏的患者。

(2)保存血浆:适用于血容量和血浆蛋白较低的患者。

(3)冰冻血浆:根据制备方法不同可分两种:①新鲜冰冻血浆:是抗凝全血于6～8 h之内在4℃条件下离心将血浆分出,并迅速在－30℃以下冰冻成块的血浆。有效期为1年。制品内含有全部凝血因子,主要用于各种凝血因子缺乏症患者的补充治疗。②普通冰冻血浆:是全血在保存期以内或过期5天以内经自然沉降或离心后分出的血浆,立即放入－30℃冰箱冰冻成块的血浆,有效期为5年。含有全部稳定的凝血因子,但缺乏不稳定的凝血因子Ⅷ和Ⅴ,主要用于凝血因子Ⅷ和Ⅴ以外的因子缺乏症患者的治疗。冰冻血浆使用前须在37℃温水中融化,并在6h内输入。

(4)干燥血浆:是冰冻血浆在真空装置下加以干燥制成的,有效期5年,使用时须用生理盐水溶解。

2.血细胞成分　血细胞成分有红细胞、白细胞和血小板三类。

(1)红细胞:分三种①浓缩红细胞,是全血去除血浆后余下的部分,仍含少量血浆,可直接输入,也可加等量盐水配成红细胞悬液备用,适用于急性失血、贫血和心肺功能不全患者的输血;②洗涤红细胞,红细胞经等渗盐水洗涤3次后,再加入适量等渗盐水,200 ml中含红细胞170～190 ml,含少量血浆,抗体物质少,适用于对白细胞凝集素有发热反应者及肾功能不全患者的输血;③冰冻红细胞,200 ml中含红细胞170～190 ml,不含血浆,适应证同洗涤红细胞。

(2)白细胞浓缩悬液:新鲜全血离心后而成的白细胞,4℃保存,48h内有效,用于粒细胞缺乏伴严重感染的患者,一般以25 ml为1个单位。

(3)血小板浓缩悬液:全血离心所得,22℃保存,24h有效,主要用于血小板减少或凝血功能障碍的出血患者。

3.血浆蛋白成分　血浆蛋白成分包括白蛋白、免疫球蛋白及浓缩凝血因子等。

(1)白蛋白制剂:有5％、20％、25％三种浓度。常用者为20％的浓缩白蛋白液,可在室温下保存,体积小,便于携带。当稀释成5％溶液应用时不但可提高血浆蛋白水平,还可补充血容量。适用于治疗营养性水肿、肝硬化,或其他原因所致的低蛋白血症患者。

(2)凝血制剂:如凝血酶原复合物、抗血友病因子、浓缩Ⅷ、Ⅻ、Ⅺ因子,用于各种凝血因子缺乏的患者。

(3)免疫球蛋白和转移因子:含多种抗体,可增加机体免疫力。

三、静脉输血法

(一)操作准备

1.血液准备

(1)备血:根据医嘱抽取患者血标本2 ml,与填写完整的输血申请单和配血单,一起送血库,做血型鉴定和交叉配血试验。

(2)取血:根据输血医嘱,凭提血单到血库取血,和血库人员共同认真做好"三查八对"。三查:血液的有效期、质量、输血装置是否完好。其中血的质量检查,应注意确认:①库存血一般可分两层,上层为淡黄色的血浆,下层为暗红色的红细胞,两者边界清楚,无红细胞溶解;②血液无变色、浑浊,无血凝块、气泡和其他异常物质。然后,护士在配血单上签名后方可提血。八对:核对床号、姓名、病区、住院号、血袋号、血型、交叉配血试验结果、血的种类和血量。

(3)取血后:血液取出后,勿剧烈震荡,以免红细胞大量破坏造成溶血。如为库存血,可在室温下放置 15~20 min 后再输入。切勿加温,以免血浆蛋白凝固变性而引起反应。

(4)核对:输血前,需两人再次核对一遍,确定无误并检查血液无凝块后方可输血。

(5)知情同意:输血前,患者应该理解并同意接受输血,签署知情同意书。

2.环境准备　环境整洁、安静、明亮。

3.患者准备　患者体位舒适。

4.用物准备

(1)直接输血法:注射盘另备 50 ml 注射器数具(按输血量决定)、4%枸橼酸钠生理盐水,余同静脉注射。

(2)间接输血法:一次性静脉输血器一套、生理盐水、血液制品,余同密闭式静脉输液。

(二)操作方法

1.直接输血法

(1)备齐用物携至患者处,向供血者及患者做好解释工作。

(2)供血者和患者分别取仰卧位,并露出一侧上臂。

(3)在备好的注射器内加入一定量的抗凝剂(50ml 血中加 3.8%枸橼酸钠溶液 5ml)。

(4)从供血者静脉抽出血液后,立即为患者行静脉穿刺输入血液。操作时需要三人合作,一人抽血,一人传递,另一人输血,如此连续进行。更换注射器时,不需拔出针头,仅用手指压住静脉远端即可减少出血。

(5)输血结束,拔出针头,用无菌纱布覆盖针眼并压迫片刻,然后固定纱布。

2.间接输血法　将已抽出的血液,按静脉输液法输入,分为密闭式和开放式输血两种。以下介绍密闭式输血法。

(1)备一次性输血器插入瓶内,或将“V”形管下端连接密闭输液管,两端依次连接塑料管→接管→瓶针,将瓶针插入贮血瓶及生理盐水溶液瓶内,并用调节器分别夹住两瓶针下端塑料管。

(2)仔细核对化验单及贮血液(或贮血袋)上的瓶签,确属无误后,按密闭式静脉输液法先输入少量等渗盐水作为引导液,按要求再次核对后将血液以旋转动作轻轻摇匀,除去血瓶外层密封纸,套上网袋,常规消毒瓶塞(或贮血袋上的乳胶管),将生理盐水瓶内的双针头拔出,插入输血瓶内(或贮血袋上乳胶管上),有“V”形管装置的只要夹住生理盐水瓶下端的调节器,放松贮血瓶下端的调节器即可。

(3)待血液将输完时,再滴入少量生理盐水,力求把输血胶管内的血液全部输完再拔针,整理用物。贮血瓶(或贮血袋)及输血橡胶管清洗后及时送血库。

(三)注意事项

1.根据输血申请单正确采集血标本,为防止差错,禁止同时为两个患者采集血标本。

2.严格执行查对制度和无菌操作制度,输血前需有两位护士核对无误后方可输入。

3.血液制品内及输血通路不得随意加入其他药品,以防止血液变质。

4.输血过程中,应听取患者的主诉,密切观察有无输血反应,如发生严重反应,应立即停止输血并保留余血待查。

5.输血最初 15 min 内,密切观察患者情况,注意有无输血反应发生。

6.输血完毕的一次性血袋,需保留 24 h,以备出现意外情况时核查。

四、输血反应及防治

(一)发热反应

发热反应是输血中最常见的反应,发生率为 2%～10%,多见于输血开始后 15 min～2 h 内。

1.原因　常见的原因有①致热原:血液、保养液、血袋或输血器被致热原污染;②细菌污染:输血时无菌操作不严,造成污染;③免疫反应:多次输血后,受血者血液中产生白细胞抗体和血小板抗体,当再次输血时,对白细胞和血小板发生免疫反应,引起发热。

2.症状　患者常有畏寒或突发寒战,高热(体温可达 38～41℃),伴有皮肤潮红、头痛、恶心、呕吐和肌肉酸痛等。轻者持续 1～2 h 即可缓解,体温逐渐降至正常。

3.护理措施

(1)预防:严格管理血库保养液和输血用具,有效预防致热原,严格执行无菌操作,选择一次性输血器。

(2)处理:反应轻者减慢输血速度,症状可自行缓解;反应严重者立即停止输血,密切观察生命体征,通知医生并给予对症处理;如高热时给予物理降温,必要时遵医嘱给予解热镇痛药物和抗过敏药物;将输血装置、剩余血连同贮血袋送检。

(二)过敏反应

过敏反应多发生在输血数分钟后,也可在输血中或输血后发生,发生率为 3%。

1.原因　引起过敏反应的原因有:①患者为过敏体质,输入血中的异体蛋白质,与患者机体的蛋白质结合形成完全抗原而致敏;②输入血中含致敏物质;③患者接受多次输血后,血浆中产生过敏性抗体,当再次输血时,抗原抗体相互作用发生过敏反应;④供血者的变态反应性抗体输入患者体内,一旦与相应的抗原作用就发生过敏反应。

2.症状　过敏反应多发生于输血后期或即将结束时,反应轻重不一。

(1)轻度反应:出现皮肤瘙痒、荨麻疹;轻度血管神经性水肿,多见于颜面部,表现为眼睑水肿、口唇水肿。

(2)中度反应:可发生喉头水肿而致呼吸困难。

(3)重度反应:过敏性休克。

3.预防

(1)正确管理血液和血制品。

(2)选用无过敏史的供血者。

(3)供血者在采血前 4 h 应禁食。

(4)对有过敏史者,输血前根据医嘱给予抗过敏药物。

4.护理　按反应轻重给予处理。

(1)轻者减慢输血速度,给予抗过敏药物,继续观察。严重者立即停止输血,保持静脉通路,输入无菌生理盐水。

(2)根据医嘱给予抗过敏药物和激素如异丙嗪、氢化可的松或地塞米松等,皮下注射 1: 1000 肾上腺素 0.5～1 ml。

(3)监测生命体征。

(4)呼吸困难者给予吸氧,严重喉头水肿者协助医生行气管切开,如出现休克,进行抗休克治疗,必要时进行心肺复苏。

(三)溶血反应

溶血反应是受血者或供血者的红细胞发生异常破坏或溶解的一系列临床症状,是最严重的输血反应,可分为血管内溶血和血管外溶血。

1.血管内溶血

(1)原因:①输入异型血:是输血反应中最严重的一种,反应发生快,输入 10～15 ml 即可出现症状。②输入变质血:输入血的红细胞已被破坏溶解,如血液贮存过久、保存温度过高、血液被剧烈震荡、血液受细菌污染等。③血中加入高渗或低渗性溶液和影响血液 pH 的药物,使红细胞大量破坏。

(2)症状:共分三个阶段。

第一阶段:受血者血浆中凝集素和输入血中红细胞的凝集原发生凝集反应,使红细胞凝集成团,阻塞部分小血管。患者出现头部胀痛、四肢麻木、腰背部剧烈疼痛和胸闷等。

第二阶段:凝集的红细胞发生溶解,大量血红蛋白释放入血浆,出现血红蛋白尿、黄疸、寒战、发热、呼吸困难、发绀和血压下降等。

第三阶段:大量血红蛋白从血浆进入肾小管,遇酸性物质变成结晶体,阻塞肾小管;又由于抗原、抗体的相互作用,引起肾小管内皮缺血、坏死,进一步加重肾小管阻塞,导致少尿或无尿、急性肾功能衰竭或死亡。

(3)预防:为预防溶血反应,护士从血液标本采集开始到血液成分的输入,都应仔细确认患者的身份,并确保血型和血交叉配血结果相容。

(4)护理:①立即停止输血,报告医生,保留剩余血和患者输血前后的血标本送化验室进行检验,以查明溶血原因;②维持静脉输液通道,遵医嘱给予升压药和其他药物治疗;③碱化尿液:静脉注射碳酸氢钠,增加血红蛋白在尿液中的溶解度,减少沉淀,避免阻塞肾小管;④双侧腰部封闭,并用热水袋热敷双侧肾区,解除肾血管痉挛;⑤严密观察生命体征和尿量,对尿少、尿闭者按急性肾功能衰竭处理;⑥若出现休克,根据医嘱进行抗休克治疗。

2.血管外溶血反应 血管外溶血反应多由 RH 因子所致溶血。ABO 血型同型,但因 RH 因子系统内的抗体抗 D、抗 C 和抗 E 不同所致。临床所见 RH 系统血型反应中,绝大多数是由 D 抗原与其相应的抗体所致,释放出游离血红蛋白转化为胆红素,在肝脏迅速被分解,通过消化道排出体外。血管外溶血一般在输血后一周或更长时间出现,体征较轻,有轻度发热伴乏力、血胆红素升高。此类患者查明原因,确诊后,尽量避免再次输血。

(四)与大量输血有关的反应

1.循环负荷过重

(1)原因:快速大量的输血可引起循环负荷过重。

(2)症状:患者表现为咳嗽、呼吸困难、头痛、颈静脉怒张、肺充血、听诊肺部湿啰音,心动过速。

(3)护理措施:为预防循环负荷过重,应根据患者临床状况调整输血的量和滴速。一旦发生,应进行以下处理:①通知医生,减慢输血速度或停止输血。②监测生命体征。③双下肢下垂。④根据医嘱给予吸氧、利尿剂和镇静剂等药物。

2.出血倾向

(1)原因:①库血中的血小板、凝血因子破坏较多。②输入过多的枸橼酸钠,引起凝血障碍。

(2)症状:患者表现为伤口渗血、皮肤出血、牙龈出血、静脉穿刺点出血,严重者出现血尿。

(3)护理措施:①密切观察患者有无出血现象。②在输入几个单位库存血时,应间隔输入1个单位的新鲜血液。③根据凝血因子缺乏情况补充有关成分。

3.枸橼酸钠中毒反应

(1)原因:大量输血可造成枸橼酸钠积聚,与血中游离钙结合,降低血钙。

(2)症状:患者出现手足抽搐,血压下降,心率缓慢,心电图 Q-T 间期延长,心室纤维颤动,甚至发生心脏骤停。血浆酸碱失衡,pH 低于 7.35。

(3)护理措施:在输入库存血 1000 ml 时,需静脉注射 10% 葡萄糖酸钙 10 ml,预防发生低血钙。

4.其他　如空气栓塞,细菌污染反应,体温过低以及输血传染的疾病(病毒性肝炎、疟疾、艾滋病)等。严格把握采血、贮血和输血操作的各个环节,是预防上述反应的关键。

(张立民　李　杨　杨翠萍)

第七章　冷热疗法

第一节　冷疗法

一、冷疗的作用

(一)控制炎症扩散

冷可使皮肤血管收缩,局部血流减少、减慢,降低细胞新陈代谢和微生物的活力,限制了炎症的扩散。适用于炎症早期的患者。

(二)减轻疼痛

冷可抑制细胞活动,降低神经末梢的敏感性而减轻疼痛。冷也可使血管收缩,血管壁的通透性降低,减轻由于组织充血、肿胀而压迫神经末梢所导致的疼痛。临床上常用于牙痛、烫伤等患者。

(三)减轻局部充血或出血

冷可使毛细血管收缩,血流量减少,血流速减慢,从而减轻局部组织的充血、出血。常用于扁桃体摘除术后、鼻出血、局部软组织损伤早期的患者。

(四)降低体温

冷直接与皮肤接触,通过传导、蒸发等物理作用,来降低体温。临床上常用于高热、中暑等患者。对脑外伤、脑缺氧患者,可利用局部或全身用冷,降低脑细胞的代谢,减少脑细胞需氧量,以利于脑细胞功能的恢复。

二、冷疗的影响因素

(一)冷疗的方式

冷疗的方式有干法和湿法,一般湿法比干法效果好,所以干冷法的温度应比湿冷法低一些,才能达到治疗效果。

(二)冷疗的部位

一般皮肤较薄的部位对冷更为敏感。在颈部、腋下、腹股沟等体表较大的血管流经处置冷,因血液循环良好,冷疗效果更好。

(三)冷疗面积

冷疗的效果与用冷面积大小成正比,如冷疗面积大则反应强;如冷疗面积小,反应则弱。

(四)冷疗时间

一般用冷时间为 15～30 min。

(五)温度差

冷疗的温度与体表皮肤的温度相差越大,机体对冷刺激的反应越强,反之则越弱;另外,环境温度也会影响冷疗效果,如在冷环境中用冷,冷效应会增强。

(六)个体差异

如年老患者,因感觉功能减退,对冷疗刺激反应比较迟钝;婴幼儿因体温调节中枢未发育完善,对冷疗反应较为强烈;女性患者对冷较男性敏感等。

三、冷疗的禁忌证

1.局部血液循环障碍　冷疗可使局部血管收缩,继续加重血液循环障碍,导致组织缺血、缺氧而变性坏死,因此对休克、大面积受损、微循环明显障碍的患者,不宜用冷疗。

2.慢性炎症或深部有化脓病灶　冷疗可使局部血流量减少,影响炎症吸收。

3.对冷过敏　对冷过敏的患者冷疗后可出现皮疹、关节疼痛、肌肉痉挛等现象。

4.禁忌用冷的部位

(1)枕后、耳郭、阴囊处:用冷易引起冻伤。

(2)心前区:用冷可反射性心率减慢、心律不齐。

(3)腹部:用冷易引起腹泻。

(4)足底:用冷可反射性引起末梢血管收缩,影响散热;还可引起一过性的冠状动脉收缩。

四、冷疗的方法

(一)局部用冷法

1.冰袋或冰囊的应用

(1)目的:多用于降低体温、减少出血及减轻局部疼痛。

(2)操作要点

1)冰块装入冰袋或冰囊内约1/2满,排尽空气。

2)高热患者降温,可放在前额、头顶、颈部、腋下、腹股沟等部位;扁桃体摘除术后,冰囊可放在颈前颌下,必要时,可向患者说明,用三角巾两端在颈后部系好;鼻部冷敷时,应将冰囊吊起,仅使其底部接触鼻根,以减轻压力。

3)用冷时间:30 min。

4)冰袋处理:倒空,倒挂晾干后,吹入少许空气,拧紧袋口存放于干燥阴凉处,以免两层橡胶粘连。

(3)注意事项

1)注意观察冷疗部位血液循环情况,如局部皮肤出现苍白、青紫、麻木感等,须立即停止用冷。

2)冷疗过程中,应注意随时观察冰袋有无漏水,冰块是否融化,以便及时更换或添加。

3)用冷时间须准确,最长不超过 30 min,如需再用应间隔 60 min。

4)用于降温时,应在冰袋使用后 30 min 测体温,并记录。

2.冰帽或冰槽的应用

(1)目的:用于头部降温,采用以头部降温为主、体表降温为辅的方法,为防止脑水肿;降低脑细胞的代谢率,减少其耗氧量,提高脑细胞对缺氧的耐受性,从而减轻脑细胞的损害。

(2)操作要点:将患者头部置于冰帽或冰槽内,后颈部和两耳处垫海绵垫,两耳塞不脱脂棉,防止水流入耳内。用凡士林纱布覆盖两眼。

(3)注意事项:①观察头部皮肤的变化,尤其是耳郭部位应注意防止发生青紫、麻木及冻伤。②观察体温,为患者测肛温,每 30 min 一次,使之维持在 33℃ 左右,不宜低于 30℃。③观察患者的心率,防止心房、心室纤颤或房室传导阻滞等的发生。

3.冷湿敷法

(1)目的:多用于降温、止痛、止血及早期扭伤、挫伤的水肿。

(2)操作要点

1)在冷敷局部涂以凡士林,上面盖两层纱布。

2)及时更换敷布,每 2～3 min 一次,冷敷时间为 15～20 min。

(3)注意事项:①观察局部皮肤的变化及患者的全身反应。②敷布浸泡需彻底,拧至不滴水为度,并及时更换敷布。③冷敷部位如为开放性伤口,应按无菌原则处理。

(二)全身用冷法

通过蒸发和传导作用,来增加机体的散热,多用于高热患者的降温。

1.乙醇拭浴

(1)准备 25％～35％乙醇 200～300ml(温度 32～34℃ 左右)。

(2)操作要点

1)将冰袋放置于头部,以助降温,并可防止拭浴时全身表皮血管收缩,引起头部充血。将热水袋放置足底,使患者感觉舒适,并促进足底血管扩张,有利于散热。

2)拭浴方法:用小毛巾以离心方向拍拭,每侧 3 min,再用大毛巾擦干皮肤。

3)拭浴顺序:①双侧上肢:颈部外侧面、上臂外侧、手背、侧胸部、腋窝、上臂内侧、手心;②背部:从颈部向下擦拭整个背、腰部;③双侧下肢:髋部、大腿外侧、足背、腹股沟、大腿内侧、踝部,股下、腘窝、足跟。

(3)注意事项

1)因全身用冷面积较大,拭浴中应注意观察患者的反应,如有面色苍白、寒战,或脉搏、呼吸异常时,应立即停止拭浴,并报告医生。

2)在擦至腋窝、肘部、腹股沟、腘窝等血管丰富处,应稍用力擦拭,并将停留时间延长些,以利于散热。

3)一般拭浴时间为 15～20 min,以免患者着凉。

4)禁忌擦拭后颈部、心前区、腹部和足底。

5)新生儿、血液病患者等禁忌使用。

6)拭浴后 30 min 测量并记录体温,如体温降至 39℃ 以下,应取下冰袋。

2.温水拭浴　用于高热患者降温。

要点:水温 32～34℃。

第二节　热疗法

一、热疗的作用

(一)促进炎症的消散和局限

热疗可使局部血管扩张,血流速度加快,利于组织中毒素的排出;同时促进血液循环,增加血流量,加快新陈代谢,增强白细胞的吞噬功能。因而在炎症早期用热可促进炎性渗出物的吸收和消散;在炎症后期用热,可因白细胞释放蛋白溶解酶,溶解坏死组织,从而有助于坏死组织的清除及组织修复,使炎症局限。

(二)缓解疼痛

热疗能降低痛觉神经的兴奋性,改善血液循环,减轻炎性水肿,加速致痛物质的排出及渗出物的吸收,从而解除局部神经末梢的压力。热疗还可使肌肉、肌腱和韧带等组织松弛,可缓解因肌肉痉挛、关节强直而引起的疼痛。常用于腰肌劳损、肾绞痛、胃肠痉挛等患者。

(三)减轻深部组织充血

热疗可使局部血管扩张,体表血流增加,因而相对减轻深部组织的充血。

(四)保暖

热疗可使局部血管扩张,促进血液循环,使患者感到温暖舒适。多用于危重、年老体弱、小儿及末梢循环不良患者的保暖。

二、热疗的影响因素

(一)用热方式

湿热法由于水传导热的能力比空气强,且渗透性大,因而热疗的效果比干热法更好。

(二)热疗的部位

一般皮肤较薄及经常不暴露的部位对热更为敏感。血液循环良好的部位,热疗效果更好。

(三)热疗面积

热疗的效果与用热面积大小成正比。但热疗面积越大,机体的耐受性越差,易引起全身反应。

(四)热疗时间

用热时间多为 10~30 min。时间过长会引起继发性效应,不但抵消热疗效果,还可导致不良反应,引起烫伤等。

(五)温度差

热疗的温度与体表皮肤的温度相差越大,机体对热刺激的反应越强,反之则越弱;另外用热时室温过低,散热就快,热效应也会降低。

(六)个体差异

如年老患者,因感觉功能减退,对热疗刺激反应比较迟钝;婴幼儿对热疗反应较为强烈;女性患者对热较男性敏感等。故对此类患者用热时要加倍小心,以防烫伤。

三、热疗的禁忌证

1.急腹症尚未明确诊断前　热疗能够减轻疼痛,因而掩盖病情真相而贻误诊断和治疗。

2.面部危险三角区感染化脓时　因面部危险三角区血管丰富又无静脉瓣,且与颅内海绵窦相通,热疗能使该处血管扩张,血流量增多,导致细菌和毒素进入血循环,使炎症扩散,造成颅内感染和败血症。

3.各种脏器内出血时　因热疗可使局部血管扩张,增加脏器的血流量和血管的通透性,而加重出血倾向。

4.软组织损伤早期(48 h)　软组织损伤,如挫伤、扭伤或砸伤等早期,忌用热疗。因热疗可促进局部血循环,从而加重皮下出血、肿胀及疼痛。

四、热疗的方法

(一)干热法

1.热水袋的使用

(1)目的:常用于保暖、解痉、镇痛。

(2)操作要点

1)调节温度至 60~70℃。

2)热水灌至热水袋容积的 1/2~2/3 满即可。

3)用热时间:30 min。

(3)注意事项

1)对婴幼儿、老年人及昏迷、末梢循环不良、麻醉未清醒、感觉障碍等患者,热水袋的水温应调至 50℃ 以内,并用大毛巾包裹,以避免直接接触患者的皮肤而引起烫伤。

2)热水袋使用过程中,应经常观察局部皮肤的颜色。如发现皮肤潮红,应立即停止使用,并在局部涂凡士林,可起保护皮肤的作用。

3)热水袋如需持续使用,应及时更换热水。

4)严格执行交接班制度。

2.红外线灯

(1)目的:消炎、解痉、镇痛,促进创面干燥结痂,保护肉芽组织生长,以利伤口愈合。

(2)操作要点

1)一般灯距为 30~50 cm,以患者感觉温热为宜。

2)每次照射时间 20~30 min。

3)照射完毕,应嘱患者休息 15 min 后再离开治疗室,以防感冒。

(3)注意事项

1)根据治疗部位选择不同功率的灯头。

2)照射面颈部、前胸部的患者,应注意保护眼睛,可戴有色的眼镜或用湿纱布遮盖。

3)照射过程中,应使患者保持舒适体位,嘱患者如有过热、心慌、头晕等,应及时告知医护人员。

4)照射过程中,应随时观察患者局部皮肤反应,如皮肤出现桃红色的均匀红斑,为合适剂量;如皮肤出现紫红色,应立即停止照射,并涂凡士林以保护皮肤。

(二)湿热法

1.湿热敷法

(1)目的:常用于消炎、消肿、解痉、镇痛。

(2)操作要点

1)热敷局部涂以凡士林,上面盖一层纱布。

2)将敷布浸于热水中,用长钳拧敷布至不滴水为度,抖开敷布用手腕掌侧试温,如不烫手即可折好敷于患处。上面可放置热水袋,并盖棉垫或用大毛巾包裹,以保持温度。如患者感到烫热,可揭开敷布一角以散热。

3)及时更换敷布,每 3~5 min 一次,热湿敷时间为 15~20 min。

（3）注意事项

1）面部热湿敷的患者，敷后 15 min 方能外出，以防受凉感冒。

2）热湿敷过程中，应注意观察局部皮肤状况，及时更换敷布，每 3～5 min 一次，以保持适当温度。

3）有伤口的部位做热湿敷时，应按无菌操作进行，敷后伤口按换药法处理。

2.热水坐浴

（1）目的：可减轻盆腔、直肠器官的充血，达到消炎、消肿、镇痛和局部清洁、舒适的作用，常用于会阴、肛门疾病及手术前后等患者。

（2）操作要点

1）坐浴液至浴盆的 1/2 满为宜，将水温调至 40～45℃。

2）添加热水时要注意安全，嘱患者偏离浴盆，以防烫伤。

3）坐浴时间为 15～20 min。

（3）注意事项

1）坐浴过程中，应注意患者安全，随时观察其面色、脉搏等，如患者主诉头晕、乏力等，应立即停止坐浴。

2）对会阴、肛门部有伤口的患者，应准备无菌浴盆及坐浴液，并于坐浴后按换药法处理伤口。

3）女患者在月经期、妊娠末期、产后两周内及阴道出血、盆腔器官有急性炎症时，不宜坐浴，以免引起感染。

3.局部浸泡

（1）目的：用于消炎、镇痛、清洁及消毒伤口等。

（2）操作要点

1）配溶液至浸泡盆的 1/2 满，调节水温至 40～45℃。

2）浸泡时间为 30 min。

（3）注意事项

1）浸泡过程中，应注意观察患者局部皮肤情况，如出现发红、疼痛等反应，应及时处理。

2）浸泡过程中，应随时添加热水或药液，以维持所需温度；添加热水时，应将患者肢体移出盆外，以防烫伤。

3）有伤口的患者，需用无菌浸泡盆及浸泡液，且浸泡后按换药法处理伤口。

（张立民　李　杨　杨翠萍）

第八章　标本采集

第一节　血标本采集法

血液对保证机体的新陈代谢、功能调节和维持机体内、外环境的平衡起着重要的作用。血液检验可以反映机体正常的生理状态和病理改变,故血液检验是最常见也是最重要的检验项目,临床上血标本采集法包括静脉血标本采集法和动脉血标本采集法。

一、静脉血标本采集法

通常用于血液化学、血液学、免疫学、细菌学等检验的血液标本采集。静脉采血的部位常用肘静脉及股静脉,婴幼儿常选用颈静脉。目前多使用真空管采血法。

1. 操作目的

(1)全血标本:用于测定血液中某些物质的含量,如血糖、尿素氮、肌酐、肌酸等。

(2)血清标本:用于测定血清酶、脂蛋白、电解质和肝功能等。

(3)血培养标本:用于血液的细菌学检查。

2. 操作准备

(1)用物准备:检验单、消毒剂、棉签、止血带、注射小枕,并根据不同的采血法另备。

①真空管采血法:真空采血针(特制的一次性双针头采血针,一端针头刺入血管,另一端针头被橡皮帽盖住,接真空采血管),真空采血管(按检验项目选用盖有红、紫、黑、蓝等不同颜色的真空采血管)、输液贴(多管采血时备)。

②一次性注射器采血法:按采血量选用 5 ml 或 10 ml 一次性注射器,根据检验目的选择标本容器:全血标本选用抗凝容器,血清标本选用干燥试管,血培养标本选用血培养瓶。

(2)患者准备:采集前患者要保持相对稳定状态,避免饮食、运动、劳动、精神和情绪的过度波动等干扰。一般要求患者在休息状态下空腹采集标本。同时患者明确采集标本的目的和配合要求。

(3)环境准备:安静、整洁、舒适、明亮。根据需要准备屏风,保护患者隐私。

3. 操作方法

(1)查对医嘱,贴标签于标本容器上,携用物至患者床旁。

(2)核对患者,解释采血的目的和配合方法。

(3)选择合适的静脉,按静脉穿刺法抽取所需血量。

(4)采血后,取下针头,将血液顺管壁缓缓注入已选择好的标本瓶。

(5)整理用物,及时送检。

4. 注意事项

(1)做生化检验时,应提前通知患者空腹采血,因空腹时血液中的各种生化成分处于相对恒定状态,检验结果比较正确。

（2）根据不同的检验目的准备标本容器,并计算采血量。

（3）严禁在输液、输血的针头处抽取血标本,以免影响检验结果。

（4）真空管采血时,不可先将真空试管与采血针头相连,以免试管内负压消失而影响采血。多管采血,见回血后用输液贴固定针柄,以避免因反复更换采血管导致针头脱出。

（5）一次性注射器采取多项血标本时,应依照血培养瓶抗凝容器干燥试管的顺序分别注入。

（6）采集培养标本时,应严格无菌技术操作,防止血标本污染而影响检验结果。标本应在患者使用抗生素前采集,如已使用,应在血药浓度最低时采集并在检验单上注明。

二、动脉血标本采集法

动脉采血的部位常选用桡动脉或股动脉。目前多使用动脉血气针采血法。

1.操作目的 常用于作血液气体分析。

2.操作准备

（1）环境准备:安静、整洁、舒适、明亮。根据需要准备屏风,保护患者隐私。

（2）患者准备:标本采集前患者要保持相对稳定状态,患者明确采集标本的目的和配合要点。

（3）用物准备:检验单、消毒剂、棉签、无菌纱布、无菌手套、无菌软塞,并根据不同的采血法另备。

①动脉血气针采血法:动脉血气针。

②一次性注射器采血法:按采血量选用 2 ml 或 5 ml 一次性注射器、肝素。

3.操作方法

（1）治疗盘上铺无菌治疗巾,核对药物,抽取少量肝素液湿润注射器后排尽(或血气针拆除外包装),置于治疗盘内。

（2）患者安全与舒适:核对床号、姓名、检验项目,向患者解释,取舒适体位。

（3）选择穿刺动脉,常用部位为桡动脉、肱动脉、股动脉、足背动脉等。

（4）戴手套,消毒患者皮肤及术者中、食指。以中、食指固定动脉,持注射器与动脉走向成适宜角度进针。

（5）抽取需要血量,无菌纱布按压穿刺点,拔针,加压止血 5～10 min,迅速将针头刺入橡胶塞内。

（6）再次核对,整理用物、床单元,协助患者取舒适体位,向患者致谢。

4.注意事项

（1）严格无菌操作,以防感染。

（2）采血时,注射器内不可留有空气,防止气体混入标本,影响检验结果。

（3）有出血倾向的患者,谨慎使用。

第二节 痰标本采集法

痰液是气管、支气管或肺泡的分泌物。正常情况下分泌量很少,当肺、气管、支气管发生病变时,分泌量增多。通过痰标本的检查,协助某些呼吸系统疾病的诊断,如支气管哮喘、肺部感染、肺结核、肺癌等。临床上痰标本采集分常规标本、24 h 标本和培养标本。

一、操作目的

1.常规标本　用于检查痰内癌细胞、细菌、虫卵等。

2.24 h 标本　用于检查 24 h 痰量,观察痰液的性状。

3.培养标本　用于检查痰液中的致病菌。

二、操作准备

1.环境准备　安静、整洁、舒适、通风。

2.患者准备　明确采集标本的目的和配合要点。

3.用物准备　检验单,并根据不同的采集目的另备。

(1)常规标本:备痰盒。

(2)24 h 标本:备容积约 500 ml 的广口集痰器。

(3)培养标本:备无菌集痰器和漱口液,不能自行排痰者备电动吸引器、吸痰管、特殊集痰器、手套等。

三、操作方法

1.痰常规标本　嘱患者晨起用清水漱口清洁口腔,然后用力咳出气管深处的痰液,盛于蜡纸盒或广口瓶内,如查癌细胞,瓶内应放 10％甲醛溶液或 95％酒精溶液固定后送验。

2.痰培养标本　清晨痰量多,含菌量亦大,嘱患者先用朵贝氏液,再用清水漱口,以除去口腔中细菌,深吸气后用力咳出 1～2 口痰于培养皿或瓶中,及时送验。

3.24 h 痰标本

(1)容器上贴好标签,注明起止时间,并做好交接班。

(2)嘱患者将晨 7 时至次日 7 时的痰液全部留在容器中送验,不可将漱口液、唾液等混入。

四、注意事项

1.留取各种痰标本时,不可将唾液、漱口液、鼻涕等混入痰液内。

2.痰常规标本如用于查癌细胞,应立即送检或用 95％乙醇或 10％甲醛固定后送检。

3.使用特殊集痰器时,应连接正确,即开口高的一端接吸引器,低的一端接吸痰管。

第三节　咽拭子标本采集法

一、操作目的

从咽部及扁桃体部采集分泌物做细菌培养或病毒分离,以协助临床诊断、治疗和护理。

二、操作准备

1.环境准备　安静、整洁、舒适、通风。

2.患者准备　明确采集标本的目的和配合要点。

3.用物准备 检验单、无菌咽拭子培养管、酒精灯、火柴、压舌板、无菌生理盐水。

三、操作方法

1.核对医嘱,做好准备。

2.让患者用清水漱口,然后让患者张口发"啊"音,必要时使用压舌板。

3.取出培养管中的拭子轻柔、迅速地擦拭两腭弓、咽及扁桃体。

4.试管口在酒精灯火焰上部消毒。

5.将拭子插入试管中,塞紧瓶塞。

6.注明标本留取时间,及时送检。

四、注意事项

1.采集标本时,方法应正确,防止污染标本,影响检验结果。

2.动作应敏捷、轻柔,避免在饭后 2 h 内取标本,以防呕吐。

3.做病毒分离时,应将标本保存于冰箱内。

4.做真菌培养时,须在口腔溃疡面上采取分泌物。

第四节 呕吐物标本采集法

一、操作目的

1.观察呕吐物的性质、颜色、气味、次数及数量,以协助诊断。

2.明确中毒患者毒物的性质和种类。

二、操作准备

1.环境准备 安静、整洁、舒适、通风、明亮。

2.患者准备 明确采集标本的目的和配合要点。

3.用物准备 检验单、弯盘或广口容器。

三、操作方法

当患者呕吐时,用弯盘或痰杯接取呕吐物后,在容器外贴好标签,记录、立即送检。

四、注意事项

患者呕吐时,护士应在身旁扶助,以防身体虚弱出现意外。卧床患者头偏向一侧,以防窒息。

第五节 尿标本采集法

尿液是机体代谢的产物,通过对尿液标本的物理、化学、细菌学、显微镜等检查,了解患者病情,协助诊断和治疗。临床上尿标本采集分为常规标本、12 h 或 24 h 标本、培养标本。

一、操作目的

1.尿常规标本　用于检查尿液的颜色、透明度、有无细胞及管型,测定比重,并做尿蛋白及尿糖定性检测。

2.12 h 或 24 h 尿标本　用于做尿的各种定量检查,如钠、钾、氯、17-羟类固醇、17-酮类固醇、肌酐、肌酸及尿糖、尿蛋白定量或尿浓缩查结核杆菌等。

3.尿培养标本　用于尿液的细菌学检查,对于膀胱和肾脏感染的及早发现和病原学诊断很有价值。对于尿道、前列腺以及内、外生殖器炎症的诊断也有一定价值。

二、操作准备

1.环境准备　安静、整洁、舒适、明亮。有屏风遮挡,保护患者隐私。根据季节酌情关闭门窗。

2.患者准备　患者明确采集标本的目的和配合要求,体位舒适。

3.用物准备　检验单,并根据以下不同的采集目的另备物品。

(1)常规标本:备容量为 100 ml 的清洁瓶或塑料杯。

(2)12 h 或 24 h 标本:备容量为 3000 ml 的清洁大口容器、防腐剂(见表3)。

(3)培养标本:备无菌有盖标本容器、消毒外阴用物、长试管夹或无菌导尿用物。

表 3　常用防腐剂的作用及用法

名称	作用	用法	举例
甲醛	固定尿中有机成分,防腐	24 h 尿液中加 40%甲醛 1~2 ml	艾迪计数
浓盐酸	防止尿中激素被氧化,防腐	24 h 尿液中加 5~10 ml	17-酮类固醇、17-羟类固醇
甲苯	保持尿液的化学成分不变,防腐	每 100 ml 尿中加 0.5%~1%甲苯 2 ml,应在第一次尿液倒入后再加;尿生化检验需加 10 ml	尿蛋白定量,尿糖定量,尿钠、钾氯、肌肝、肌酸的定量检查

三、操作方法

1.备容器贴检验单副联,注明病区、床号、姓名等。

2.当晚并待患者留取翌日晨第一次尿液约 100ml 于标本瓶内。由于晨尿浓度较高,且不受饮食的影响,检验结果更具参考意义。

3.留取尿标本时,不可将粪便混于尿液中,以防粪便中的微生物使尿液变质。

4.昏迷或尿潴留患者可导尿留取标本,男患者也可用塑料袋固定接尿。女患者在月经期不宜留取尿标本。

四、注意事项

1.尿液标本受饮食、运动、药物等因素的影响较大,特别是饮食的影响,故一般来说晨尿优于随机尿。

2.所有尿标本的收集都应足量,最少 12 ml,最好 50 ml,定时尿须全部收集。

3.采集尿标本时,不可将粪便混入,女性患者避免阴道分泌物、经血等污染尿标本。

4.采集 12 h 或 24 h 标本时,根据检验目的选择合适的防腐剂防腐,妥善放置容器,做好交接班,以督促检查患者正确留取尿标本。

第六节 粪便标本采集法

粪便由已消化和未消化的食物残渣、消化道分泌物、大量细菌和水分等组成。通过粪便检验,判断患者排泄功能、正确评估疾病。临床上粪便标本采集分常规标本、隐血标本、寄生虫或虫卵标本、培养标本。

一、操作目的

1.常规标本 用于粪便的性状、颜色、细胞等检查。

2.隐血标本 用于检查粪便内肉眼难以察觉的微量血液。

3.寄生虫或虫卵标本 用于粪便中的寄生虫成虫、幼虫及虫卵计数检查。

4.培养标本 用于检查粪便中的致病菌。

二、操作准备

1.环境准备 安静、整洁、舒适、通风。有屏风遮挡,保护患者隐私。根据季节酌情关闭门窗。

2.患者准备 患者排空膀胱,明确采集标本的目的和配合要点。

3.用物准备 检验单,并根据以下不同的采集目的另备物品。

(1)常规标本、隐血标本、寄生虫及虫卵标本:备清洁便盆、大便标本盒。

(2)培养标本:备消毒便盆、无菌培养管及无菌长棉签。

三、操作方法

1.粪便常规标本采集法

(1)将化验单标签贴于大便标本盒上,注明科室、床号、患者姓名等。

(2)交代患者清晨留取标本,取 5 g 大便(似蚕豆大小),放入大便标本盒中送验。重患者由护士协助留取,如为腹泻患者应取脓、血、黏液等异常部分,如为水样便,可盛于大口玻璃瓶中送验。

2.粪便培养标本 嘱患者排便于便盆内,用消毒棉签采取粪便的异常部分于大便标本盒内或试管内,也可用肠拭子蘸等渗盐水,由肛门插入直肠 4~5 cm 处,轻轻转动,取出粪便少许,放入无菌培养试管中,盖好送验。用肠拭子直接采取标本进行培养,可提高阳性率。

3.隐血标本 嘱患者在检查前三天内禁食肉类、肝类、血类、叶绿素类饮食及含铁剂药物,避免出现假阳性,于第 4 天留取 5 g 粪便,置于大便标本盒内,及时送验。

四、注意事项

1.采集标本时,应避免大、小便混合,以免影响检验结果。

2.查阿米巴原虫时,应在采集前将容器用热水加温至接近体温,便后连同容器一起立即送检,因阿米巴原虫在低温下可失去活力而难以找到。

3.查蛲虫时,嘱患者在晚间睡觉或清晨尚未起床前采集,因蛲虫常在午夜或清晨时爬到肛门处产卵。

4.为防止采集后的粪便标本干结,应及时送检。

第七节　特殊标本采集法

一、口服葡萄糖耐量试验(OGTT)标本的采集要求

1.患者准备　试验前应禁食 12 h;试验前三天,食物中每日含糖量不得低于 150 g;试验前三天,禁服影响试验的药物,停服胰岛素治疗;整个试验过程中,患者不得喝茶、咖啡、抽烟、进食。

2.操作要点　于 OGTT 规定的时间采血,采用肝素抗凝管(灰盖真空管),每次采血 2~3 ml。及时送检。

二、血脂测定标本的采集要求

1.患者准备　受检者于抽血前空腹 12 h;24 h 内不饮酒;抽血前三天避免高脂饮食。

2.操作要点　采集晨起空腹血,用肝素抗凝管(灰盖真空管),及时送检。

三、骨髓象检验标本的采集要求

1.患者准备　标本采集前,应向患者讲清操作步骤,争取患者合作;患者应处于安静状态,避免情绪紧张,剧烈运动。

2.采集部位　穿刺常用部位为髂后上棘、髂前上棘,由临床医师操作。

3.注意事项　穿刺操作应严格按无菌操作步骤进行;血友病者绝对禁忌施行本术;若需抽骨髓液做细菌或干细胞培养,应先抽吸 0.2~0.3 ml 供涂片、细胞计数用,然后再抽吸到所需量为止。注意穿刺针刺入深度,抽吸动作要缓慢,勿用力过猛,否则易造成骨髓标本被血液稀释。

四、前列腺液检验标本的采集要求

1.患者准备　前三天内避免性生活;采集前避免情绪紧张和剧烈运动。

2.采集方法　以直肠内前列腺按摩术使前列腺液自尿道内流出;以洁净的玻片或试管接流出的液体;及时送检,注意防止干涸。

3.注意事项　前列腺结核、脓肿、肿瘤及疑似患者禁忌施按摩术。

五、阴道分泌物(白带)标本的采集要求

1.患者准备　采标本前三天内避免性生活;在各种治疗与检查之前采取标本,避免阴道冲洗或上药。

2.采集方法　用棉签自阴道后穹窿处取分泌物,装入有 2 ml 温生理盐水的试管中,供阴道毛滴虫和霉菌的检查。

3.注意事项　涂片应在取分泌物后立即涂片,立即送检,注意保温。

六、脑脊液标本的采集要求

1.采集方法　以腰椎穿刺术采集,由临床医生按诊疗技术规范施行;将脑脊液分别收集于三个无菌试管中,每管 1～2 ml,第一管用于细菌学检查,第二管用于生化与免疫学检查,第三管用于细胞计数。

2.注意事项　采集后要立即送检,立即检验,不得超过 1 h;采集脑脊液应避免凝固,必要时可加抗凝剂。

七、伤口、烧伤创面与脓液细菌培养标本的采集要求

无菌生理盐水擦洗病灶后用棉拭子取病灶深部的脓液和分泌物;对未破溃的脓肿,宜用碘酒或酒精消毒后以无菌注射器抽取脓液送检,也可于切开排脓时用无菌棉拭子。

(张立民　李　杨　杨翠萍)

第九章 住院期间护理

第一节 患者入院的护理

一、住院处的护理

1.办理入院手续 患者或家属持门诊或急诊医生签发的住院证到住院处办理入院手续。

2.进行卫生处置 护士根据患者的病情和身体状况进行卫生处置。对危、急、重症患者及即将分娩者可酌情免浴。对有虱、虮者,先行灭虱处理,再进行卫生处置。对传染病或疑似传染病患者,应送隔离室处置。贵重物品和患者换下的衣服交家属带回,或按手续暂时存放在住院处。

3.护送患者入病区 住院处的护理人员携门诊病历护送患者入病区。护送过程中要注意安全和保暖,必要的治疗(如输液、吸氧等)不能中断;对外伤患者要注意卧位。护送患者入病区后,要与病区值班护士进行交接,内容包括患者的病情、个人卫生情况、物品等。

二、患者入病区后的初步护理

(一)一般患者的护理

1.准备床单位 将备用床改为暂空床,酌情加铺橡胶单和中单。对传染病患者应安置到隔离病室。

2.迎接新患者 护士要热情、主动地迎接新患者,并作自我介绍,将患者安置到指定的床位,为患者介绍同室病友。

3.通知医生诊察患者 必要时协助诊察。

4.测量体温、脉搏、呼吸、血压及体重并记录。

5.介绍与指导 向患者及家属介绍病区环境、作息时间及有关规章制度、床单位及设备的使用方法等。指导常规标本留取的方法、时间、注意事项。

6.填写有关表格

(1)用蓝黑墨水或碳素墨水笔逐页填写住院病历眉栏及各种表格。

(2)用红色水笔在体温单 40～42℃ 横线之间相应入院时间栏内,纵行填写入院时间。

(3)按顺序排列住院病历:体温单、医嘱单、入院记录、病史和体格检查单、病程记录、各种检验检查报告单、护理记录单、住院病历首页、门诊或急诊病历。

(4)填写入院登记本、诊断小卡(插在患者住院一览表上)、床尾卡(插在床头或床尾牌内)。

7.正确执行各项医嘱,通知配膳室为患者准备膳食。

8.耐心听取并解答患者的咨询,进行入院护理评估,填写入院护理评估单。

(二)急诊患者的护理

1.准备床单位。如为急危重症患者,应立即在危重病室或抢救室准备好床单位,按需加铺橡胶单、中单,如为急诊手术患者应备好麻醉床。

2.做好抢救准备。

3.认真进行交接。

4.配合抢救。

三、分级护理

根据患者病情的轻、重、缓、急,以及自理能力的不同,给予不同级别的护理措施,称为分级护理。临床上一般将护理级别分为四级,即特别护理、一级护理、二级护理、三级护理,见表4。

表 4　分级护理

护理级别	适用对象	护理内容
特别护理	病情危重,需随时观察,以便进行抢救的患者。如严重创伤、复杂疑难的大手术后、器官移植、大面积烧伤,以及某些严重的内科疾患	①安排专人 24 h 护理,严密观察病情及生命体征;②制订护理计划,严格执行各项诊疗及护理措施,及时、准确、逐项填写特别护理记录单;③备齐急救药品及用物,以便随时急用;④认真细致地做好基础护理,严防并发症,确保患者安全
一级护理	病情危重,需绝对卧床休息的患者,如各种大手术后、休克、昏迷、瘫痪、高热、大出血、肝衰竭、肾衰竭、早产儿等	①每 15～30 min 巡视患者 1 次,观察病情及生命体征;②制订护理计划,严格执行各项诊疗及护理措施,及时、准确、逐项填写特别护理记录单;③按需准备急救药品及用物;④认真细致地做好基础护理,严防并发症,满足患者身心两方面的需要
二级护理	病情较重,生活不能自理的患者,如大手术后病情稳定者以及年老体弱、慢性病不宜多活动者等	①每 1～2 h 巡视患者 1 次,观察病情;②按护理常规进行护理;③给予必要的生活及心理支持,了解病情动态,满足患者身心两方面的需要
三级护理	病情较轻,生活基本能自理的患者,如一般慢性病、疾病恢复期、手术前准备阶段等	①每日巡视患者 2 次,观察病情;②按护理常规进行护理;③给予卫生保健指导,督促患者遵守院规,满足患者身心两方面的需要

第二节　卧位

一、卧位的性质

根据患者的活动能力,卧位通常分为:主动卧位,被动卧位,被迫卧位。

二、常用的卧位

(一)仰卧位

1.去枕仰卧位

(1)要求:患者去枕仰卧,枕头横立于床头,头偏向一侧,两臂放于身体两侧,两腿自然放平。

(2)适用范围:①昏迷或全身麻醉未清醒的患者,用于防止呕吐物流入气管所引起的窒息或肺部并发症;②椎管麻醉或腰椎穿刺术后 6～8 h 的患者,用于防止颅内压降低所引起的头痛。因为穿刺后,脑脊液可自穿刺点漏出至脊膜腔外,造成颅内压降低,牵张颅内静脉窦和脑膜等组织,引起头痛。

2.中凹卧位

(1)要求:患者头胸抬高 10°～20°角,下肢抬高 20°～30°角。

(2)适用范围:休克患者。头胸部抬高,利于保持呼吸道通畅,改善缺氧;下肢抬高,利于静脉回流,增加心排血量,缓解休克症状。

3.屈膝仰卧位

(1)要求:患者仰卧,两臂放于身体两侧,两膝屈起并稍向外分开。

(2)适用范围:①腹部检查的患者,腹肌放松,利于检查;②导尿的患者,利于暴露操作部位。

(二)侧卧位

1.要求　患者侧卧,两臂屈肘,一手放于枕旁,另一手放于胸前,下腿伸直,上腿弯曲,必要时放置软枕。

2.适用范围

(1)灌肠、肛门检查,配合胃镜、肠镜检查。

(2)臀部肌内注射(下腿弯曲,上腿伸直)。

(3)预防压疮:与仰卧位交替以减少局部受压时间。

(三)半坐卧位

1.要求　摇床:摇起时,先摇床头支架呈 30°～50°角,再摇膝下支架,以防患者身体下滑;放平时,先放平膝下支架,再放床头支架。

2.适用范围

(1)心肺疾患引起呼吸困难的患者。原因:①在重力作用下,膈肌下降,胸腔容量加大,且腹腔内脏器对心、肺的压力减轻,增加肺活量;②部分血液滞留在下肢和盆腔,回心血量减少,减轻肺部淤血和心脏负担,改善呼吸困难。

(2)胸、腹、盆腔手术后或有炎症的患者。原因:①腹腔渗出液可流入盆腔,使感染局限化;②防止感染向上蔓延引起膈下脓肿。

(3)腹部手术后患者。原因:减轻腹部切口缝合处的张力,缓解疼痛,利于伤口愈合。

(4)某些面部及颈部手术后患者。原因:减少局部出血。

(5)疾病恢复期体质虚弱的患者。原因:使患者逐渐适应体位变化,利于向站立过渡。

(四)端坐卧位

1.要求　患者坐位,身体稍前倾,跨床小桌放于床上,桌上放软枕,患者可伏于桌上休息。

摇起床头支架呈 $70°\sim80°$ 角,膝下支架呈 $15°\sim20°$ 角,患者背部也可向后靠。

2.适用范围　急性肺水肿、心包积液、支气管哮喘急性发作时的患者,因极度呼吸困难而被迫端坐。

(五)俯卧位

1.要求　患者俯卧,两臂屈肘放于头两侧,两腿伸直,在胸、腹、髋部及踝部的下面各放一软枕,头偏向一侧(使舒适且利于呼吸)。

2.适用范围

(1)腰、背部检查,配合胰、胆管造影等。

(2)腰、背、臀部有伤口或脊椎手术后,患者不能平卧或侧卧。

(3)胃肠胀气所致腹痛。原因:可使腹腔容积增大,以缓解胃肠胀气。

(六)头低足高位

1.要求　患者仰卧,枕头横立于床头(保护头部),床尾垫高 $15\sim30$ cm。

2.适用范围

(1)肺部分泌物引流,使痰液易于咳出。

(2)十二指肠引流,以利于胆汁引流。

(3)妊娠时胎膜早破,以防止脐带脱垂。

(4)跟骨及胫骨结节牵引时,以利用人体重力作为反牵引力。

(七)头高足低位

1.要求　患者仰卧,枕头横立于床尾,床头垫高 $15\sim30$ cm。

2.适用范围

(1)颈椎骨折患者进行颅骨牵引时,以利用人体重作为反牵引力。

(2)减轻颅内压,以预防脑水肿。

(3)开颅手术后患者。

(八)膝胸位

1.要求　患者跪于床上,小腿平放,大腿与床面垂直,两腿稍分开,胸部贴于床面,腹部悬空,臀部抬起,两臂屈肘放于头两侧,头转向一侧。

2.适用范围

(1)肛门、直肠、乙状结肠的检查、治疗。

(2)矫正子宫后倾和胎位不正。

(3)产后促进子宫复原。

(九)截石位

1.要求　患者仰卧在检查台上,两腿分开并放于支腿架上,臀部齐床沿,两手放于身体两侧或胸前。注意遮挡及保暖。

2.适用范围

(1)会阴、肛门部位的检查、治疗、手术。

(2)产妇分娩时。

三、更换卧位的方法

(一)帮助患者翻身侧卧法

1.目的

(1)协助不能起床的患者更换卧位,使其舒适。

(2)预防压疮、坠积性肺炎等并发症。

(3)满足检查、治疗、护理的需要。

2.操作方法

方法一:一人协助患者翻身侧卧法,适用于体重较轻的患者。

(1)固定床轮。

(2)患者仰卧,两手放于腹部,两腿屈曲;各种导管安置妥当。

(3)先将患者肩、臀部移向护士侧,再移双下肢,护士一手扶肩一手扶膝部,轻推患者转向护士对侧。

(4)安置舒适卧位。

(5)记录翻身时间及皮肤情况。

方法二:两人协助患者翻身侧卧法,适用于体重较重或病情较重的患者。

(1)两位护士站在床的同侧,一人托住患者的颈肩部及腰部,另一人托住臀部及腘窝,两人同时抬起患者移向近侧;

(2)两护士分别扶住患者肩、腰、臀及膝部,同时轻轻将患者翻转向对侧。

(二)帮助患者移向床头

1.目的　协助已滑向床尾而自己又不能移动的患者移向床头,使其安全、舒适。

2.操作方法

方法一:一人协助患者移向床头法,适用于体重较轻的患者。

(1)放平床头支架,枕头横立于床头,以避免撞伤患者;各种导管安置妥当。

(2)患者仰卧屈膝,双手握住床头栏杆。

(3)护士一手托住患者肩部,一手托住患者臀部,同时嘱患者两脚蹬床面,挺身上移至床头。

方法二:两人协助患者移向床头法,适用于体重较重或病情较重的患者。

(1)患者仰卧屈膝。

(2)两位护士分别站在床的两侧,交叉托住患者的颈肩部及臀部,同时抬起患者移向床头。

(3)也可两位护士站在床的同侧,一人托住颈肩、腰部,另一人托住臀部、腘窝部,同法移向床头。

(三)注意事项

1.根据病情及皮肤受压情况,确定翻身间隔时间。如发现皮肤红肿或破损,应及时处理,并增加翻身次数,做好记录及交班。

2.协助患者翻身时,不可拖拉,防止皮肤擦伤。两人为患者翻身时,动作要协调一致,用力要平稳。

3.患者身上带有多种导管时,协助翻身前应先安置妥当,翻身后应检查有无脱落、扭曲、移位、受压等,以保持导管通畅。

4.特殊患者

(1)协助手术后患者翻身前,应检查伤口敷料,先换药再翻身。

(2)颅脑手术后患者,头部转动过剧可引起脑疝,导致突然死亡,因此一般只卧于健侧或平卧。

(3)进行骨牵引的患者,翻身时不可放松牵引。

(4)石膏固定、伤口较大的患者,翻身后应注意将患处置于合适位置,以防受压。

5.注意节力原则　翻身时护士应让患者尽量靠近自己,使重力线通过支撑面以保持平衡,缩短重力臂,以达到节力、安全的目的。

第三节　运送患者法

一、轮椅运送法

1.目的　护送能坐起但不能行走的患者;协助患者活动,以促进血液循环及体力恢复。

2.操作要点

(1)协助患者坐轮椅:轮椅后背与床尾平齐,翻起脚踏板,面向床头,固定车闸,如无车闸,护士可站在轮椅后固定轮椅;协助患者坐于轮椅上;患者坐稳后,翻下脚踏板,嘱患者双脚置于踏板上。

(2)协助患者下轮椅:将轮椅推至床尾,椅背与床尾平齐,固定车闸,翻起脚踏板,协助患者下轮椅。

3.注意事项

(1)使用前检查轮椅性能,以确保正常使用。

(2)推轮椅时,嘱患者手扶轮椅扶手,身体尽量向后靠,勿向前倾或自行下车;随时观察患者病情。下坡时要减慢速度,以免患者感觉不适或发生意外。

(3)寒冷季节注意保暖。

二、平车运送法

1.目的　运送不能起床的患者。

2.操作方法

(1)挪动法:适用于病情允许,并能在床上配合的患者。

①将平车紧靠床边,大轮端靠床头,固定车闸。

②移动顺序:按上半身、臀部、下肢的顺序向平车移动,头部卧于大轮端;自平车移回床时,顺序相反,先移动下肢,再移上半身。

(2)单人搬运法:适用于体重较轻或儿科患者,且病情允许的患者。

①平车头端(大轮端)与床尾呈钝角,固定好车闸。

②护士立于床边,屈膝,两脚前后分开,一臂自患者腋下伸至对侧肩部外侧,另一臂伸至患者大腿下。患者双臂交叉于护士颈部。护士将患者抱起,移步转身,轻放于平车中央。

(3)两人或三人搬运法:适用于病情较轻,但自己不能活动或体重较重的患者。

①两人搬运时:甲一手臂托住患者头、颈、肩部,另一手臂托住腰部;乙一手臂托住臀部,另

一手臂托住腘窝处。

②三人搬运时:甲托住患者头、颈、肩和背部,乙托住患者腰和臀部,丙托住患者腘窝和小腿部。

(4)四人搬运法:适用于颈、腰椎骨折,或病情较重的患者。

①平车紧靠床边,大轮端靠床头,固定车闸。在患者腰、臀下铺帆布兜或中单。

②甲站在床头,托住患者头、颈、肩部;乙站在床尾,托住患者双腿;丙和丁分别站在病床和平车两侧,紧紧抓住帆布兜或中单四角。

3.注意事项

(1)搬运前要仔细检查平车,以确保患者安全。

(2)搬运时要注意节力,身体尽量靠近患者,同时两腿分开,以扩大支撑面。搬运动作要轻、稳,多人搬运时应协调一致,以保证患者的安全、舒适。

(3)运送过程中要注意以下事项。

①患者头部应卧于大轮端,以减轻由于转动过多或颠簸所引起的不适。

②护士站在患者头侧,以利于观察病情。

③平车上、下坡时,患者的头部应在高处,以防引起患者不适。

④有引流管及输液管时,要固定妥当并保持通畅。

⑤运送骨折患者,平车上要垫木板,并将骨折部位固定好。

⑥运送过程中要保持车速平稳。

⑦进出门时,应先将门打开,不可用车撞门,以免震动患者、损坏建筑物。

⑧冬季要注意保暖,以免受凉。

第四节　患者出院的护理

一、出院前的护理

1.通知患者及家属　医生根据患者康复情况,开具出院医嘱。护士根据出院医嘱,通知患者及家属出院的日期,协助其作好出院准备。

2.办理出院手续

(1)护士填写出院通知单,总结住院费用。

(2)指导患者或家属到出院处办理出院手续。

(3)患者出院后如需继续服药,护士凭处方领取药物,交给患者并指导正确用药。

3.出院指导　针对患者情况作好出院指导,如饮食、休息、用药、功能锻炼、定期复查及心理调节等方面的注意事项。

4.征求意见。

5.护送患者出院。

二、有关文件的处理

1.填写出院时间　用红色水笔在体温单40～42℃横线之间相应时间栏内,纵行填写出院时间。

2. 注销卡片　注销各种卡片,如诊断卡、床头(尾)卡、服药卡、饮食卡、治疗卡等。

3. 整理出院病历　交病案室保存。出院病历的排列顺序:住院病历首页、出院(或死亡)记录、入院记录、病史和体格检查单、病程记录、各种检查检验报告单、护理记录单、医嘱单、体温单。

4. 填写患者出院登记本。

三、床单位的处理

1. 撤下病床上污被服,放入污衣袋,送洗衣房处理。

2. 床垫、床褥、棉胎、枕芯用紫外线灯照射消毒或在日光下曝晒 6 h。

3. 病床及床旁桌椅用消毒溶液擦拭;非一次性脸盆、痰杯用消毒溶液浸泡。

4. 病室开窗通风。

5. 铺备用床,准备迎接新患者。

6. 传染病患者的病室及床单位,需按传染病终末消毒法处理。

(张立民　李　杨　杨翠萍)

第十章 危重患者护理

第一节 病情观察

病情观察是护理工作的一项重要内容,也是护理危重患者的先决条件,护士应熟悉病情观察的内容和各类患者观察病情的重点,并在工作中不断培养主动观察病情的能力。

一、病情观察的目的与要求

(一)病情观察的目的

1.为诊断、治疗、护理提供依据,并预测疾病的发展趋势和转归。

2.了解治疗效果和用药反应,及时发现病情变化或各种并发症,做到严密观察,准确判断病情,并采取积极的护理措施。

(二)病情观察的要求

1.护士要提高病情观察能力,主动利用一切机会观察病情。

2.认真准确的记录,在记录中能计量表示的要用具体数字表示,如体温、尿量等,不能量化的要表达准确,并表达轻重程度。

3.观察病情要有针对性,护士应熟悉每位患者的病情和目前的治疗护理主要措施,根据不同患者、不同病情、不同环境等确定不同的重点观察内容,从而使病情观察更有目的性。

4.重点扼要交班,发现特殊变化时要及时通知有关人员并进行积极处理。

二、病情观察的内容和方法

(一)病情观察的方法

病情观察是通过视、听、触、嗅等感觉器官及辅助工具来获得患者资料的过程。通过视觉观察患者的状态,如呼吸、面色、瞳孔等,观察患者现存的或潜在的不安全因素,如未设床栏等,观察患者周围环境状况,如病房的温度、湿度、光线等;通过听觉听取患者的主诉,辨别患者的心率、呼吸、咳嗽等异常变化;通过触觉测知患者身体某部的结构功能是否正常,如脉搏过速或过缓、皮肤湿冷或干热;通过嗅觉,辨别患者呼吸气味、排泄物的特殊气味及周围环境的气味等;通过医疗仪器设备等辅助工具的应用,获取患者临床监测指标。

(二)病情观察的内容

1.一般情况观察

(1)发育:通常以年龄、智力、身高、体重及第二性征之间的关系来判断发育是否正常。正常成人判断标准为:胸围等于身高的一半,头长等于身高的1/7,两上肢展开的长度约等于身高,坐高等于下肢的长度。

(2)饮食与营养:饮食在疾病治疗中占有重要地位,不同疾病,饮食也各有不同,应严格遵循饮食原则。营养状态是根据皮肤、毛发、皮下脂肪、肌肉的发育情况综合判断的,分为良好、中等、不良三个等级。

目测判断营养状况:最简便且迅速的方法是皮下脂肪充实的程度,其最适宜的部位在前臂屈侧或上臂背侧下 1/3。营养状态分级:①良好:黏膜红润、皮肤光泽、弹性良好,皮下脂肪丰满而有弹性,肌肉结实,指甲、毛发润泽,肋间隙及锁骨上窝深浅适中,肩胛部和股部肌肉丰满;②不良:皮肤黏膜干燥、弹性降低,皮下脂肪菲薄,肌肉松弛无力,指甲粗糙无光泽,毛发稀疏,肋间隙及锁骨上窝凹陷,肩胛骨和髂骨嶙峋突出;③中等:介于上述两者之间。

(3)表情和面容:健康人表情自然,面色红润。疾病可使患者的表情与面容出现痛苦、忧虑、疲惫等变化。疾病发展到一定程度,可出现特征性的面容和表情,如急性病容表现为面色潮红、鼻翼扇动、口唇疱疹、表情痛苦,见于大叶性肺炎等急性热病;慢性病容表现为面容憔悴,面色灰暗或苍白,目光暗淡,见于恶性肿瘤、结核等慢性消耗性疾病;满月面容表现为面如满月,皮肤发红,常伴有痤疮和小须,见于肾上腺皮质功能亢进患者。

(4)体位与姿势

体位是指患者身体所处的状态,分为主动卧位、被动卧位和被迫卧位,如极度衰竭或意识丧失的患者常呈被动卧位;心力衰竭患者常采取被迫半坐卧位,以减轻心脏负担并改善呼吸困难;支气管哮喘患者采取端坐位以缓解呼吸困难。

姿势是指举止的状态。健康成人躯干端正,肢体动作灵活适度。患者的姿势与疾病有密切关系,如胃、十二指肠溃疡或胃肠痉挛性疼痛的患者常捧腹而行。

(5)皮肤、黏膜:皮肤黏膜的颜色、温度、湿度、弹性、出血、水肿等情况常是全身性疾病的一种表现,如贫血患者皮肤苍白;休克患者皮肤苍白湿冷;肝胆疾病患者常有巩膜黄染;缺氧患者口唇、耳郭、面颊、指端皮肤紫绀;出血性疾病、重症感染患者皮肤黏膜可出现瘀点、紫癜、瘀斑、血肿;肾性水肿患者多于晨起眼睑、颜面水肿;心性水肿患者则表现为下肢水肿。

(6)呕吐物:呕吐是胃内容物经口吐出体外的一种反射动作,应注意呕吐方式及呕吐物的性状、色、量、味,如:一般的呕吐物均为消化液和食物;颅内压增高时呕吐为喷射状;急性大出血呕吐物呈鲜红色,陈旧性出血呕吐物呈咖啡色,胆汁反流呕吐物呈黄绿色,滞留在胃内时间较长的呕吐物呈暗灰色;正常成人胃内容量约为 300 ml,如呕吐量超过胃内容量,应考虑有无幽门梗阻或其他异常情况;普通呕吐物呈酸味,胃内出血可呈碱味,食物在胃内停留时间较长呈腐臭味,含有大量胆汁呈苦味,肠梗阻时呈粪臭味。

(7)排泄物:包括粪、尿、汗液、痰液、引流液等,注意观察其量、色、味、性状等。

2.生命体征 生命体征的观察包括对体温、脉搏、呼吸和血压的观察。

3.神经精神状况的观察

(1)意识:意识是大脑高级神经中枢功能活动的综合表现,正常人意识清楚,反应敏锐而精确,思维合理,定向力正常。凡影响大脑功能活动的疾病均会引起不同程度的意识改变,也称意识障碍,根据意识障碍的程度一般分为:

①嗜睡:最轻的意识障碍,患者持续地处于睡眠状态,能被唤醒,醒后能正确回答问题和做出各种反应,刺激去除后很快又入睡。

②意识模糊:患者对周围环境不关心,答话简短迟钝,表情淡漠,对时间、地点、人物的定向力完全或部分障碍,可有错觉、幻觉、躁动不安、谵妄或精神错乱。

③昏睡:接近于人事不省的意识状态,患者处于熟睡状态,不易唤醒,醒后不能正确回答问题,刺激停止后即进入熟睡。

④昏迷：是最严重的一种意识障碍，也是病情危急的信号，按其程度可分为：a.轻度昏迷，意识大部分丧失，无自主运动，对周围事物及声、光刺激无反应，对强烈刺激（如压迫眶上缘）可有痛苦表情及躲避反应；角膜反射、瞳孔对光反射、吞咽反射、眼球运动等可存在；生命体征一般无改变，可有大小便潴留或失禁。b.中度昏迷，对周围事物及各种刺激全无反应，对剧烈刺激可出现防御反射，角膜反射减弱，瞳孔对光反射迟钝，眼球无转动。c.深度昏迷，意识完全丧失，对各种刺激全无反应，全身肌肉松弛，深、浅反射均消失。

（2）瞳孔：瞳孔变化是许多疾病病情变化的一个重要指征。观察瞳孔要注意两侧瞳孔的形状、位置、边缘、大小、反应等。正常瞳孔为圆形，位置居中，边缘整齐，两侧等大，在自然光线下直径为 2～5 mm，对光反射和调节反射两侧相等。瞳孔直径小于 2 mm 称瞳孔缩小，瞳孔直径大于 5 mm 称瞳孔扩大。

病理情况下，瞳孔缩小见于有机磷农药、药物（毛果芸香碱、吗啡、氯丙嗪）反应，单侧瞳孔缩小常提示同侧小脑幕孔疝；双侧瞳孔扩大见于双侧小脑幕孔疝、枕骨大孔疝、颠茄类药物中毒等；双侧瞳孔扩大伴对光反射消失为濒死状态的表现；单侧瞳孔扩大、固定见于同侧小脑幕孔疝；双侧瞳孔大小不等提示有颅内病变如脑疝，病变部位在瞳孔扩大侧；重症患者突然瞳孔扩大，是病情急剧恶化的标志。

瞳孔对光反射包括瞳孔直接对光反射和瞳孔间接对光反射：①直接对光反射是将光源直接照射被检查者瞳孔，观察瞳孔变化；②间接反射是指光线照射一眼时，另一眼瞳孔立即缩小，移开光线，瞳孔扩大。间接对光线反射检查时，应以一手挡住光线，以防光线照射到要检查之眼而形成直接对光反射。

4.心理状态　心理状态的观察包括患者的语言与非语言行为、思维过程、认知感知能力、异常情绪、对疾病的认识等。

5.自理能力　观察患者的活动能力及耐力，是否借助轮椅或义肢等辅助器具，自理程度又分为完全依赖、协助、自理三个等级。

6.其他　如常见症状的观察，特殊检查、治疗反应的观察等。

三、各类患者的观察重点及要求

（一）新入院患者

1.初步评估病情，确定观察的内容　护士对新入院患者应及早实施入院健康状况的评估，根据患者的主诉、病史、各种检查结果，结合患者的入院方式和一般状况，对病情及其轻重做出初步判断，找出主要护理问题，并确定重点观察的内容。

2.注意观察病情进展情况　新入院患者病情尚在发展中，护士应注意观察患者的生命体征和症状的变化，以防忽略某些重要病情。

3.注意心理状态的观察　新入院患者对医院环境、人员、生活习惯都很陌生，为自身疾病能否治愈担心，容易出现很多复杂的心理问题，护士应尽快帮助患者熟悉和适应住院环境，从而积极主动配合，参与到治疗护理中来。

（二）老年患者

1.注意观察症状、体征不典型的病情　老年患者新陈代谢低下，感觉迟钝，患重病时往往反应不明显。因此护士应做到细致、全面的观察，及时准确地判断病情变化。

2.注意观察有无脑及心血管意外　护士应注意观察心脑血管意外发生的先兆症状，以便尽早发现病情变化,采取防治措施。

3.注意观察并发症　老年患者起病潜隐,病程迁延,抵抗力差,疾病恢复慢,容易出现并发症,护士应加强观察。

4.注意观察心理状态　护士在工作中应做到尊重患者,细心观察,并给予针对性的疏导,同时应耐心听取主诉,并认真核实以准确掌握病情。

(三)小儿患者

小儿患者对生疏的环境和医务人员适应性差,易产生害怕、恐惧心理,加之表达能力差,不能具体诉说病情,因此,护士应重点观察患儿的精神状态、饮食、大小便的性状及颜色、啼哭的声音等,护士应观察病情并及时、准确适当处理。

(四)危重患者

危重患者病情重、复杂、变化快,若不及时发现病情变化,可能延误抢救而影响预后,甚至威胁生命。因此,护士应重点观察其生命体征及相关的症状、体征,以及早发现或预见病情变化,采取预防或应急措施,抢救患者生命。

第二节　危重患者的抢救

抢救危重患者是医疗护理工作中一项紧急任务,危重患者随时可能出现生命危险,必须争分夺秒,护士应从组织上、物质上、技术上做好充分准备,常备不懈,遇有危重患者要立即配合抢救。

一、抢救工作管理

(一)抢救工作的组织管理

1.立即指定抢救负责人,组成抢救小组　科室性抢救一般由科主任、护士长负责组织指挥,科室领导不在时,由在场工作人员中职务最高者负责指挥,各级人员听从指挥,态度严肃认真,动作迅速正确,既要分工明确,又要密切协作。

2.即刻制定抢救方案　护士应参与制定抢救方案,并负责抢救方案的有效实施。

3.制订抢救护理计划　及时准确地找出主要护理问题,并采取正确、有效的护理措施。

4.配合医生进行抢救　一切抢救物品应合理放置,护士态度严肃认真,动作迅速准确。

5.做好抢救记录及查对工作　一切抢救措施要做好记录,要求准确、清晰、扼要、全面、完整,且注明时间。各种急救药物经两人核对无误后方可使用。执行口头医嘱时,护士要复述一遍,双方确认无误后方可执行,抢救完毕后,请医生及时补写医嘱和处方。抢救中各种空安瓿、输液空瓶、输血空袋等应集中放置以便统计查对。

6.安排护士随医生参加每次查房、会诊、病例讨论。

7.严格执行“五定”制度　护士应熟悉抢救物品的性能和使用方法,并会排除一般故障。

8.做好抢救后病情观察和交接班工作。

(二)抢救设备

1.抢救室　由专人负责,急诊室要有单独抢救室;病区抢救室宜设置在靠近护士办公室的单独房间内。抢救室要宽敞、明亮、安静、整洁。

2.抢救床　最好选用能升降的活动床,另备木板1块,以做胸外心脏按压时使用。

3.抢救车　需配备下列物品。

(1)急救药品:常见急救药品见表5。

表 5　常用急救药品

类别	药物
中枢兴奋药	尼可刹米(可拉明)、山梗菜碱(洛贝林)等
升压药	去甲肾上腺素、盐酸肾上腺素、异丙肾上腺素、间羟胺、多巴胺等
降压药	利舍平、肼屈嗪、硫酸镁注射液等
强心药	去乙酰毛花苷 C(西地兰)、毒毛旋花子苷 K 等
抗心律失常药	利多卡因、维拉帕米、普鲁卡因胺等
血管扩张药	甲磺酸酚妥拉明、硝酸甘油、硝普钠等
止血药	安特诺新(安络血)、酚磺乙胺(止血敏)、氨甲苯酸(止血芳酸)、维生素 K_1、鱼精蛋白、垂体后叶素等
扩张支气管药	氨茶碱等
止痛镇静药	哌替啶(杜冷丁)、苯巴比妥(鲁米那)、氯丙嗪(冬眠灵)、吗啡等

(2)各种无菌急救包:静脉切开包、气管插管包、气管切开包、开胸包、导尿包、穿刺包等。

(3)一般用物:治疗盘、血压计、听诊器、开口器、压舌板、舌钳、手电筒、止血带、输液架、输液器及输液针头、输血器、各种注射器及针头、各种型号及用途的橡胶导管或硅胶导管、玻璃接头、绷带、夹板、宽胶布、无菌敷料、无菌治疗巾、无菌手套、火柴、酒精灯、多头电源插座、皮肤消毒用物等。

(4)急救器械:氧气及加压给氧设备、吸引器、心电图仪、电除颤器、心脏起搏器、简易呼吸器、人工呼吸器、电动洗胃机等。

二、危重患者的支持性护理

1.密切观察病情变化　密切观察危重患者的生命体征和其他变化,准确记录各项监测指标,及时发现异常情况,为准确有效的处理提供重要依据。如出现呼吸停止、心跳停止等异常情况,要立即通知医生,积极配合急救处理,以免贻误抢救时机。

2.保持呼吸道通畅　昏迷患者头应偏向一侧,及时吸痰与清理呕吐物,防止窒息。人工气道患者,经常翻身、及时吸痰、拍背,以改善通气状态,防止继发感染。

3.确保安全　对意识丧失、谵妄或昏迷的患者要保证其安全,必要时可使用保护具。牙关紧闭抽搐的患者,可用压舌板裹上数层纱布,放于上下磨牙之间,以免咬伤舌,光线适宜,工作人员动作轻,以免因外界刺激而引起抽搐。

4.做好眼、口鼻及皮肤护理　危重患者眼、口鼻有分泌物,应经常用湿棉球或纱布擦拭,保持清洁。眼睑不能自行闭合的患者,易发生角膜溃疡、结膜炎,可涂清霉素眼膏或盖凡士林纱布,以保护角膜。注意患者的清洁卫生,做好口腔护理及皮肤护理,防止口腔和皮肤发生感染。病情允许时,可为患者做肢体的被动运动,以促进血液循环,预防并发症的发生。

5.补充营养及水分 帮助自理缺陷的患者进食,对不能经口进食者,可给予鼻饲或静脉高营养支持;对体液不足的患者(如大量引流液或额外体液丧失),应按医嘱补充足够的水分。

6.做好排泄护理 如发生尿潴留,可采取诱导排尿的方法,必要时导尿。如留置导尿者,要保持引流通畅,做好外阴清洁消毒工作,防止泌尿系统感染。便秘者可给予缓泻药物或灌肠,大小便失禁者应注意清洗局部皮肤黏膜,尤其是肛周黏膜,保持清洁干燥,预防发生破损,注意观察骶尾部皮肤变化,预防压疮的发生。

7.加强引流管护理 危重患者身上常置有多种引流管,护士应将各管妥善固定,安全放置,防止堵塞、扭曲、脱落,并保持通畅,严格无菌操作,定期更换和消毒引流管、引流袋(瓶),防止逆行感染。

8.注重心理护理 危重患者常常会表现出各种各样的心理问题,护士应密切观察患者的心理变化,安装人工气道或使用呼吸机者因无法交谈,要注意观察患者的视线和表情,或准备笔、纸,让患者写出要表达的意思。鉴于危重患者的特殊性,心理护理更多的是通过非语言交流来完成,护士态度应和蔼、宽容、诚恳、富有同情心,语言简练、贴切、易于理解,当治疗效果不佳时,更应鼓励和安慰患者,以增强其治疗的信心,帮助患者尽快适应环境。

三、常用抢救方法

(一)洗胃法

洗胃法是将洗胃导管由口腔或鼻腔插入胃内,利用重力、虹吸或负压吸引作用的原理,将大量溶液灌入胃腔反复冲洗的技术。

1.操作目的

(1)解毒:清除胃内毒物或刺激物,减少毒物的吸收,还可利用不同灌洗液进行中和解毒,洗胃应尽早进行,一般在服毒物 6 h 内洗胃均有效,超过 6 h 也不应放弃洗胃。

(2)减轻胃黏膜水肿:幽门梗阻者通过洗出胃内潴留食物,减轻潴留物对胃黏膜的刺激,减轻胃黏膜水肿和炎症。

(3)手术或某些检查前的准备:主要是胃部手术或检查,通过洗胃,既可利于检查,又可防止或减少术后感染。

2.操作准备

(1)环境准备:安静、整洁,必要时遮挡患者以保护患者自尊。

(2)患者准备:患者体位舒适。

(3)用物准备:①治疗盘内放洗胃管、量杯、水温计、压舌板、镊子、棉签、弯盘、50 ml 注射器、听诊器、手电筒、胶布、纱布、液体石蜡、必要时备开口器、检验标本容器或试管、毛巾、塑料围裙或橡胶单;②洗胃溶液:根据毒物性质选用洗胃溶液(见表6);温度 25~38℃,量 10000~20000 ml;③水桶 2 只(1 只盛洗胃液,1 只盛污水);

根据洗胃法不同另备物品。

①漏斗胃管洗胃法另备:漏斗洗胃管;②电动吸引器洗胃法另备:输液架、输液瓶、输液导管、Y 形三通管、调节器、电动吸引器;③自动洗胃机洗胃法另备:自动洗胃机。

表6　常见毒物解毒的灌洗液和禁忌药物

毒物	解毒用灌洗液	禁忌药物
酸性物	乳类、蛋清水、米汤[1]	强酸药液
碱性物	5%醋酸、白醋、蛋清水、牛奶	强碱药液
氰化物	3%过氧化氢引吐，1∶15000～1∶20000 高锰酸钾洗胃	
敌敌畏	2%～4%碳酸氢钠，1∶15000～1∶20000 高锰酸钾洗胃	
1605、1059、4049(乐果)	1%盐水、2%～4%碳酸氢钠洗胃[2]	高锰酸钾[3]
敌百虫	1%盐水或清水洗胃，1∶15000～1∶20000 高锰酸钾洗胃	碱性药物[4]
DDT、666	温开水或生理盐水洗胃，50%硫酸镁导泻	油性泻药
酚类	50%硫酸镁导泻、温开水或植物油洗胃至无酚味为止，洗胃后多次服用牛奶、蛋清保护胃黏膜	
巴比妥类(安眠药)	1∶15000～1∶20000 高锰酸钾洗胃，硫酸钠导泻[5]	
异烟肼(雷米封)	1∶15000～1∶20000 高锰酸钾洗胃，硫酸钠导泻	
抗凝血素类(敌鼠钠等)	催吐、温开水洗胃、硫酸钠导泻	碳酸氢钠溶液
有机氟类(氟乙酰胺等)	0.2%～0.5%氯化钙或淡石灰水洗胃，硫酸钠导泻，饮用豆浆、蛋白水、牛奶等	
磷化锌	1∶15000～1∶20000 高锰酸钾洗胃，硫酸铜[6]	鸡蛋、牛奶、脂肪及其他油类食物[7]

注：①蛋清可黏附在黏膜或创面上，从而起保护作用，并可使患者减轻疼痛。

②氧化剂能将化学性毒品氧化、改变其性能，从而减轻或去除其毒性。

③1605、1059、4049(乐果)等禁用高锰酸钾洗胃，否则可氧化成毒性更强的物质。

④敌百虫遇碱性药物可分解出毒性更强的敌敌畏，其分解过程随碱性的增强和温度的升高而加速。

⑤巴比妥类药物采用硫酸钠导泻，是利用其在肠道内形成的高渗透压，阻止肠道水分和残存的巴比妥类药物吸收，促其尽早排出体外。硫酸钠对心血管和神经系统没有抑制作用，不会加重巴比妥类药物的中毒。

⑥磷化锌中毒时，口服硫酸铜可使其成为无毒的磷化铜沉淀、阻止吸收，并促使其排出体外。

⑦磷化锌易溶于油类物质，忌用脂肪性食物，以免促进磷的溶解吸收。

3.操作方法

(1)漏斗胃管洗胃法：操作方法如下。

①将用物推至床头，说明目的，使之配合。

②患者取坐位或半卧位，昏迷患者取平卧位，头偏向一侧。有活动义齿先取下。必要时先进行气管插管术，避免误吸或窒息。

③给患者穿上橡皮围裙，下接污水桶，置弯盘于口角处，插管方法同上。证实胃管插入胃内后，抽尽胃液，然后举漏斗高过头部 30～50 cm，将洗胃液慢慢倒入漏斗 300～500 ml。当漏斗内溶液尚未流尽时，迅速将漏斗降低于胃的位置，并倒置于盛水桶内，利用虹吸作用原理引出胃内灌洗液，若引流不畅时，可使用胃管中段橡皮球给予加压吸引，再高举漏斗倒入溶液，如此反复灌洗，直至洗出液澄清无味为止。洗胃完毕，注入 50%硫酸镁 40 ml，上提胃管至硫酸

镁流完后,反折胃管以纱布包裹,迅速拔出,协助患者漱口,擦净面部整理用物。

④必要时留取标本送检验。

(2)电动洗胃机洗胃法:操作方法如下。

①接通电源,检查各个管道是否连接正确牢固,机器运转是否正常,水温 25～38℃。

②将用物推至床头,说明目的,使之配合。

③患者取坐位或半卧位,昏迷患者取平卧位,头偏向一侧。有活动义齿先取下(必要时先进行气管插管术,避免误吸或窒息)。

④给患者穿上橡皮围裙,下接污水桶,操作者戴一次性手套,用石蜡油棉签润滑胃管前端,从口缓慢插入,当胃管进入 10～15 cm 时,嘱患者做吞咽动作,再插入至 45～55 cm,证实在胃内后,固定胃管,连接胃管的管道,按手吸按钮,抽尽胃液。然后按自动按钮,吸液、冲液交替进行,直至洗出为澄清无味为止。如遇中途阻塞不畅,可以按手冲、手吸按钮,反复抽洗,直到通畅为止。每次进水量不超过 500 ml。洗胃完毕,注入 50% 硫酸镁 40 ml,上提胃管至硫酸镁完全进入后,反折胃管以纱布包裹,迅速拔出,协助患者漱口,擦净面部整理用物。

⑤必要时留取标本送检验。

4.注意事项

(1)急性中毒患者应迅速采取口服催吐法,必要时进行洗胃,以减少毒物的吸收。当中毒物质不明时,应抽出胃内容物送检,洗胃液可选用温开水或生理盐水。

(2)强腐蚀性毒物(强酸、强碱)中毒,食管阻塞、食管狭窄、食管胃底静脉曲张、上消化道溃疡、癌症等患者禁忌洗胃。

(3)吞服强酸或强碱等腐蚀性毒物,可按医嘱给予药物或迅速给予物理性对抗剂,如牛奶、豆浆、蛋清、米汤等,以保护胃黏膜。

(4)洗胃过程中严密观察病情变化,如有血性液体流出或出现虚脱现象,应立即停止洗胃。

(5)为幽门梗阻者洗胃宜在饭后 4～6 h 或睡前进行,应记录胃内潴留量,以了解梗阻情况,供临床输液参考。

(6)小儿洗胃灌入量不宜过多,婴幼儿每次灌入量以 100～200 ml 为宜。小儿胃呈水平位,插管不宜过深,动作轻柔,对患儿应稍加约束或酌情给予镇静剂。

(二)吸氧法

吸氧法是常用的急救措施之一,通过给患者吸入氧气以提高血氧含量及动脉血氧饱和度,纠正缺氧。

1.缺氧的程度和症状(表7)

表7　缺氧的程度和症状

程度	发绀	呼吸困难	神志	血气分析	
				动脉血氧分压(PaO_2/mmHg)	动脉血氧饱和度(SaO_2)(%)
轻度	不明显	不明显	清楚	>50	>80
中度	明显	明显	正常或烦躁不安	30～50	60～80
重度	显著	严重	昏迷或半昏迷、三凹征明显	<30	<60

2.供氧装置

(1)中心供氧装置　氧气是通过中心供氧站提供,中心供氧站通过管道将氧气输送至各病区床单位、门诊、急诊科。中心供氧站通过总开关进行管理,各用氧单位在墙壁的管道出口处连接特制的流量表,以调节氧流量。

(2)氧气筒供氧装置

①氧气筒:为圆柱形无缝钢筒,筒内氧气压力可达 150 kg/cm²,容纳氧气 6000 L。a.总开关:在筒的顶部,可控制氧气的放出。使用时将总开关向逆时针方向旋转 1/4 周,即可放出足够的氧气。b.气门:位于氧气筒颈部的侧面,与氧气表连接,是氧气的输出口。

②氧气表:由以下几部分组成:a.压力表:能测知筒内压力,以 MPa 或 ks/cm² 表示,压力越大说明氧气贮存量越多。b.减压器:是一种弹簧自动减压装置,可将氧气筒内压力减至 2～3 ks/cm²,使流量平稳,保证安全。c.流量表:用来测定每分钟氧气的流出量,流量表内有浮标,当氧气通过流量表时,浮标吹起,从浮标上端平面所指刻度,可以测知每分钟氧气的流出量。d.湿化瓶:瓶内装入 1/3 或 1/2 无菌蒸馏水或灭菌水以湿化氧气,急性肺水肿患者可选用 20％～30％乙醇作为湿化液,湿化瓶管每天更换消毒,瓶内液体应每天更换一次。e.安全阀当氧气流量过大,压力过高时,安全阀内部活塞即自行上推,将过多氧气由四周的小孔排出,以保证安全。

③氧气筒架:用于搬运和固定氧气筒,以防止氧气筒倾倒。

④装表法:a.吹尘:将氧气筒置于架上,打开总开关,使小量气体从气门处流出,随即迅速关好总开关,避免灰尘进入氧气表。b.接流量表:将表接于氧气筒的气门上,用手初步旋紧,然后将表后倾,用扳手旋紧。c.接湿化瓶。d.检查:确认流量表处于关闭状态,打开总开关,再打开流量表的调节阀,检查氧气流出量是否通畅,有无漏气。关紧氧气表开关,备用。

⑤卸表法:a.放余气:旋紧总开关,打开流量表的调节阀,放出余气,再关好流量表的调节阀,卸下湿化瓶。b.一手持表,一手用扳手旋松氧气表的螺帽,然后再用手旋开,将表卸下。

3.氧气成分、氧浓度、氧流量及用氧时间的换算法

(1)氧气成分:根据条件和患者的需要,一般选用 99％的氧气或 5％的二氧化碳和纯氧的混合气体。

(2)吸氧浓度:氧浓度即氧在空气中的百分比。氧气在空气中浓度为 20.93％。根据给氧浓度的高低,可分为:①低浓度给氧:吸入氧浓度低于 35％;②中浓度给氧:吸入氧浓度为 35％～60％;③高浓度给氧:吸入氧浓度高于 60％。

(3)吸氧浓度(％)＝21＋4×氧流量(L/min)

4.氧气吸入的方法

(1)双侧鼻导管法:鼻导管有 2 根短管,可分别插入两个鼻腔,方法简单,患者相对比较舒适,适合小儿和长期使用者。

(2)单侧鼻导管法:将鼻导管从一侧鼻腔插入至咽部,此法节省氧气,但刺激鼻腔黏膜,长时间使用患者感觉不舒适。

(3)鼻塞法:鼻塞分为单侧和双侧,使用时将鼻塞塞入鼻前庭内即可。此法对鼻黏膜刺激小,患者感觉舒适,使用方便,临床广泛应用。

(4)漏斗法:以漏斗代替鼻塞,连接通气管,将漏斗置于患者口鼻处 1～3 厘米,用绷带设法固定。此法简单,但较浪费氧气,多用于婴幼儿或气管切开的患者。

(5)面罩法:将面罩置于患者口鼻处,氧气自下端输入,呼出的气体从面罩的侧孔排出。

(6)氧气帐法:氧气帐是透明的、可折叠的塑料结构的帐篷,带有电动机械,用于循环帐篷内空气并使其降温,达到冷却的作用。此法适合于需要冷而湿的空气的儿科患者,如肺炎患儿。

(7)氧气枕法:氧气枕是一长方形橡胶枕,枕角有一橡胶管,上有调节器可调节氧气流量,在家庭氧疗、危重患者的抢救和转运中,可以氧气枕临时代替氧气装置供氧。新的氧气枕因枕内含有粉尘,充气前应用自来水灌满氧气枕,在枕外用手揉捏放水,反复进行,直至放水洁净为止。

5.操作目的　通过给患者吸入氧气以提高血氧含量及动脉血氧饱和度,纠正缺氧。

6.操作准备

(1)环境准备:注意安全,严防明火、高温。

(2)患者准备:患者体位舒适。

(3)用物准备:供氧装置一套、治疗盘内备鼻塞或鼻导管、小药杯(内盛冷开水)、纱布、棉签、胶布、玻璃接管、弯盘、安全别针、扳手、氧气记录单、笔等。

7.操作方法(以双侧鼻导管吸氧为例)

(1)核对解释:核对医嘱,洗手,备齐用物至床旁,核对向患者解释操作目的和方法,告知用氧有关知识。

(2)连接检查:连接给氧装置,打开氧气开关,检查设备功能是否正常、管道有无漏气。

(3)清洁鼻腔:取棉签,蘸冷开水清洁双侧鼻腔,棉签置弯盘。

(4)连接调节:连接鼻导管和玻璃接头,先开流量调节阀,确定氧气流出通畅后,调节至所需流量,湿化双孔鼻导管。

(5)插吸氧管:将双孔吸氧管插入患者鼻孔。

(6)固定导管:挂在耳后固定,调节松紧扣。

(7)记录观察:记录用氧时间及流量,患者在用氧期间加强巡视。

(8)拔管停氧:①停用氧气时,先拔出鼻导管,然后关总开关,无余气时关流量调节阀;②协助患者取舒适体位。

(9)记录整理:整理用物,记录患者给氧时间和停止时间,及用氧后呼吸改善情况。

8.注意事项

(1)严格遵守操作规程,注意用氧安全,切实做好"四防",即防火、防震、防热、防油。氧气筒应安置在阴凉处,周围严禁烟火和易燃品,至少离火炉 5 米、暖气 1 米,氧气表及螺旋口上勿抹油,搬运时避免倾倒和震动。

(2)使用氧气时,应先调节流量而后应用;停用时先拔出导管,再关闭氧气开关;中途改变流量时,先将氧气和鼻导管分离,调节好流量后再接上,以免一旦关错开关,大量氧气突然冲入呼吸道而损伤肺组织。

(3)在用氧过程中可根据患者脉搏、血压、精神状态、皮肤颜色及湿度、呼吸方式、血气分析等来衡量氧疗的效果。

(4)持续鼻导管用氧者,每日更换鼻导管 2 次以上,双侧鼻孔交替插管,使用鼻塞、头罩者每天更换一次,面罩者每 4～8 h 更换一次。

(5)氧气筒内氧气不可用尽,压力表上指针降至 5 kg/cm² 时,即不可再用,以防灰尘落入筒内,于再次充氧时引起爆炸。

(6)对未用或已用空的氧气筒,应分别悬挂"满"或"空"的标志,以便及时调换。

(三)吸痰法

吸痰法是指利用负压作用,用导管经口、鼻腔、人工气道将呼吸道分泌物吸出,以保持呼吸道通畅的一种方法,适用于年老体弱、新生儿、危重、麻醉未醒、气管切开等不能有效进行咳嗽者。临床上常用的吸痰装置有中心负压吸引装置和电动吸痰器两种。

1.操作目的 清除呼吸道分泌物,改善肺通气,预防肺不张、坠积性肺炎等肺部感染。

2.操作准备

(1)环境准备:安静、整洁、湿温度适宜。

(2)患者准备:患者体位舒适。

(3)用物准备:①中心负压吸引装置,一般大医院设有中心负压吸引装置,使用时只需要接上贮液瓶和吸痰管;②电动吸痰器,在没有中心负压吸引装置的医疗机构,可选择电动吸痰器,电动吸痰器主要由马达、偏心轮、气体滤过器、压力表、安全瓶、贮液瓶、连接管组成。安全瓶和贮液瓶是两个容量为 1000 ml 的容器,瓶塞上有两个玻璃管,并有橡胶管相互连接;③治疗盘内置有盖罐 2 只(分别盛无菌生理盐水和消毒吸痰管若干根)、无菌纱布、无菌碗、无菌手套、弯盘、玻璃接管、开口器、压舌板、舌钳、痰标本容器。

3.操作方法(以电动吸痰器吸痰法为例)

(1)备齐用物至床旁,向患者或家属解释吸痰的目的和方法。

(2)接上电源,打开开关,检查吸引器性能,检查患者口、鼻腔,取下活动义齿。检查连接是否正确。调节负压。

(3)将患者头转向操作者,昏迷者可用压舌板、开口器等帮助昏迷者张口。

(4)连接吸痰管,试吸少量生理盐水。

(5)一手将吸痰管末端折叠(连接玻璃管处),一手用无菌持物钳夹持吸痰管头端插入口腔咽部或气管切开处。

(6)插入后放松导管末端,先吸口咽部分泌物,再吸气管内分泌物,从深部左右旋转,向上提拉导管,吸净痰液,用生理盐水抽吸冲洗导管。

(7)吸痰过程中随时擦净喷出的分泌物,观察并记录吸痰后呼吸情况、吸出物性状。

(8)吸痰完毕,关闭吸引器,分离吸痰管与玻璃接管,将玻璃接管置于床旁试管内浸泡,吸痰管重新消毒或统一处理后丢弃。

(9)观察黏膜有无损伤,清理用物,协助取舒适体位。

4.注意事项

(1)根据患者情况及痰液黏稠情况调节负压,成人:$-300 \sim -400$ mmHg,儿童:$-250 \sim -300$ mmHg。

(2)严格无菌操作,治疗盘内吸痰用物每天更换 $1 \sim 2$ 次。

(3)密切观察病情,当喉头有痰鸣音或排痰不畅时,应立即抽吸。

(4)如痰液黏稠,可配合叩背或交替使用超声雾化吸入,还可缓慢滴入少量生理盐水或化痰药物,使痰液稀释,便于吸出。

(5)为婴儿吸痰时,吸痰管要细,动作轻柔,负压不可过大,以免损伤黏膜。

(6)贮液瓶液体达 2/3 满时,应及时倾倒,以免液体过多,被吸入马达内损坏机器。

(7)电动吸痰器连续使用时间不宜过久,每次不超过2h。

(8)电动吸痰器应有专人管理,定期检查其效能,并做好清洁消毒工作。

(四)人工呼吸机使用法

采用人工或机械装置产生通气,用以代替、控制或改变患者的主动呼吸运动,达到增加通气量,改善换气功能,减轻呼吸肌做功目的。常用于各种原因所致的呼吸停止或呼吸衰竭的抢救,及麻醉期间的呼吸管理。

1.操作目的　维持和增加机体通气量,纠正低氧血症。

2.操作准备

(1)环境准备:安静、整洁、安全、湿温度适宜。

(2)患者准备:患者体位舒适。

(3)用物准备:①人工呼吸机:分定容型、定压型、混合型;②氧气装置。

3.操作方法

(1)装氧气筒、装减压表、接高压管、调节氧气压力、连接机器、电源。

(2)装呼吸机:①湿化器加水;②接进湿化器螺纹管及出湿化器螺纹管连接集水管;③接吸气螺纹管、Y型接管;④接呼气螺纹管连接集水器;⑤连接机器;⑥固定螺纹管,接加湿化液装置;⑦调节湿化液温度。

(3)根据医嘱试调参数,打开气源、电源开关:①选择成人或儿童模式;②呼吸模式;③潮气量(或每分钟通气量)及波形;④呼吸时比、呼吸频率、呼吸灵敏度;⑤氧浓度、高压、低压报警;⑥流速;⑦低压、高压通气报警;⑧低、高氧浓度报警;⑨机器工作压力。

(4)模拟肺监测机器功能:①打开氧气,压缩空气;②接上模拟肺并检测。

(5)评估患者生命体征、体重、血气。

(6)再调节参数,接插管。

(7)再评估患者,半小时后抽血气,根据医嘱再调节参数。

4.注意事项

(1)密切观察病情变化:注意生命体征、意识状态的变化,定期进行血气分析和电解质的测定。观察患者有无自主呼吸,及呼吸机的工作情况,有无漏气,管道连接处有无脱落,各参数是否符合患者的情况(见表8)。

表8　呼吸机主要参数选择

项目	数值
呼吸频率	10~16次/min
潮气量(Vr)	10~15ml/kg(通常在600~800ml)
每分钟通气量(VE)	8~10L/min
呼吸比值(I/E)	1:(1.5~2.0)
通气压力(EPAP)	0.147~1.96 kPa(<2.94 kPa)
吸入氧浓度	30%~40%(<60%)

(2)观察通气是否合适:若通气量合适,吸气时能看到胸廓起伏,肺部呼吸音清楚,生命体

征恢复并稳定;若通气不足,出现二氧化碳滞留时,患者皮肤潮红、出汗、浅表静脉充盈消失;若通气量过度,患者出现昏迷、抽搐等碱中毒症状。

(3)保持呼吸道通畅:鼓励咳嗽,深呼吸,协助危重患者定期翻身,拍背,以促进痰液排出,同时湿化吸入气体。

(4)预防和控制感染:呼吸器的湿化器应每日清洁、消毒,并更换液体;螺纹管接口等用后,应浸泡消毒;病室空气每天消毒 1～2 次;地面及家具物品每天用消毒液擦拭 2 次。

(5)做好生活护理:做好口腔护理,并保证水分和营养的摄入,可采用鼻饲或静脉高营养疗法。

(张立民　李　杨　杨翠萍)

第二篇

外科基础护理

第一章　体液及酸碱代谢失衡护理

第一节　水、钠代谢紊乱护理

正常情况下每日体内水和电解质处于动态平衡,如因疾病、创伤、手术等各种因素的影响而受到破坏,水和电解质的紊乱便会形成,可以表现为容量失调、浓度失调或成分失调。容量失调是指体液量呈等渗性减少或增加,仅引起细胞液外液量的改变,而发生缺水或水过多;浓度失调是指细胞外液量水分的增加或减少,以致渗透压发生改变,如低钠血症或高钠血症;细胞外液中其他离子的浓度改变虽能产生各自的病理生理影响,但因量少而不致明显改变细胞外液的渗透压,故仅造成成分失调;成分失调是指细胞外液中的离子成分改变的病理变化,如低钾血症和高钾血症、酸中毒或碱中毒等。

水和钠关系密切,在维持细胞外液容积与渗透压上起着决定性作用。临床上缺水与缺钠常同时存在。根据体液容量减少后细胞外液渗透压的改变,可将水、钠代谢紊乱分为高渗、低渗、等渗性和水中毒 4 种。

一、高渗性缺水

高渗性缺水又称原发性缺水。水和钠同时缺失,但失水多于失钠,故血清钠高于正常范围,细胞外液呈高渗状态。

高渗性缺水时,口渴中枢受到刺激,患者主动饮水,使体内水分增加,以降低渗透压。另一方面,细胞外液的高渗可引起血管升压素分泌增多,以致肾小管对水的再吸收增加。尿量减少,使细胞外液的渗透压降低和恢复其容量。如继续缺水,则因循环血量显著减少,引起醛固酮分泌增加,加强对钠和水的再吸收,以维持血容量。缺水严重时,因细胞外液渗透压增高,使细胞内液移向细胞外液间隙,其结果是细胞内、外液量都有减少,最后细胞内液缺水的程度超过细胞外液缺水的程度;严重时脑细胞可因缺水而发生功能障碍。

(一)护理评估

1.病史与诱因　凡是造成水分不足或细胞外液过多的疾病,均可引起高渗性缺水。病因主要有 3 种。

(1)水流失过多:大面积烧伤,腹泻,尿崩症,肾衰竭,糖尿病酸中毒,高热出汗过多。

(2)水分摄入不足:因吞咽困难及脑外伤致中枢受损、昏迷、意识障碍和身体虚弱无力而无法获得水分。

(3)高渗溶质摄取过多:摄入过量高张溶液,以大分子作为治疗。

2.症状与体征　高渗性缺水的临床症状,依据缺水程度和症状轻重不同,通常将其分为3 度。

(1)轻度缺水:除口渴外,无其他症状,缺水量为体重的 2%～4%。

(2)中度缺水:极度口渴,乏力,尿少,尿比重高,唇舌干燥,皮肤弹性差,眼窝凹陷,常出现烦躁,缺水量为体重的 4%～6%。

(3)重度缺水:除上述症状外,出现躁狂、幻觉、谵妄,甚至昏迷等脑功能障碍的症状,缺水量为体重的 6% 以上。

3.实验室检查

(1)尿液检查:尿量减少而尿比重大于 1.025 以上。

(2)血液检查:血钠浓度超过 150 mmol/L,血浆渗透压大于 310 mmol/L,红细胞计数、血红蛋白量、血细胞比容轻度增高,血中尿素氮与肌酐比值升高。

(二)护理要点

1.护理问题 体液不足,皮肤完整性受损,有受伤的危险,心排血量不足。

2.护理措施

(1)维持适当的体液量:观察并记录生命体征、体重、出入量、尿量及尿比重,以作为体液补充的依据;渗透性利尿药会造成钾离子流失,应注意给低钾血症患者补钾;补液时应检测体循环是否负荷过重;预防脱水合并症,当尿量每小时不足 30 ml 时,应立即报告医师;持续监测体液容积缺失恶化情况。

(2)维持皮肤完整性:定时擦洗,清洁皮肤,少用肥皂擦洗以免过于干燥;协助虚弱或意识不清的患者翻身,或床上被动运动以减少骨隆突部位长期受压;鼓励饮水,以保持身体、口鼻、唇舌的清洁及湿润;亦可稀释气管或肺部的痰液,增进呼吸道功能;若发生口腔黏膜炎症或溃疡,应加强口腔护理。

(3)防止因跌倒造成的创伤:监测情绪状态,如忧郁、焦虑、猜疑等,以确定患者的意识状态和病情变化;加强意识混乱及定向感丧失患者的保护措施,如移除环境中的危险因素、拉起床栏、加强室内灯光、安排护理人员照顾;定时监测血压,过低时应报告医师补充体液。

(4)补液的方法:高渗性脱水可致细胞脱水和脑功能障碍,其治疗应尽早去除病因。轻度缺水者,可经口摄取水分;中度以上缺水者则应由静脉补充已丧失的液体。

估计需要补充已丧失的液体量有两种方法:①根据临床表现的严重程度,按体重百分比的丧失来估计,每丧失体重的 1%,补液 400～500ml。②根据血钠浓度计算。补水量(ml)＝血钠测得值(mmol/L)－血钠正常值(mmol/L)×体重(kg)×4。计算所得补水量一般分为 2 日补给,当日先给补水量的一半,余下的一半在次日补给。此外,尚应补给当日需要量 2000 ml。必须注意,血清钠测定虽有增高,但因同时有缺水、血液浓缩,体内总钠量实际上仍有减少。故在补水的同时应适当补钠,以纠正缺钠。

(三)健康教育

1.饭前、饭后和就寝前注意口腔卫生,以防感染。

2.多摄取水分,采取高纤维饮食。

3.鼓励多下床活动,避免长期卧床。

二、低渗性缺水

低渗性缺水又称慢性缺水或继发性缺水。水和钠同时缺失,但失水少于失钠,故血清钠浓度低于正常范围,细胞外液呈低渗状态。

(一)护理评估

1.病史与诱因 大量钠盐丢失,如长期胃肠减压、反复呕吐、慢性肠瘘;排钠过多如利尿剂使用;钠补充不足,水分摄取过多;大面积创面的慢性渗液。

2.症状与体征

(1)轻度缺钠:血清钠为 130 mmol/L 左右,患者常有感软弱、疲乏、头晕,但口渴不明显。每千克体重缺氯化钠 0.5 g。

(2)中度缺钠:血清钠为 129 mmol/L 左右,常有恶心、呕吐、脉速、视力模糊、站立性晕倒;每千克体重缺氯化钠 0.5~0.75 g。

(3)重度缺钠:血清钠低于 110 mmol/L,常出现木僵,甚至昏迷、肌痉挛性抽搐、腱反射减弱或消失,常发生休克。每千克体重缺氯化钠 0.75~1.25 g。

3.实验室检查　尿比重常在 1.010 以下,尿 Na^+、Cl^- 含量常有明显减少;血清钠＜135 mmol/L,红细胞计数、血红蛋白的量、血细胞比容、血尿素氮均升高。

(二)护理要点

1.护理问题　体液容量过度,低效性呼吸形态,潜在并发症如疼痛、思维过程改变。

2.护理措施

(1)补液原则:积极治疗原发病,静脉输注高渗盐水或含盐溶液;计算:①补钠盐量(NaCl)＝体重×缺钠盐量(kg);②血 Na^+ 测定量:补钠量(mmol)＝正常血钠值(mmol/L)－测得血钠值(mmol/L)×体重×0.6(女性为 0.5)。

(2)维持适当的体液容积及减轻水肿:每日应测量体重、出入液量、生命体征、尿比重、水肿程度并记录;限制液体摄入;避免过量清水灌肠;能口服者尽量口服含电解质的液体,静脉输液时应选择高张溶液或等张溶液。

(3)增加肺部气体交换:体位采取半坐卧位,以利液体的流动并减轻呼吸困难;持续监测呼吸频率、深度、呼吸音及呼吸困难的状态,必要时提供机械性辅助呼吸;监测呼吸器使用情况,对长期供氧的患者,若有精神异常,应立刻停止供氧并报告医师;教导患者深呼吸,学会腹式呼吸及咳嗽技巧;鼓励患者多运动以利身体对氧气的充分利用。

(4)避免受伤及减轻头痛:注意患者安全,移除环境中危险因素;保持环境安静,减少噪声及其他刺激;监测患者脑水肿,并常测量血压;若患者有头痛不适,应遵医嘱给予必要的处理。

(5)其他:营养支持,心理支持。

(三)健康教育

1.注意口腔卫生,预防感染。

2.养成正常的排便习惯,定时如厕。

三、等渗性缺水

等渗性缺水又称急性缺水或混合性缺水。外科患者最易发生这种脱水。水和钠成比例丧失,血清钠仍在正常范围,细胞外液的渗透压液保持正常,细胞外液量迅速减少,刺激肾素-血管紧张素-醛固酮系统兴奋,促进远曲小管对钠和水的重吸收,以增加水的再吸收。

(一)护理评估

1.病史与诱因　钠及水的急性丧失如大量呕吐和肠瘘,钠及水的摄取不足,体内液体不当的积聚。

2.症状与体征

(1)缺水症状:主要为少尿、恶心、乏力、厌食、皮肤唇舌干燥、眼球下陷,口渴不明显,缺水占体重5％。

(2)缺钠症状:以血容量不足症状为主,表现为颈静脉平坦、脉搏细速、肢端湿冷、血压不稳或下降。当体液丧失达体重的6％～7％时,可出现严重休克。

3.实验室检查　尿量减少或无尿,尿比重增高。血清钠、氯浓度尚在正常范围。红细胞计数、血红蛋白量和血细胞比容增高。

(二)护理要点

1.护理问题　体液容积缺失,心排血量减少,营养失调。

2.护理措施

(1)补液原则,治疗原发病的同时,应补等渗盐水,并注意补充血容量,包括晶体和胶体,纠正休克;可根据临床表现和血细胞比容来计算补液量。补液量(L)＝Hct 上升值/Hct 正常值×体重(kg)×0.2。

(2)维持正常体液容积,观察并记录生命体征、体重、出入液量、尿量及尿比重。

(3)补液防止负荷过重。补充液体时应监测体循环是否负荷过重。

(4)持续监测体液、容积缺失恶化情况及电解质不平衡的征象和症状。

(5)摄取足够的营养,饮食应摄入高热量、高蛋白的食物;但应减少纯水分或钠的摄取,以免水分过多滞留;注意患者摄食情况,必要时协助患者进食。

(6)防止体位性低血压,避免体位性低血压造成身体损伤。

(三)健康教育

1.注意口腔卫生,以预防感染。

2.鼓励多下床活动,避免长期卧床。

四、水过多

水过多又称水中毒或稀释性低血钠,因机体入水量超过排水总量,导致尿潴留,引起血液渗透压下降和循环血量增多。较少见,其护理略。

第二节　钾代谢紊乱护理

正常人体内含 3500 mmol 的钾离子,细胞内液含量约占 98％以上,钾离子是细胞内液中的主要阳离子。细胞外液含量只占 2％,正常血清钾离子浓度为 3.5～5.5 mmol/L。正常人每日需要 40 mmol 的钾,摄入的钾 80％以上经肾脏排出,醛固酮对肾脏起着储钠排钾的作用。由于细胞外液钾离子浓度变动范围较小,钾离子在维持神经、肌肉应激及心肌的收缩与传导上有重要作用。血钾微小变化即会改变细胞内外钾离子的电场,影响钾离子的正常功能,从而导致正常活动的明显障碍,甚至危及生命。临床上根据血钾高低将其分为低钾血症和高钾血症,以前者多见。

一、低钾血症

血清钾离子浓度＜3.5 mmol/L 为低钾血症。

(一)护理评估

1.病史与诱因　钾摄入量不足,如昏迷、禁食等。钾丢失过多,如呕吐、腹泻等。钾离子由细胞外进入细胞内,如合成代谢增加和代谢性碱中毒等。

2.症状与体征　主要引起神经、肌肉应激性降低和心肌应激性增强。表现为疲倦、昏睡、软弱无力、呼吸较浅,意识混乱、烦躁不安、抑郁;神经肌肉无力,如感应性减低、反射减弱、肌肉由无力至软瘫。胃肠道功能障碍,如口苦、恶心、厌食、肠蠕动减弱、腹胀、便秘。泌尿系统异常,如尿量增加,夜尿多,尿潴留。心脏功能异常,如心跳变慢、心律不齐、室性早搏,严重者心跳停止。代谢性碱中毒,如头晕、躁动、昏迷、口周及手足麻木、面部及四肢肌肉抽动。反常性的酸性尿。

3.实验室检查　血清钾<3.5 mmol/L,pH 值升高且常伴代谢性碱中毒。尿比重下降。心电图改变可示 ST 段低、T 波倒置和变平、QT 间期延长、V 波出现、心肌复极化延长。

(二)护理要点

1.护理问题　活动无耐力,便秘,心排血量减少,有受伤的危险。

2.护理措施

(1)静脉补钾的原则:①补钾的量:不宜超过 8 g/d,一般为每日 4～5 g/d;②补钾的速度:不宜超过 60～80 滴/min;③补钾的浓度:不宜超过 0.3%;④按尿量补钾:补钾前要求尿量必须在 30～40 ml/h 或每日尿量大于 500 ml 方可补钾。

(2)建立安全的活动方式:移除环境中的危险物品,减少跌倒的意外伤害;除下床活动外,亦可协助在床上进行被动活动,充分活动全身关节、肌肉;观察肌肉张力的改善情况,调整活动内容与时间。

(3)观察重点:对高危患者要动态观察患者的临床表现,若发现可能为低血钾的征象时,应立即通知医师;观察患者的心功能变化和呼吸情况;由食物来补充钾含量。

(4)摄取足够的营养及防止便秘:多摄取高纤维饮食;遵医嘱补充含钾药物,说明服用原因及用法。

(三)健康教育

1.饮食应含高热量、高蛋白成分。

2.为预防便秘,多摄取高纤维饮食,如蔬菜、水果等。

3.建立正常的排便习惯,定时入厕。

二、高钾血症

血清钾离子浓度>5.5 mmol/L 为高钾血症。

(一)护理评估

1.病史与诱因　钾摄入量过多,如输入过多的钾、输入大量的库存血;钾排泄量减少,如肾功能不全、应用排钾利尿剂;细胞内钾释出过多,如挤压伤、烧伤、代谢性酸中毒。

2.症状与体征

①神经肌肉系统:轻度高钾血患者应激性增加,患者可有手足感觉异常、疼痛、肌肉轻度抽搐;重度高钾血患者则应激性减低,常出现四肢无力、腱反射消失甚至弛缓性。

②胃肠道:出现恶心呕吐、小肠绞痛、腹泻。

③心血管系统:可出现完全性的心传导阻滞、异位心率、心室纤颤、心搏骤停,或心律失常、心跳减慢进而停止于舒张期。

3.实验室检查　血清钾>5.5 mmol/L,pH 值降低且伴代谢性酸中毒。尿钾含量增加。

心电图出现高而尖的 T 波、PR 间距延长、P 波幅度下降或消失、ST 段下降。

(二)护理要点

1.护理问题　腹泻,心排血量减少,知识缺乏。

2.护理措施

(1)观察重点:观察腹泻次数、量及大便的性状。观察体重减轻状况,并遵医嘱处理;应加强观察心律失常并做好急救准备工作。

(2)降低血清钾的浓度:停用一切带有钾的药物或溶液,尽量不食含钾量较高的食物。使钾离子暂时转入细胞内;应用阳离子交换树脂;血液透析疗法。

(3)对抗心律失常:重度高钾极易出现严重心律失常及导致心跳骤停,护理人员应加强观察,并做好急救复苏的准备工作。

(三)健康教育

1.指导患者合理膳食及如何使用止泻药物。

2.避免高纤维饮食。

3.教导患者及家属采用放松技巧、娱乐活动等,分散患者对疾病所引起的不适感。

第三节　酸碱平衡失调护理

一、代谢性酸中毒

代谢性酸中毒由体内 HCO_3^- 减少引起,是临床最多见的一种酸碱失衡。

(一)护理评估

1.病史与诱因　氢离子产生过多,如长时间饥饿、高脂肪低糖饮食、代谢产酸过多、严重创伤、高热、休克。肾衰竭时排泄过少。HCO_3^- 产生过少,如肾衰竭,胰腺及肝功能减低。HCO_3^- 排泄增加,如腹泻、长期呕吐、脱水、肠瘘等。

2.症状与体征　轻者可被原发疾病症状掩盖。重者中枢神经系统以抑制性症状为主,可有表情淡漠、疲乏无力、嗜睡、昏迷;神经肌肉系统、腱反射降低或消失、骨骼肌无力;患者面部潮红、心跳加快、血压偏低、可出现心律不齐、急性肾功能不全或休克;最突出的表现是呼吸深而快、呼出气体带有酮味。尿液呈酸性。

3.实验室检查　血液 pH 值<7.35,血浆 HCO_3^- <24 mmol/L,$PaCO_2$<5.3 kPa(40 mmHg)。尿 pH 值<4.5、心电图检查出现,T 波升高、QRS 波变宽、PR 间距延长。

(二)护理要点

1.护理问题　低效性呼吸形态,体液不足。

2.护理措施

(1)观察呼吸频率与深度变化,根据血浆 HCO_3^- 丢失情况,补充碱性溶液。

(2)在纠正酸中毒时,应注意可能出现的医源性碱中毒,补碱不宜过速、过量。

(3)仔细记录 24 h 出入液量及体重改变。

(4)输液选择等渗盐水或平衡盐液,纠正水电解质紊乱。

(三)健康教育

1.劝告患者积极配合治疗。

2.向亲属讲解有关疾病生活护理的方法及注意事项。

二、代谢性碱中毒

代谢性碱中毒由体内 HCO_3^- 增多引起。

（一）护理评估

1.病史与诱因　酸性胃液丧失过多，如严重呕吐、长期胃肠减压；碱性物质摄入过多，如长期服用碱性药物或大量输入库存血；缺钾、低钾血症时细胞内钾离子可与细胞外液中的氢离子交换，引起低钾性碱中毒；某些利尿药的应用等原因导致体内 HCO_3^- 增多所引起。

2.症状与体征　一般无症状，有时可有呼吸效力减低和精神与神经上异常，易出现焦虑、激动、神经错乱、嗜睡；严重时，可发生昏迷。

3.辅助检查　血液 pH 值＞7.45，血浆 HCO_3^- 高于正常值，$PaCO_2$ 在 5.3 kPa(40 mmHg) 以上。尿液 pH 值＞7.0。

（二）护理要点

1.护理问题　体液不足，潜在并发症。

2.护理措施

（1）控制呕吐减少胃肠液的丧失、减少碱性物的摄取、矫正细胞外液的不足等诱发代谢性碱中毒的原因。

（2）监护生命体征，记录体重、24 h 出入液量。

（3）输液应采用等渗盐水或葡萄糖盐水。

（4）纠正碱中毒不宜过于迅速，以免造成溶血等不良反应。

（5）碱中毒时几乎都伴发有低钾血症，故须考虑同时补氯化钾，才能加速碱中毒的纠正。

（6）在碱中毒纠正后，可出现血钙水平下降的情况，如有手足搐搦时，可给予钙剂纠正。

（三）健康教育

1.向患者家属讲解关于疾病的知识及如何加强患者自我照顾能力。

2.指导患者家属进行安全防护，预防患者意外受伤。

三、呼吸性酸中毒

呼吸性酸中毒系指肺泡通气功能及换气功能减弱，不能充分排除体内生存的 CO_2，以致血液的 $PaCO_2$ 增高，引起高碳酸血症。

（一）护理评估

1.病史与诱因　呼吸中枢抑制，胸部活动受限，呼吸道阻塞和肺泡微血管的阻断。

2.症状与体征　头痛、嗜睡、定向力丧失、反射减低，无效型呼吸，皮肤干燥等症状与体征。

3.实验室检查　血液 pH 值＜7.35，$PaCO_2$ 测定＞6 kPa(45 mmHg)，血浆 HCO_3^- 正常。

（二）护理要点

1.护理问题　低效性呼吸型态，有受伤的危险。

2.护理措施

（1）密切观察生命体征：注意呼吸频率与深度变化。

（2）观察治疗反应：可利用支气管扩张药、体位引流或抗生素，预防呼吸道感染，使用人工呼吸器及氧气治疗促进呼吸。

（3）防止意外创伤的发生。

①观察评估患者意识状态的变化，手足肌肉颤抖的程度以及对患者心理和日常生活所造成的影响。

②注意患者周围环境的安全保护，对意识混乱的患者使用床栏。

③协助手足肌肉颤抖患者进行日常生活料理，如倒水，并预防其活动时跌倒。

（三）健康教育

1.向患者家属讲解有关疾病的知识及如何避免患者意外受伤。

2.指导患者增强自我照顾能力。

四、呼吸性碱中毒

呼吸性碱中毒系指肺泡通气过度，体内生存的 CO_2 排出过多，以致血的 $PaCO_2$ 降低，引起低碳酸血症。

（一）护理评估

1.病史与诱因　换气过度，中枢化学感受器的刺激，外周化学感受器的刺激。

2.症状与体征　焦虑、激动、感觉异常，神经肌肉应激性增加，心跳增加，血压正常或下降，呼吸换气速率及深度增加。

3.实验室检查　血 $PaCO_2 < 4.7$ kPa（35 mmHg）、pH 值 > 7.45；血浆 $HCO_3^-<24mmol/L$。

（二）护理要点

1.护理问题　低效性呼吸型态，有受伤的危险。

2.护理措施

（1）去除造成呼吸困难的原因。根据病情适当地使用呼吸器，随时评估患者对氧的需求量及临床表现，教导患者将呼吸速度放慢并加深。

（2）防止意外伤害　对出现痉挛抽搐的患者，应密切观察并加以保护；尽量维持其周围环境的安全性及持续性；评估其心脏功能。

（3）避免增加氧气需求的活动，以减慢呼吸速度。

（4）增加心理支持。

（三）健康教育

1.指导患者加强自我照顾能力。

2.指导患者家属对患者进行安全防护。

3.指导患者建立适当的活动方式。

（张立民　李　杨　杨翠萍）

第二章 麻醉护理

第一节 麻醉的分类

麻醉主要分部位麻醉和全身麻醉两大类。麻醉剂作用于周围神经系统,使相应区域的痛觉消失,运动出现障碍,但患者意识清醒,称为部位麻醉。根据麻醉剂阻滞部位不同可分为椎管内麻醉、椎旁神经阻滞、部位神经阻滞、局部浸润麻醉和表面麻醉。全身麻醉是麻醉剂作用于中枢神经系统,使其抑制,患者的意识和痛觉消失,肌肉松弛,反射活动减弱。常用全身麻醉有吸入麻醉及静脉麻醉两种。临床常采用复合麻醉,也就是将几种药物或几种方法配合使用。有时也采用低温麻醉,可提高组织细胞对缺血缺氧的耐受力。这些措施提高了手术的安全性,成效显著。

一、局部麻醉方法

局部麻醉时患者保持清醒,重要器官功能干扰轻微,并发症少,且简便易行,费用低廉,是一种简便安全的麻醉方法。

1.表面麻醉 将穿透力强的局麻药施于黏膜表面,黏膜下的神经末梢,产生麻醉现象。常用于眼、鼻、咽喉、尿道等处。

2.局部浸润麻醉 将局麻药由浅入深分层注入手术区,阻滞组织中的神经末梢而起到麻醉作用。

3.区域阻滞麻醉 将局麻药注入手术区周围和基底部,阻滞通入手术区的神经纤维,使包围圈内产生麻醉现象。

4.神经阻滞麻醉 在神经干、丛、节的周围注入局麻药,阻滞其冲动传导,使受其支配的区域产生麻醉作用。常用的神经阻滞有颈丛、臂丛、肋间和指(趾)间阻滞。

二、椎管内麻醉

由于药物注入蛛网膜下隙或硬脊膜外腔隙的不同,椎管内麻醉可分为蛛网膜下隙阻滞(简称腰麻)或硬膜外阻滞两种。

1.蛛网膜下隙阻滞

(1)方法患者采用侧卧位,双膝弯曲,大腿向腹部靠拢,头侧向胸部屈曲,尽量使腰背部后弓,使棘突间隙张开,以利穿刺。一般选在 $L_3 \sim L_4$ 间隙作穿刺点。用药物剂量、注入速度、穿刺间隙和患者体位等调节麻醉平面。

(2)并发症

1)术中并发症

①血压下降:腰麻中血压下降的发生率和严重程度与麻醉平面有密切的关系。麻醉平面愈高,血压愈容易下降。

②呼吸抑制：高平面腰麻时呼吸肌运动无力甚至麻醉，或出现严重低血压，使呼吸中枢缺血缺氧，均可引起呼吸抑制，患者出现胸闷、气短、咳嗽无力、说话费力等临床表现。

③恶心呕吐：由以下情况引起 a.麻醉平面过高，造成脑缺血缺氧而兴奋呕吐中枢；b.迷走神经亢进，胃肠蠕动增强；c.牵拉腹腔内脏；d.术中用药的影响。

2）术后并发症

①头痛：常发生于术后 1～3 天，并随体位改变而加剧，尤其在坐起或抬头时加重。其发生主要由于腰椎穿刺破了硬脊膜和蛛网膜，脑脊液经此不断漏入硬膜外隙，故颅内压下降，颅内血管扩张所致。

②尿潴留：是腰麻较常见并发症。由于骶神经被阻滞后恢复较慢，膀胱逼尿肌松弛而不能排尿。

③偶有颅神经麻痹、粘连性蛛网膜炎、马尾综合征等神经并发症，导致下肢瘫痪、大小便失禁等严重后果。

2.硬膜外阻滞

（1）方法：用尖端呈勺状的硬膜外穿刺针，在预定麻醉范围中心的椎间隙穿刺，证实在硬膜间隙后，插入导管退出穿刺针。

（2）并发症

1）术中并发症

①血压下降、呼吸抑制、恶心呕吐机制与腰麻基本相同。

②全身脊椎麻醉：是指全部神经根被阻滞，常见发生原因是针尖刺破硬脊膜未被发现，导致硬膜外阻滞所用麻药全部或大部分注入蛛网膜下隙。一旦发生患者可在注药后数分钟内呼吸停止，血压下降，而导致心跳骤停。

③局麻药的毒性反应：多半由于应用局麻药过量或药液注入硬膜外静脉丛所致。主要表现为早期兴奋和晚期抑制状态，如不及时抢救，患者常出现呼吸和循环衰竭而死亡。

2）术后并发症

①神经损伤：多是穿刺时操作粗暴所致，导管质地过硬不合规格也可引起。常见脊神经根损伤，出现该神经根分布区疼痛，感觉障碍。

②硬膜外血肿：硬膜外腔内有丰富的静脉丛，穿刺和插管时难免损伤出血，一般都能自行止血。但有特殊疾病的患者，应注意防止形成血肿而压迫脊髓导致截瘫，及时发现，及早处理。

③硬膜外脓肿：因消毒或无菌操作不严格，或穿刺针经过感染组织，可引起硬膜外感染，并逐渐形成脓肿，患者腰背痛、高热、白细胞升高，继而出现神经症状。

三、全身麻醉

麻醉药经呼吸道吸入或进入静脉、肌肉注射，产生中枢神经系统抑制，患者意识和痛觉消失，肌肉松弛，反射活动减弱，这种方法称全身麻醉。这种抑制程序与血药浓度有关，可控可逆，麻醉恢复后不留任何后遗症。

1.吸入麻醉　麻醉药经呼吸道吸入产生麻醉作用，称吸入麻醉。常用吸入麻醉药有恩氟烷、异氟烷和氧化亚氮、氟烷。根据患者在麻醉期间所吸气体是否与外界大气相通，吸入麻醉分开放式、半开放式和紧闭式。

气管内麻醉法：将特制的气管导管，通过口腔或鼻腔经声门插入气管内，经由此管吸入麻醉药、氧气或进行呼吸管理,其优点是能保证呼吸道通畅,为目前全麻中比较安全的方法。适用于颅脑、颌面、五管、颈部及胸腹部大手术。

(1)经口腔明视插管术

1)备齐所用器械,如:咽喉镜、气管导管、插管钳、管芯、牙垫、喷雾器、吸引装置及麻醉机。

2)先行诱导麻醉,待患者咬肌松弛,咽、喉及气管反射消失时进行插管。清醒患者应进行口咽至声门、气管的表面麻醉。

3)将喉镜自右口角放入口腔,徐徐推送至舌根处,持喉镜向上,前提、显露声门。

4)选择合适的气管导管轻柔插入声门 4~5 cm,安置牙垫、退出喉镜。

5)导管外端和牙垫,于口腔外一并固定。

(2)半开放式吸入法:通过三通活瓣使空气与麻醉气体混合后吸入,呼出时又经活瓣排至大气中。

(3)密闭式吸入法:将气管导管接于密闭式麻醉机,患者吸入的是完全与大气隔绝的麻醉药与氧气的混合气体,由人工控制并提供,呼出气体通过钠石灰把二氧化碳吸收。此法易于控制麻醉深浅,适用于各种大手术及危重患者的抢救。

2.静脉麻醉 将麻醉药注入静脉,产生全身麻醉作用的方法称静脉麻醉。静脉麻醉简便易行,患者很快神志消失,常用于吸入麻醉诱导及手术时间较短者。常用药物有:硫苯妥钠、氯胺酮、异丙酚等。

(1)硫苯妥钠静脉麻醉:硫苯妥钠是微黄带有硫臭的粉末,易溶于水,显强碱性,不能与酸性药物混合。常用浓度为 2.5%。静脉注射后,首先到达血管丰富的脑组织,1 min 内患者神志消失,进入麻醉状态。继而分布到肝肾等脏器,并逐渐移行于脂肪组织内存积,使脂肪组织中含量达血液中 6~12 倍,当脑内药物浓度低于麻醉需要时,患者就会苏醒过来,因连续用药,脂肪中可产生药物蓄积而后逐渐释放入血,延长作用时间,故不适用于门诊病。

硫苯妥钠易通过血脑屏障,使脑脊液压力减低 50%,降低脑组织耗氧量,可以对抗局麻药中毒、癫痫发作,常用作麻醉诱导和辅佐药。

(2)氯胺酮静脉麻醉:氯胺酮是一种非巴比妥类速效麻醉药,其溶液呈酸性。用药后麻醉浅,镇痛作用完全,出现意识和感觉分离现象称为分离麻醉,和传统的全身麻醉性质不同。

氯胺酮有兴奋心血管系统,升高颅内压和眼压的作用。故高血压、冠心病、心功不全、颅内压及眼压增高患者忌用。氯胺酮适用于烧伤换药和浅表手术,特别适合于短小手术麻醉,也可用于各种复合麻醉。

(3)异丙酚静脉麻醉:异丙酚是一种新型、快速、短效静脉麻醉药。常温下呈油状,临床制剂为乳剂,其麻醉作用与硫苯妥钠相似,起效快,作用时间短,苏醒快,无兴奋现象,无毒性和蓄积作用。可用于麻醉诱导和复合麻醉。

(4)γ-羟丁酸钠静脉麻醉:γ-羟丁酸钠其成品为白色粉末,呈碱性,易溶于水。具有镇静和催眠作用,静注后可使血压升高,心率下降,血钾下降,唾液分泌增多,适用于烧伤清创、切痂、小儿基础麻醉。

(5)静脉普鲁卡因复合麻醉:普鲁卡因系局麻醉药,国内应用作为全麻已有多年,一般常用硫苯妥钠静注使患者进入全麻状态后,再用普鲁卡因静脉滴注,维持浅麻醉。普鲁卡因静脉复合麻醉的优点是安全、简便、苏醒快,并发症少。

3.全身麻醉的并发症

(1)呼吸系统并发症包括以下方面。

1)呕吐与窒息:有些患者(如饱食后的急症患者、产妇、肠梗阻等)全身麻醉时容易发生呕吐,并因误吸呕吐物而造成窒息。

2)呼吸道梗阻:常见原因是舌后坠和咽喉部分泌物积聚所致。

3)肺炎和肺不张:挥发性麻醉药可刺激呼吸道,使分泌物增加,易引发肺炎及肺不张。

(2)循环系统的并发症包括以下方面。

1)低血压:常见原因有麻醉过深、血容量不足,大量出血及术中刺激迷走神经引起心率减慢和血压下降。

2)心跳骤停及心室纤颤:为麻醉和手术中最严重的意外事件。

(3)中枢神经系统并发症包括以下方面。

1)高热、抽搐和惊厥:常见于小儿麻醉。

2)苏醒延迟或不醒:与麻醉药物、麻醉是否过深及患者的循环和呼吸功能有关。

第二节 麻醉后的监测与护理

现代医学的发展反映在手术室中的显著变化之一是麻醉监测设备的增多。这些监测设备可以更敏捷、更直观地向麻醉师及手术组人员提供患者各种生理参数变化情况,也可监控麻醉机的安全使用,但并不能代替麻醉师或医护人员对患者全面情况分析。护士应熟知这些监测项目及其临床意义。

一、常用的监测方法与指标

1.体温 可将测温电极置入直肠、食管、鼻腔或鼓膜旁,与测温仪连接后可连续监测患者麻醉期间的体温变化,特别是小儿易受周围环境温度的影响,低温麻醉更需要控制在一定温度下,保护脏器功能。

2.脉搏 除通常摸脉搏外,可用光电传感器置于耳垂或手指,以监测脉搏的快慢和强弱。

3.脉搏血氧饱和度 将患者的手指或脚趾伸入探头套内,可获脉率和血氧饱和度,早期发现低氧血症,在自主呼吸空气情况下,脉搏血氧饱和度应大于 95%。

4.潮气量和分钟通气量 现代麻醉机或呼吸机都配备有潮气表和分钟通气量表,可显示患者的潮气量和分钟通气量,正常成人潮气量为 400~500 ml,分钟通气量为 6~8 L,低于 3 L 为通气不足,高于 10 L 为通气过度。

5.动脉血气分析 抽动脉血进行血气分析,可测患者的动脉血氧分压 CPO_2(正常值 67.5~90 mmHg)及 pH(正常值 7.31~7.45)。二氧化碳早期蓄积症状为血压升高,脉增速,呼吸加深加快,面部潮红。严重的二氧化碳蓄积时血压下降,呼吸不规则,心律失常致心跳停止。

6.血压 常用的仍为袖带法,袖带宽窄要适宜,也可用电子显示仪或多普勒监测仪。

7.中心静脉压 多从右侧颈内静脉或锁骨下静脉穿刺,插入导管到腔静脉入口处监测中心静脉压,可反映血容量和右心功能情况,中心静脉压正常值为 6~12 cmH_2O)。

8.肺动脉压及肺毛细血管嵌压的监测 以 Swan-Ganz 漂浮导管插入肺毛细血管,可连续监测肺毛细血管的嵌入压力,正常值为 13.28~13.24 mmHg,对了解左心负荷状态很有意义。

9.心脏输出量　某些危重或大手术患者,有时进行这项检查,心排出量成人正常值为 4～8 L/min,通常在插入 Swan-Ganz 漂浮导管后,借助电脑,计算出各种血流动力学参数。

10.失血量及血容量监测　可根据术中吸引出的血量或称吸血后纱布的重量(一块干纱布吸足血液后约为 30 ml),检查红细胞比积及中心静脉压推算。

11.心电图　可及时发现心律失常、心肌缺血及某些电解质紊乱等情况。

12.尿量　通过留置导尿,监测麻醉中或麻醉后的每小时尿量,是间接反映患者循环情况、肾功能的最简便方法,尿量应保持在 40～50 ml/h,尿量不足说明循环情况不佳。

13.肌松弛度　常用周围神经刺激器,观察在给予肌肉一定量的电刺激后,颤搐高度被抑制的百分比。

14.脑电图、脑血流图、脑代谢、脑氧饱和度　这些项目的监测还在逐步使用,为神经外科手术的麻醉提供了有利条件,对判断麻醉深度提供了更科学的客观依据。

二、全身麻醉的护理

(一)护理评估
1.一般情况麻醉用药、麻醉过程、手术方式及术中经过。
2.评估生命体征变化。
3.评估患者麻醉恢复情况。
4.评估呼吸形态的改变。
5.评估切口有无出血及各种引流情况。

(二)护理诊断
1.清理呼吸道无效有误吸的危险　与全麻意识不清有关。
2.潜在体液不足　与失血、液,补液量等有关。
3.有受伤的危险　麻醉苏醒前躁动。
4.有潜在的并发症出血　与手术创伤有关。

(三)护理目标
1.呼吸道通畅。
2.体液平衡。
3.身体无受伤。
4.安全度过麻醉苏醒期。

(四)护理措施
1.向患者及家属交待麻醉后可能出现及需注意的问题,使之积极配合。
2.保持呼吸道通畅,安置患者于仰卧位,头偏向一侧,以减少呼吸道阻塞的危险,必要时吸出口咽部分泌物。
3.常规给氧吸入,记录患者呼吸幅度和频率。
4.观察患者意识、呼吸、循环、活动、血压、脉搏、皮肤及末梢循环,每 15 min 测血压脉搏一次,直至平稳。
5.注意保暖,尤其是儿童及老人,应加用热水袋,务必防止烫伤。
6.保持静脉通路顺畅,合理调节输液速度,补液量在 24 h 内等速输入。
7.记录苏醒期用药,保持各种引流管通畅,记引流量。

8.严密观察有无术后出血,按需要协助做某些项目的监测记录。

9.患者在苏醒前,常出现躁动不安,严防坠床和意外受伤,避免抓脱敷料或管道。

三、椎管内麻醉的护理

(一)护理评估

1.评估呼吸与血压变化。

2.评估麻醉后是否有头痛及恶心呕吐。

3.评估体位。

4.评估排尿情况。

(二)护理诊断

1.头痛 与硬脊膜和蛛网膜刺破,脑脊液漏入硬膜外隙,颅内压下降有关。

2.恶心、呕吐 与交感神经阻滞,迷走神经作用亢进,幽门括约肌松弛有关。

3.尿潴留 与麻醉后逼尿肌松弛所致或不习惯床上排尿有关。

(三)护理目标

1.头痛减轻或消失。

2.恶心、呕吐减轻或消失。

3.能正常排尿。

4.能保持正确体位。

(四)护理措施

1.体位

(1)蛛网膜下隙阻滞麻醉(腰麻):患者去枕平卧 8～12 h,避免体位突然改变引起血压下降,血压下降时,立即给予吸氧并通知医生。

(2)硬脊膜外隙阻滞麻醉(硬膜外麻醉):患者去枕平卧 4～6 h。

2.立即测量脉搏、血压和呼吸 向麻醉师了解麻醉平面是否消失,观察下肢活动恢复时间。

3.检查膀胱充盈程度 鼓励患者排尿,术后 8 h 不能自行排尿,可行诱导排尿或膀胱区热敷,必要时导尿。

4.妥善处理腰麻后疼痛与恶心呕吐。

(1)头痛:多发生在麻醉后 1～3 天,头痛部位多为枕部、顶部,额部次之。头痛出现后嘱患者平卧休息,针刺太阳穴、印堂、合谷等穴或用腹带捆紧腹部。头痛严重者,可于硬膜外隙注入生理盐水或 5% 葡萄糖液或右旋糖酐 30～50 ml。

(2)恶心呕吐:预防呕吐麻醉前保持空腹,观察呕吐物性状和量,必要时遵医嘱给予胃肠减压,排空胃内容物,保持口腔清洁。

第三节　疼痛患者的护理

疼痛不但是常见的症状,也是患者最关切急于解决的问题。当机体受到伤害性刺激时,会产生痛觉,许多疾病也常伴有疼痛症状,使患者难以忍受,影响患者的正常工作及生活质量,一般治疗方法有时难以奏效。近年来应用麻醉学技术治疗疼痛已收到良好的效果,护士了解和掌握有关疼痛的治疗护理是非常必要的。

一、疼痛产生的原因

1. 麻醉药的药效作用消失。
2. 手术创伤所致的程度和部位。
3. 麻醉手术期间体位固定时间较长。
4. 在细菌感染累积壁层胸膜或壁层腹膜时会出现疼痛。
5. 空腔脏器的管腔发生阻塞,机体为了排空阻塞加强脏器的蠕动,致腔内压力增高,产生疼痛。
6. 组织缺血得不到氧的供给,酸性代谢产物不能排出会引起疼痛。
7. 晚期癌肿会产生持续性剧痛。
8. 大脑皮层对疼痛的反映受心理状态的影响,疼痛在不同人身上反映强弱也不同。

二、疼痛患者的护理

(一)护理评估

1. 生命体征变化情况。
2. 评估出现疼痛的原因、时间、部位、性质、程度。
3. 评估麻醉方法与术式对疼痛的影响程度。
4. 止痛药物的效果及不良反应。
5. 评估患者对控制疼痛的希望和信心。

(二)护理诊断

1. 舒适的改变　与疼痛与体位所限。
2. 呼吸形态的改变　与主观和药物有关。
3. 清理呼吸道无效　与咳嗽受限,排痰不畅有关。
4. 恶心、呕吐　与镇痛药物引起有关。
5. 尿潴留的可能　与麻醉和疼痛有关。
6. 自伤的危险　与对治疗失去信心、绝望、剧烈疼痛有关。
7. 睡眠形态紊乱　与疼痛有关。

(三)护理目标

1. 疼痛减轻或消失。
2. 舒适感增强。
3. 无肺内感染发生。
4. 面对现实,对治疗有信心。
5. 患者能安静入睡。

(四)护理措施

1. 向患者及家属解释疼痛产生的原因、规律、性质及持续时间,给予精神上的安慰鼓励,使之配合治疗。

2. 提供安静舒适的环境,协助患者采取舒适的体位,减轻疼痛,服适量催眠药促进睡眠。

3. 及时执行术后医嘱,并注意用药后的反应,如出现呕吐时协助患者按住切口,减少张力,减轻疼痛,观察呕吐物性质,并保持口腔清洁。

4. 监测生命体征的变化,注意呼吸型态的改变,防止因疼痛引起的低氧血症,观察体温变化及时发现感染征象。

5.鼓励、协助患者咳痰,掌握运用排痰技巧,使之减轻疼痛,防止肺部并发症的发生。

6.由于麻醉药物作用和术后疼痛可导致尿潴留,施诱导排尿无效时,行导尿术。

7.止痛药作用最佳的时间内,安排所需进行的活动,还可采取分散患者注意力,排除刺激,增加患者舒适感,减轻疼痛和机体代谢反应。

8.护理癌肿患者时,给予针对性的心理护理,不随便议论病情和医疗问题,避免给患者带来恶性刺激,防止意外事件的发生。

三、术后留置硬膜外导管的治疗与护理

硬膜外插管止痛法是通过硬膜外插入的导管,向硬膜外隙内注入止痛剂来治疗疼痛。

(一)药液的稀释和给药方法

硬膜外隙的安全容积为 15 ml,故注药前先将药物用生理盐水稀释至 5~10 ml。理想的给药剂量是达到止痛作用的最小药量,给药间隔时间为 4~8 h。

(二)硬膜外插管的护理

1.护理评估

(1)评估插管术后切口出血、渗血情况。

(2)评估切口有无感染征象。

(3)评估用药后反应。

(4)注意导管合适位置。

2.护理诊断

(1)有出血、渗血的可能:与切口创伤引起有关。

(2)有感染的危险:与导管置入有关。

(3)舒适的改变:与药物引起的副反应、恶心、尿潴留有关。

3.护理目标

(1)无出血。

(2)免于感染。

(3)能正常排尿。

(4)舒适感增强。

4.护理措施

(1)观察切口局部有无出血渗血,出血量多时,可用敷料加压止血。

(2)体内任何侵入性导管都有引起感染的可能,但护理得当会减少感染几率,插管期间嘱患者避免淋浴,及时发现感染体征。如有感染应坚持每日早晚换药或局部应用抗生素。如果皮下出现脓肿则需要拔管,有腹水患者注意更换敷料,保持切口干燥清洁。

(3)用药后常出现恶心,为减轻恶心可在两餐后给药,注药后平卧 1 h,插管 24 h 内可能出现尿潴留,一般症状会自行解除,必要时导尿。

(4)患者翻身下床活动时,防止导管滑脱和折叠。

(5)插管后出现注药困难,可考虑为过滤器阻塞或导管受到脊椎挤压,导致导管塌陷,此时,应重新更换过滤器或嘱患者换不同体位,再进行注药。

(张立民　李　杨　杨翠萍)

第三章　外科休克护理

休克是人体对有效循环血量锐减的反应,是组织血液灌流不足所引起的代谢障碍和细胞受损的病理过程。根据休克时的微循环变化,临床上通常分为 3 期:微循环代偿期(微循环收缩期)、休克抑制期(微循环扩张期)、微循环失偿期(微循环衰竭期)。失血性休克和感染性休克是外科中最常见的两种休克类型。

第一节　失血性休克护理

失血性休克是一种循环血量减少性休克,是由各种因素造成全血或血液成分之一部分发生急速丧失,导致循环血量不足所引起,故又称低血容量休克。

一、护理评估

1.病史与诱因　外科常见的原因有外伤失血、胃肠出血、产科出血、医源性问题、凝血障碍性疾病及动脉瘤或肿瘤自发破裂等。

2.症状与体征　根据临床表现和失血量分为:

(1)轻度:神志清楚,尿量正常,脉搏在 100 次/min 以下、有力,成人失血量 800 ml 以下。

(2)中度:神志尚清楚,表情淡漠,皮肤黏膜苍白,四肢发冷,脉搏 100～200 次/min,失血量 800～1000 ml,尿少。

(3)重度:意识模糊甚至昏迷,四肢冰冷,脉搏细速或摸不清,尿少或无尿,失血量 1600 ml以上。

3.实验室检查　休克的监测包括血流动力学监测、血气分析与呼吸监测、肾功能监测、酸碱平衡及电解质监测、凝血机制监测、血细胞比容与血红蛋白测定等。

二、护理诊断

1.体液不足　与机体大量失血、失液有关。

2.组织灌注量改变(脑、心、肺、肾、胃肠周围血管)　与休克的病理生理变化有关。

3.体液过多　与抗休克治疗时大量输液有关。

4.有重要脏器损害的危险　与休克时各脏器组织缺血、缺氧有关。

5.有皮肤完整性受损的危险　与卧床、皮肤缺血、缺氧等因素有关。

6.营养失调:低于机体需要量　与禁食、摄入减少有关。

7.潜在的并发症　弥散性血管内凝血。

三、护理目标

1.恢复有效循环血量,保证组织有效灌流。

2.无重要脏器功能衰竭。

3.保持水电解质及酸碱平衡。

4.患者及家属的焦虑减轻。

四、护理措施

1.处理原则 尽早去除病因,迅速恢复有效循环血量,纠正微循环障碍。

2.补充血容量 应迅速建立静脉通道,密切监测血压、脉率、尿量及中心静脉压(CVP),遵医嘱补液或输血,并调整速度,观察其效果。对重症失血性休克者,采用中心静脉置管,既可以快速补液,又可监测 CVP。

3.急救措施

(1)止血。在补充血容量的同时,尽快止血,可采用手术方法和非手术方法,如止血带、三腔双囊管压迫、纤维内镜止血、抗休克裤的使用等。若出血量大,非手术方法止血无效,应尽早实施手术止血。

(2)保持呼吸道通畅,给氧,应鼓励患者做深呼吸及有效的咳嗽,采取背部的物理治疗、叩背和协助排痰,必要时行气管插管或气管切开。

(3)休克卧位,置患者于中凹卧位。

(4)注意保暖。

(5)外伤固定。

(6)保持安静,避免过多的搬动。必要时应用止痛剂。

4.积极处理原发病,做好术前准备。

5.改善微循环,纠正酸碱平衡失调。血管活性药物、皮质激素和其他药物应用。

6.如行外科手术,根据病情做好术后护理。

五、健康教育

1.指导患者摄取适宜的饮食,记录出入水量,防止水、电解质失调。

2.鼓励患者自我照顾、增加信心,使心态良好发展。

第二节 感染性休克护理

感染性休克又称败血症休克或中毒性休克,能引起感染性休克的病原菌包括革兰阴性杆菌、革兰阳性杆菌、病毒、真菌等,其中最常引起感染性休克的是革兰阴性杆菌,主要的感染部位是胆道、肠道、腹膜、泌尿道、呼吸道和血液。

一、护理评估

1.病史及诱因 各种细菌、病毒、真菌等感染史。诱因包括老年人和婴幼儿、使用免疫抑制剂及类固醇以及严重的创伤及大面积烧伤等。

2.症状与体征 根据感染性休克不同的血流动力学改变,可分为冷休克和暖休克。冷休克患者表现为:躁动,表情淡漠,皮肤苍白湿冷,脉搏细速,尿量小于 25 ml/h。暖休克患者早期表现为:神志清醒,皮肤温暖潮红,脉搏慢而有力,尿量大于 30 ml/h;晚期表现为:心功能衰竭,外周血管瘫痪,即成为低排低阻型休克。

3.实验室检查 血流动力学检测有严重感染存在。

二、护理要点

1.护理问题 体液不足,组织灌输改变,气体交换受损。

2.护理措施

(1)控制感染,尽早处理原发病灶,才能纠正休克和巩固疗效。遵医嘱及时给予足量的抗菌药物。经过短期积极抗休克治疗后,即使休克未见好转,也应手术治疗。

(2)早期及时补充血容量。

(3)纠正酸碱失衡,遵医嘱静脉补给5%碳酸氢钠。

(4)血管活性药物的应用。

(5)给予皮质类固醇可以改善全身血液,减少血液阻力,维持适当的血压。

三、健康教育

1.鼓励患者积极配合治疗。

2.教育患者提高自我照顾的能力,给予心理支持。

(张立民 李 杨 杨翠萍)

第四章 外科感染护理

第一节 软组织的急性化脓性感染护理

软组织感染是指发生于皮肤、皮下组织、淋巴管和淋巴结、肌间隙及其周围的疏松结缔组织间隙等处软组织的外科感染。

一、护理评估

(一)疖

1.病因及诱因 疖是由金黄色葡萄球菌和表皮葡萄球菌引起的皮肤单个小毛囊和所属皮脂腺的化脓性感染。当皮肤不清洁或经常受到摩擦、刺激以及全身或局部抵抗力下降时,毛囊内的细菌即可生长繁殖,造成感染。

2.症状及体征

(1)局部症状:初起时皮肤局部出现红、肿、痛的小结节,以后肿胀逐渐肿大成锥形隆起。结节的中心因组织坏死化脓,形成黄白色的脓栓。

(2)全身症状:疖一般无明显的全身症状。但若发生在血液丰富的部位,可出现全身中毒症状,表现为畏寒、发热、头痛和全身不适等。

(二)痈

1.病因及诱因 痈是由金黄色葡萄球菌引起的多个相邻毛囊和所属皮脂腺、汗腺及其周围组织的急性化脓性感染或由多个疖融合而成。糖尿病患者发生率较高。

2.症状及体征

(1)局部症状:初始局部迅速形成稍隆起的暗红色、质地坚韧和界限不清的疼痛肿胀浸润区。

(2)全身症状:患者多出现程度不同的全身症状,如畏寒、发热、头痛、食欲不振和身体乏力。

(三)急性蜂窝炎

1.病因 致病菌主要为溶血性链球菌、金黄色葡萄球菌。

2.症状及体征

(1)局部症状:局部出现红肿、剧痛,向四周迅速扩散。中心红肿最明显,常出现缺血性坏死,病变区与周围正常皮肤分界不清。病变部位较深时,局部红肿可不明显,常只有局部水肿和压痛。

(2)全身症状:寒战、高热、头痛、乏力、精神不振和白细胞计数增加等,严重者有败血症。口底、颌下和颈部的急性蜂窝织炎,可发生喉头水肿和压迫气管,引起呼吸困难,甚至窒息;炎症有时还可蔓延到纵隔。

(四)新生儿皮下坏疽

1.病因及诱因 新生儿皮下坏疽常由金黄色葡萄球菌所引起。好发于新生儿腰骶部和背部的一种常见而严重的急性化脓性感染。

2.症状及体征

(1)局部症状:皮肤呈现红、肿、发硬、边界不清楚。

(2)全身症状:持续性发热、哭闹、拒食,也可发生呕吐和腹泻;严重者可出现精神不振,甚至昏迷。

(五)丹毒

1.病因 由β溶血性链球菌感染的皮肤及其网状淋巴管的急性炎症。

2.症状

(1)局部症状:局部皮肤呈片状鲜红色,中心颜色稍淡,周围深,炎症区与正常皮肤边界清楚,略隆起。病变部位有时可出现含浆液的水疱,局部有烧灼样疼痛。附近淋巴结肿大,并有疼痛和压痛。

(2)全身症状:起病急,患者常有发冷、发热,并伴有头痛、乏力和全身不适等。

(六)急性淋巴管炎和淋巴结炎

1.病因 致病菌经皮肤、黏膜损伤处或其他感染病灶,如疖、痈、溃疡等,经组织淋巴间隙进入淋巴管内及其周围淋巴结造成急性感染。金黄色葡萄球菌和溶血性链球菌是急性淋巴管炎和急性淋巴结炎的主要致病菌。

2.症状

(1)急性淋巴管炎:多发生于四肢,浅部者常在伤口近侧出现一条或多条"红线",质硬而有压痛;深部者无"红线"出现,但患肢出现肿胀,具有压痛。全身可出现畏寒、发热、乏力、食欲不振等全身症状。

(2)急性淋巴结炎:轻者仅局部淋巴结出现肿大,触之有压痛;较重者局部有红肿、疼痛并伴有全身症状;重者也可出现全身不适、寒战、高热等。

(七)脓肿

1.病因 致病菌常为金黄色葡萄糖球菌。

2.症状与体征

(1)局部症状:位置较浅的脓肿,局部隆起,有红、肿、热、痛的典型症状,与正常组织界限清楚,压之剧痛,可有波动感。位置较深的脓肿,局部常无波动感,红肿也不明显,但局部有疼痛和压痛,在病变区可出现凹陷性水肿。

(2)全身症状:发热、头痛、食欲减退、乏力和白细胞计数增加等。

3.实验室检查 血液常规检查可有白细胞总数、嗜中性粒细胞的比例增多。脓液细菌培养或涂片检查常规做脓液细菌培养及药物敏感试验。血生化检查可见钾、钠、氯及二氧化碳结合力异常。

二、护理要点

1.护理问题 体温过高,疼痛。

2.护理措施

(1)密切观察患者的局部和全身症状,熟悉脓肿波动征,注意面部、颈部感染的发展,尽早发现并控制颅内海绵窦炎等严重并发症的发生。一旦病情有特殊变化应及时通知医师。

（2）加强营养,增强机体抵抗力,鼓励患者进高蛋白、高热量、含丰富维生素的饮食,多饮水,以增强机体的代谢、促进毒素的排泄。有贫血、低蛋白血症或全身性消耗病者,应给予输血,特别是败血症时,可多次适量输入新鲜血。

（3）监测体温变化,体温过高时,应限制患者活动,保持安静状态,减少产热。当体温超过38.5℃时应采取物理降温,同时鼓励患者多饮水,必要时可静脉输液,补充机体所需的液体量和热量,纠正水、电解质和酸碱失衡,并监测24 h出、入水量。

（4）感染初起时,可局部使用物理透热法、热敷法和硫酸镁湿敷法,使脓肿消退,局限感染扩散。

（5）感染较重时,可根据细菌培养和药物敏感试验的结果应用有效的抗生素。如用药2～3 d后疗效不明显,应更换抗生素的种类,以提高治疗效果。在抗感染治疗时,局部感染病灶的及时处理甚为重要,如施行切开引流或切除术等。

（6）对于严重感染者,可考虑应用肾上腺素皮质激素,以减轻中毒症状,改善患者的自身状况。

（7）病室应通风良好,空气清新,患者的床单、被罩、枕套、病服经常更换,以保证自身清洁,避免院内感染和交叉感染。

（8）手术时动作轻柔,彻底止血,选择合适的引流法。创面要保持清洁,敷料渗透及时更换,避免异物残留脓腔内。换药、气管切开护理、静脉内插管、留置导尿管及烧伤患者应严格按无菌操作规则,防止或减少感染的发生。对于疼痛不缓解者可给予止痛药和镇静药,以保证患者有充分休息和睡眠。

（9）对感染较重或肢体感染者应嘱咐患者卧床休息,患肢制动抬高,并协助做患肢运动,以免病愈后患肢活动障碍。卧床期间,要鼓励患者经常做深呼吸、咳痰、翻身等活动,必要时可给患者雾化吸入,并协助翻身、叩背、排痰,以预防坠积性肺炎及血栓性静脉炎的发生。

三、健康教育

1.教育患者注意个人卫生,经常洗澡、洗头、理发,衣服应经常更换,且要宽松,避免穿硬衣领服装摩擦刺激颈部皮肤。指导患者正确使用皮肤消毒剂或抗菌肥皂。

2.嘱患者切忌随意挤压病灶,以免引起感染。

3.指导患者学会使用抗菌药膏和更换敷料,小心处理污染的敷料并消毒。劝告患者避免使用油性药膏,以防阻塞皮肤毛囊孔、皮脂腺,影响其分泌功能。勿滥用解热药物。

4.加强营养,锻炼身体,增强抗病能力。

5.发现糖尿病,应及早治疗。

第二节　全身化脓性感染护理

全身化脓性感染是指致病菌经局部感染病灶进入血液循环后,引起的严重全身性反应,主要包括败血症、脓血症、毒血症,三者常混合发生,临床上难以截然分开。

一、护理评估

1.病因及诱因

(1)败血症常继发于严重损伤和各种化脓性感染,常见的致病菌为金黄色葡萄球菌和大肠杆菌,其次为绿脓杆菌、产气杆菌、脑膜炎球菌等。

(2)脓血症常见于葡萄球菌、链球菌、大肠杆菌和肺炎球菌的感染。

(3)毒血症多由于严重感染和严重损伤使大量细菌或毒素以及大量破坏组织的分解代谢产物进入血液循环所致。

2.症状及体征

(1)败血症:多出现突然寒战、高热,可高达 40～41℃,常于皮肤、眼结膜和黏膜出现淤血点,多伴有神志改变。

(2)脓血症:明显寒战、弛张热和身体各部位不断发生新的脓肿,是脓血症的主要特征。

(3)毒血症:高热、脉快和贫血是毒血症的三大症状;严重者有神志改变,可并发中毒性心肌炎和感染性休克。血培养无细菌生长。

3.实验室检查

(1)血液常规检查白细胞计数明显升高,但老年人和全身情况较差者白细胞总数可不增高或降低。革兰阴性细菌败血症时白细胞总数可正常或减少,中性粒细胞多数明显增高,可有明显的核左移。

(2)尿液检查可出现蛋白、红细胞、白细胞和管型。

(3)血培养。

二、护理要点

1.护理问题

(1)体温过高。

(2)潜在并发症:如感染性休克、呼吸衰竭、肾功能衰竭等。

(3)疼痛。

2.护理措施

(1)观察重点。

①监测生命体征:以随时观察患者血压、脉搏、呼吸、氧饱和度以及心电图的变化。

②密切注意患者的临床表现:如病情有变化应立刻通知医师,以免延误治疗。

(2)有感染性休克时应首先纠正休克,给予高浓度氧气或人工呼吸机辅助呼吸,使血氧饱和度维持在95％左右,并及时开通多个经脉通路,给予输血、输液及抗休克药物。

(3)保持呼吸道畅通,协助患者翻身、叩背咳痰、深呼吸,如果痰液黏稠给予雾化吸入。

(4)监测 24 h 出入水量,记录患者呕吐和腹泻的次数、量、性状、颜色及尿量,保持静脉输液通畅。单位时间内给予足够液体量,以纠正水、电解质失衡。

(5)选用有效的抗生素,首先根据临床症状考虑致病菌的种类,选择敏感的抗生素。对感染严重者可联合应用抗生素。

(6)脓肿切开者,注意观察局部切口情况,引流是否通畅,感染是否得到有效控制。对于有切口疼痛者可适当应用止痛剂。有些患者有头痛的表现,可通过交谈分散注意力或按摩穴位的方法降低痛阈。

(7)体温过高的护理。

①卧床休息,限制活动,避免情绪激动,安静,以降低新陈代谢,减少产热。

②调节室内温度,开窗促进室内空气流动。

③给患者穿宽松的衣物,当体温超过38.5℃时,应局部给予冰袋、冰囊、温水或乙醇擦浴等物理降温。

④协助患者多饮水,增加液体摄入量,必要时可静脉补液。

⑤高热患者口唇干裂、破口,甚至溃疡,要经常用漱口液漱口,按时做好口腔护理。

⑥保持皮肤清洁、干燥。出汗多的患者要勤换衣服和被褥;年老体弱、幼儿及抵抗力低下的患者,应加强观察、勤翻身,以免发生压疮。

三、健康教育

1.向患者讲解疾病的病因、症状、治疗方法及预后,使其充分了解其病情、缓解焦虑情绪。

2.注意劳动保护,避免损伤。对已有损伤者,要采取措施防止感染。

3.指导患者进高蛋白、高热量及含丰富维生素、糖类的低脂肪饮食。

第三节　特异性感染护理

一、破伤风

破伤风是由破伤风杆菌经体表破损处侵入组织,大量繁殖并产生毒素,引起局部及全身肌肉阵发性痉挛或抽搐的急性特异性感染。

(一)护理评估

1.病因及诱因　破伤风杆菌只在具备其繁殖的厌氧条件下,伤口局部生长繁殖,其产生的外毒素才是造成破伤风的原因。

2.症状及体征

(1)潜伏期:一般4～60 d,平均为6～10 d,潜伏期越短,患者临床症状愈重。前驱症状:多先有周身乏力、头痛、失眠、多汗、烦躁不安等。伤口周围皮肤暗红、附近肌肉有紧张牵扯感。继之可出现咽部疼痛、咀嚼无力,并感到舌和颈部发硬及反射亢进等。

(2)典型症状:出现前驱症状后,患者很快出现肌肉强直性痉挛和阵发性抽搐的典型症状。

3.诊断检查　一般根据患者有受伤史及典型的临床症状,即可确诊。

(二)护理要点

1.护理问题

(1)有受伤的危险。

(2)清理呼吸道无效。

(3)有体液不足的危险。

(4)有体温改变的危险。

2.护理措施

(1)严格执行接触性隔离制度。

（2）注意观察患者生命体征变化、局部切口情况,保持引流通畅。及时更换切口敷料,防止感染,促进伤口愈合。记录 24 h 出入水量。

（3）抽搐的护理。

①避免强光刺激,保持室内安静;重型破伤风患者需有专人护理,密切观察患者抽搐情况。防止受伤。

②对于轻症患者可给予镇静安眠药物;对于较重患者,如有效血容量正常且无休克威胁时,给予冬眠药物。

③冬眠药物应交替使用,在用药期间密切注意患者血压、呼吸、脉搏及神志的变化并详细记录。

④对于不能进食患者,要加强口腔护理,防止口腔炎和口腔溃疡发生。

⑤对于发热的患者,应勤换患者衣物、床单、被褥,按时翻身,预防压疮发生。体温超过38.5℃高热患者,应给予头部枕冰袋和温水或乙醇擦浴。

⑥保持呼吸道通畅,经常鼓励、协助患者咳痰,必要时可用吸痰器。

（4）气管切开的护理。

①对于痉挛发作频繁,持续时间长且分泌物不易咳出者,应及早做气管切开,以便有效排除气道分泌物,增加通气量,避免窒息,防止肺不张、肺内感染和呼吸性酸中毒的发生。

②气管切开后应经常抽吸气道内的分泌物、湿化气道,每日消毒切口、冲洗内套管和更换气管切开处的敷料 2 次。注意观察切口周围皮肤是否有红、肿、热、痛及异常分泌物。

（5）保证足够的营养,维持电解质平衡。

①轻症患者,应争取在痉挛发作间歇期鼓励患者进高热量、高蛋白、高维生素饮食,喂食不可勉强,少量多次,以免引起呛咳、误吸。

②重症不能进食的患者,可通过胃管进行鼻饲,但时间不宜过长。

③根据机体需要由静脉补充或给予全胃肠外营养。

（6）应用有效抗生素,大剂量青霉素可抑制破伤风杆菌,同时还可消灭其他化脓菌,达到预防伤口混合感染和肺部并发症。

（三）健康教育

1.加强宣传教育,让人们认识道破伤风的危害性,凡有破损的伤口,均应去医院清创处理,常规注射破伤风抗毒素血清。

2.加强劳动保护,防止外伤,指导农村妇女选择具有清洁完善的医疗设备的卫生所进行生育、引产、刮宫,以免不洁的接产诱发新生儿破伤风及孕妇产后破伤风。

3.破伤风患者发生痉挛、抽搐时,意识清醒,这时应陪伴患者。在下次用药前,向患者讲解疾病的发生、发展及预后,采取目前治疗手段的必要性,使患者坚定战胜疾病的信心,积极配合治疗。

二、气性坏疽

气性坏疽是由梭状芽孢杆菌所致的急性特异性感染性疾病,多见于肌肉组织广泛损伤的患者,特别是伤口较深而污染严重处理不及时者。

（一）护理评估

1.病因　气性坏疽发病主要决定于人体抵抗力和伤口情况,如伤后缺水、大量失血、体力衰弱等全身抵抗力下降,均可诱发本病。

2.症状及体征

(1)局部症状:早期患处沉重不适,随之剧烈胀痛,有明显的分裂感,伤口周围皮肤水肿、紧张,颜色苍白、发亮,很快变为暗红,进而紫黑。皮肤温度降低,伤口常有稀薄带有臭味的浆液样血性分泌物流出。

(2)全身症状:早期患者表现为焦虑或表情淡漠,继之烦躁不安、脉搏快速,并有头痛、头晕、恶心、高热、呼吸急促及贫血、黄疸、尿少等。晚期常有严重中毒现象,出现血压下降和中毒性休克,患者呈现神志不清、谵妄和昏迷。

3.实验室及辅助检查 伤口内分泌物涂片可查出革兰染色阳性杆菌,而白细胞计数很少。X线检查可见伤口肌群间有气体。

(二)护理要点

1.护理问题

(1)组织完整性受损。

(2)疼痛。

2.护理措施

(1)隔离:按接触性隔离制度执行。

(2)重症监护:专人护理,吸氧,抗生素使用,降温,支持疗法。

(3)伤口的处理

①气性坏疽起病急、发展快,一经诊断应立即协助医师在抢救休克或其他严重并发症的同时,对伤口紧急进行局部处理。切除后的伤口应用过氧化氢溶液冲洗,并加含氯化剂湿敷料填塞。为保持氧化剂不易蒸发,可用一层凡士林纱布在外边覆盖,每日更换敷料。不论切开与切除,患肢均禁用止血带,伤口不缝合。

②使用高压氧的护理,提高组织的氧含量,使组织不利于梭状芽孢杆菌的生长繁殖,并停止产生损害组织的各种毒素。注意观察每次氧疗后的伤口变化,并做好记录。

(4)疼痛的护理

①对严重创伤患者,尤其伤口肿胀、疼痛严重者应给予严密观察,特别是突然发作的伤口剧痛更应注意,并详细记录疼痛特点和发作相关的情况。

②对清创或截肢者,应经常协助其改变体位,以减轻因肌肉牵拉、外部压力和肢体疲劳引起疼痛。

③对疼痛不能缓解的患者可给予止痛剂,剧痛时还可应用静脉止痛泵止痛,也可通过转移患者注意力的方法,缓解疼痛。伤口愈合过程中,应对伤肢进行理疗、按摩和功能锻炼,恢复其功能。

(三)健康教育

1.教育患者加强劳动保护,避免受伤。

2.受伤后的预防非常关键,主要包括及时对伤口进行彻底清创和早期使用大剂量有效的抗菌药物。

3.施行大型清创术后或截肢术前,应向患者及家属讲解手术的必要性及术后的不良影响,使患者思想上有充分准备。截肢后,鼓励患者适应其身体的改变。

4.协助伤残者制定出院后功能锻炼计划,恢复其自理能力,提高生活质量。

(张立民 李 杨 杨翠萍)

第五章　外科营养护理

一、肠内营养

肠内营养(EN)是经口或经导管将营养物送至胃肠内,通过胃肠的消化和吸收来补充营养。经胃肠供给营养优点是更符合营养物消化吸收的解剖生理,给药方便,相对安全,价格低廉,充分利用胃肠道的免疫防御功能。

1.保证营养液及输注用具清洁　营养液要在洁净环境下配制,放置于 4℃ 以下的冰箱内暂存,并于 24 h 内用完,调制容器、输注用具保持清洁。

2.保护黏膜、皮肤　长期留置鼻胃管或鼻肠管的患者,由于鼻、咽黏膜持续受压,易出现溃疡,要每日涂拭油膏,保持鼻腔润滑,造瘘口周围皮肤保持清洁、干燥。

3.预防误吸

(1)胃管移位及注意体位:在输注营养液过程中特别要注意保持鼻胃管的位置,不可上移,对胃排空迟缓、由鼻胃管或胃造瘘输注营养液的患者取半卧位,防止反流而误吸。

(2)测量胃内残余液量:在输注营养液过程中,每 4 h 抽吸 1 次胃内残余量,如大于 150 ml 应暂停输注。

(3)观察及处理:在输注营养液过程中要密切观察患者反应,一旦出现呛咳、咳出营养液样物、发憋或呼吸急促,即可确定为误吸,鼓励患者咳嗽,吸出,必要时经气管镜清除吸入物。

4.防止胃肠内营养并发症

(1)置管并发症:鼻咽及食管黏膜损伤,系由管质过硬、操作不当或置管时间过长所致;管道堵塞系由管腔过细,营养液过稠、不匀、凝块以及流速过慢所致。

(2)胃肠道并发症:恶心、呕吐、腹痛、腹胀、腹泻、便秘等,系由输入营养液的温度、速度、浓度以及由此引起渗透压的不适宜;营养液污染引起肠道感染;药物引起腹痛和腹泻等。

预防方法:

①配制营养液浓度及渗透压:营养液浓度及渗透压过高易引起恶心、呕吐、腹痛和腹泻。从低浓度开始,一般由 12% 开始逐渐增至 25%,能量从 200 J/ml 起,递增至 4180 J/ml。

②控制液量及输注速度:液量从少量开始;初起量为 250~500 ml/d,1 周内逐渐达到全量。输注速度从 20 ml/h 开始,逐渐日增加到 120 ml/h。

③控制营养液的温度:营养液的温度不可过高以防引起胃肠黏膜烫伤,过低易引起腹胀、腹痛、腹泻,可在喂养管的近端管外加热。一般温度控制在 38℃ 左右。

(3)感染性并发症:吸入性肺炎由置管不当或移位、胃排空迟缓或营养液反流、药物或神经精神障碍引起反射能力低下所致。

(4)代谢性并发症:高血糖、低血糖及电解质紊乱,由于营养液不匀或组件配方不当引起。

5.喂养管护理　妥善固定,防止扭曲、折叠、受压,保持清洁无菌,定时冲洗。

二、胃肠外营养

胃肠外营养(PN)是指经静脉途径供给营养,如患者禁食,全部营养都通过静脉供给,称为全胃肠外营养(TPN)。

1. 保证营养液及输注器具清洁无菌 营养液要在无菌环境下配制,放置于 4℃ 以下的冰箱内暂存,并于 24 h 内用完。

2. 营养液中严禁添加其他治疗用药。

3. 控制输注速度 避免输注过快引起并发症和造成营养液的浪费,葡萄糖输注速度应控制在 5 mg/(kg·min)以下,输注 20% 的脂肪乳剂 250 ml 约需 4~5 h。

4. 高热的护理 肠外营养输注过程中可能出现高热,其原因可能是营养液产热,也可能营养物的过敏,还可能是导管感染,需查明原因给予处理。

5. 导管护理 穿刺插管部位定期消毒、更换敷料,并观察和记录有无红肿感染现象,如有感染应通知医生并拔管,同时管端细菌培养。同时保持导管通畅,避免导管扭曲、挤压,输注结束时用肝素稀释液封管,防止血栓形成。

(张立民 李 杨 杨翠萍)

第六章　外科烧伤护理

一、临床表现

根据烧伤面积、深度和部位而定。

（一）烧伤面积

我国统一采用的烧伤面积计算方法有两种。

1.中国新九分法　适用于较大面积烧伤的评估。该法将体表面积分为 11 个 9%，另加会阴区的 1%，构成 100% 的体表面积。12 岁以下小儿头部面积较大，双下肢面积相对较小，测算方法应结合年龄进行计算。人体体表面积具体计算方法见表 9。

表 9　人体体表面积中国新九分法

部位	成人各部位面积（%）	小儿各部位面积（%）
头颈	9×1=9（发部 3，面部 3，颈部 3）	9＋（12－年龄）
双上肢	9×2=18（双手 5，双前臂 6，双上臂 7）	9×2
躯干	9×3=27（腹侧 13，背侧 13，会阴 1）	9×3
双下肢	9×5＋1=46（双臀 5，双大腿 21，双小腿 13，双足 7）	46－（12－年龄）

2.手掌法　以患者本人五指并拢的 1 个手掌面积约为 1% 计算，适用于较小面积烧伤的估测或作为九分法的补充。

（二）烧伤深度

按组织损伤的层次，按国际通用的三度四分法将烧伤分为 Ⅰ°、浅 Ⅱ°、深 Ⅱ° 和 Ⅲ° 烧伤。Ⅰ°、浅 Ⅱ° 属浅度烧伤；深 Ⅱ° 和 Ⅲ° 属深度烧伤。

1.Ⅰ°烧伤　又称红斑烧伤，仅伤及表皮浅层，再生能力强。表面红斑状、干燥、烧灼感，3～7 日脱屑痊愈，短期内有色素沉着。

2.浅Ⅱ°烧伤　伤及表皮的生发层及真皮乳头层。局部红肿明显，大小不一的水疱形成，内含淡黄色澄清液体，水疱皮如剥脱，创面红润、潮湿、疼痛剧烈。2 周左右愈合，有色素沉着，无瘢痕形成。

3.深Ⅱ°烧伤　伤及真皮层，可有小水疱，疱壁较厚、基底苍白与潮红相间、湿润，痛觉迟钝，3～4 周愈合，常有瘢痕增生。

4.Ⅲ°烧伤　伤及皮肤全层，甚至达到皮下、肌肉及骨骼。痛觉消失，创面无水疱，呈蜡白或焦黄色甚至炭化成焦痂，痂下水肿并可见树枝状栓塞的血管。因皮肤及其附件已全部烧毁，无上皮再生来源，必须靠植皮而愈合。只有很局限的小面积Ⅲ°烧伤，有可能靠周围健康皮肤的上皮爬行而收缩愈合。

二、护理措施

(一)现场救护

现场救护原则在于使患者尽快消除致伤原因,脱离现场和进行必要的急救;对于轻症进行妥善的创面处理,对于重症做好转运前的准备并及时转送。

1.迅速脱离热源　如火焰烧伤应尽快灭火,脱去燃烧衣物,就地翻滚或跳入水池,熄灭火焰,以阻止高温继续向深部组织渗透,并减轻创面疼痛。互救者可就近用棉被或毛毯覆盖,隔绝灭火。切忌用手扑打火焰、奔跑呼叫,以免增加损伤。热液浸渍的衣裤,可冷水冲淋后剪开取下,以免强力剥脱而撕脱水疱皮。小面积烧伤立即用清水连续冲洗或浸泡,既可止痛,又可带走余热。酸、碱烧伤,即刻脱去或剪开沾有酸、碱的衣服,以大量清水冲洗为首选,且冲洗时间宜适当延长。如系生石灰烧伤,可先去除石灰粉粒,再用清水长时间地冲洗,以避免石灰遇水产热,加重损伤。磷烧伤时立即将烧伤部位浸入水中或用大量清水冲洗,同时在水中拭去磷颗粒;不可将创面暴露在空气中,避免剩余的磷继续燃烧;创面注意忌用油质敷料,以免磷在油中溶解而被吸收中毒。电击伤时迅速使患者脱离电源,呼吸、心跳停止者,立即行口对口人工呼吸和胸外心脏按压等复苏措施。

2.抢救生命　是急救的首要原则,要配合医生首先处理窒息、心跳骤停、大出血、开放性气胸等危急情况。对头、颈部烧伤或疑有呼吸道烧伤时,应备齐氧气和气管切开包等抢救物品,并保持口、鼻腔通畅。必要时协助医生做气管切开手术。持续生命体征监测。

3.预防休克　稳定患者情绪、镇静和止痛。合并呼吸道烧伤或颅脑损伤者忌用吗啡。伤后应尽早实施补液方案,尽量避免口服补液。若病情平稳,口渴者可口服淡盐水,但不能饮白开水。中度以上烧伤需转运者,需建立静脉通道,必要时按医嘱快速静脉输入平衡盐溶液1000～1500 ml 及右旋糖酐 500 ml,途中需持续输液。

4.保护创面和保温　暴露的体表和创面,应立即用无菌敷料或干净床单覆盖包裹,协助患者调整体位,避免创面受压。寒冷环境中用冷水处理创面,更易发生寒战反应,应特别注意增加被盖。

5.尽快转送　大面积烧伤早期应避免长途转运,休克期最好就近抗休克或加做气管切开,待病情平稳后再转运。途中应建立静脉输液通道,保持呼吸道通畅。转运前和转运中避免使用冬眠药物和呼吸抑制剂。抬患者上下楼时,头朝下方;用汽车转运时,患者应横卧或取头在后、足在前的卧位,以防脑缺血。详细记录处理内容,利于后续医生的诊治。

(二)静脉输液的护理

1.早期补液方案　我国常用的烧伤补液方案是按公式法计算:伤后第一个 24 h 补液量按患者每千克(kg)体重每 1%烧伤面积(Ⅱ°～Ⅲ°)补液 1.5 ml(小儿 1.8 ml,婴儿 2 ml)计算,即第一个 24 h 补液量＝体重(kg)×烧伤面积(%)×1.5 ml,另加每日生理需水量 2000 ml(小儿按年龄或体重计算),即为补液总量。晶体和胶体溶液的比例一般为 2：1,特重度烧伤为 1：1,即每 1%烧伤面积每千克体重补充电解质溶液和胶体溶液各 0.75 ml。伤后第二个 24 h 补液量为第一个 24 h 计算量的一半,日需量不变。第三个 24 h 补液量根据病情变化决定。

2.液体的种类与安排　晶体液首选平衡盐液,其次选用等渗盐水等。胶体液首选血浆,以补充渗出丢失的血浆蛋白,也可用血浆代用品和全血,Ⅲ°烧伤应多输新鲜血。生理日需量常用 5%～10%葡萄糖液补充。因为烧伤后第 1 个 8 h 内渗液最快,应在首个 8 h 内输入上述总量的 1/2,其余在后 16 h 输完。补液原则一般是先晶后胶、先盐后糖、先快后慢,胶、晶体液交替输入,尤其注意不能集中在一段时间内输入大量不含电解质的液体,以免加重低钠血症。

3.观察指标

(1)尿量:如肾功能正常,尿量是判断血容量是否充足的简便而可靠的指标,所以大面积烧伤患者补液时应常规留置导尿进行观察。成人每小时尿量大于 30 ml,有血红蛋白尿时要维持在 50 ml 以上,但儿童、老年人、心血管疾病患者,输液要适当限量。

(2)其他指标:患者安静,成人脉搏在 100 次/分(小儿 140 次/分)以下,心音强而有力,肢端温暖,收缩压在 90 mmHg 以上,中心静脉压 0.59~1.18 kPa(6~12 cm H$_2$O)。

(三)创面护理

创面处理原则是保护创面,减轻损害和疼痛,防止感染。

1.创面的早期处理　患者休克基本控制后;在良好的麻醉和无菌条件下应尽早进行简单性清创。清创顺序一般自头部、四肢、胸腹部、背部和会阴部顺序进行。剃净创面部位及附近的毛发,剪短指(趾)甲,擦净创周皮肤。用灭菌水冲洗创面,轻拭去表面黏附物,使创面清洁。浅Ⅱ°创面的完整水疱予以保留,已脱落及深度创面上的水疱皮予以去除。根据情况取暴露疗法或包扎疗法。Ⅲ°焦痂保持干燥,外涂碘酊,可早期植皮,也可待其自然溶痂脱落再植皮。清创术后注射破伤风抗毒素,必要时及时使用抗生素。

2.包扎疗法的护理　适用于四肢Ⅰ°、Ⅱ°烧伤。采用敷料对烧伤创面包扎封闭固定的方法,目的是减轻创面疼痛,防止创面加深,预防创面感染,同时一定的压力可部分减少创面渗出、减轻创面水肿。方法是在清创后的创面先放一层油质纱布,外面覆盖数层纱布、棉垫,其厚度以不被渗液浸透为度,再予以适当压力包扎。创面包扎后,每日检查有无松脱、臭味或疼痛,注意肢端末梢循环情况,敷料浸湿后及时更换,以防感染;肢体包扎后应注意抬高患肢,保持关节各部位尤其手部的功能位和髋关节外展位。一般可在伤后 5 日更换敷料。如创面渗出多、有恶臭,且伴有高热、创面跳痛,需及时换药检查创面。深Ⅱ°、Ⅲ°,创面应在伤后 3~4 日更换敷料。

3.暴露疗法的护理　适用于Ⅲ°烧伤、特殊部位(头面部、颈部或会阴部)及特殊感染(如绿脓杆菌、真菌)的创面、大面积创面。

暴露疗法的病房应具备以下条件:室内清洁,有必要的消毒和隔离条件;室温控制在 28~32℃,湿度 70%左右;便于抢救治疗。随时用灭菌敷料吸净创面渗液;保护创面,适当约束肢体,防止无意抓伤,用翻身床或定时翻身,防止创面因受压而加深。注意创面不宜用甲紫或中药粉末,以免妨碍创面观察,也不宜轻易用抗生素类,以免引起细菌耐药。

4.去痂、植皮护理

5.感染创面的处理　加强烧伤创面的护理,及时清除脓液及坏死组织。

6.特殊部位烧伤护理

(1)吸入性损伤

①床旁备急救物品,如气管切开包、吸痰器、气管镜等。

②保持呼吸道通畅,如气管切开者,做好气管造口护理。

③及时吸氧。

④密切观察,并积极预防肺部感染。

(2)头颈部烧伤:多采用暴露疗法,安置患者取半卧位,观察有无呼吸道烧伤,必要时给予相应处理。做好五官护理,如及时用棉签拭去眼、鼻、耳分泌物,保持清洁干燥;双眼使用抗生素眼药水或眼药膏,避免角膜干燥而发生溃疡;耳郭创面应防止受压。口腔创面用湿纱布覆盖,加强口腔护理,防止口腔黏膜溃疡及感染。

(3)会阴部烧伤:保持局部干燥,将大腿外展、使创面暴露;避免大小便污染,便后使用生理盐水清洗肛门、会阴部,注意保持创面周围的清洁。

(四)防治感染的护理

密切观察病情变化:密切观察生命体征、意识变化、胃肠道反应。同时注意创面局部情况,如果创面水肿、渗出液增多、肉芽颜色转暗,创缘出现水肿等炎症表现,或上皮停止生长,原来干燥的焦痂变得潮湿、腐烂,创面有出血点等都是感染的现象。应及时报告医生,并协助医生正确处理创面,做好创面护理。合理应用抗生素,做好消毒隔离工作。

(张立民　李　杨　杨翠萍)

第七章　损伤护理

一、创伤

创伤是指机械性致伤因子引起的损伤,为动力作用造成的人体组织结构连续性破坏和功能障碍。

(一)护理评估

1.病因

(1)开放性创伤、伤口或创面受到不同程度的污染。

(2)闭合性创伤后皮肤尚保持完整。通常造成创伤的主要因素为"暴力"。

2.症状及体征

(1)局部表现:疼痛、肿胀、功能障碍和伤口或创面。

(2)全身表现:体温升高,脉搏、血压改变,较重的创伤可使胃肠道的消化、吸收和蠕动功能受抑制,因精神紧张可引起失眠、反应迟钝。

3.实验室及辅助检查　血常规和血细胞比容可提示感染、贫血或血液浓缩;尿常规可提示泌尿系统损伤;血电解质、肝肾功能检测有利于了解内脏功能;血气分析有助于判断体液失衡和血氧合状况。X线检查了解骨折及异物。

(二)护理要点

1.护理问题

(1)疼痛。

(2)组织灌注量改变。

(3)有感染的危险。

2.护理措施

(1)体位和局部制动:较重创伤患者卧床休息,其体位应利于呼吸和促进伤处静脉回流,伤处适当制动,以缓解疼痛。

(2)镇静、止痛:遵医嘱合理使用镇静镇痛药物,关心患者,减轻患者紧张恐惧的心理。

(3)伤口的处理:对任何部位的严重创伤,除了积极处理局部外,还要密切观察,采取相应的措施,预防休克和多器官功能不全。加强心、肾、肺、脑等器官功能的监测。

(4)纠正电解质紊乱:根据脱水性质和程度,补充不同浓度的氯化钠溶液和葡萄糖溶液。伤后血清钾浓度有高低波动,应及时测定和做心电图检查,需要时补充钾盐。根据病情应用平衡盐液或加用碳酸氢钠。重视创伤患者的营养供给,不能经口进食者选用肠道内或肠道外途径行营养支持。

(5)预防感染:无论是开放性或闭合性创伤,必须重视感染的防治,合理、尽早地使用抗生素。尽早施行伤口的清洁、清创术及闭合伤的手术处理。感染较重者或全身性感染应同时做细菌培养和抗生素敏感试验,以便选择有效抗生素并给予足够剂量。对于伤口深、感染重、异物存留等,应注射破伤风抗毒素。

(三)健康教育

1.向患者讲解创伤的病理、伤口修复的影响因素、各项治疗措施的必要性。

2.鼓励患者加强营养,以积极的心态配合治疗,促进康复。

3.积极进行身体各部位的功能锻炼,防止因制动引起关节僵硬、肌肉萎缩等并发症。

二、烧伤

烧伤是由各种致热因子引起的损伤。狭义的烧伤,临床上所称烫伤,只是指热液或蒸汽等导致的热烧伤。

(一)护理评估

1.原因　热烧伤、电烧伤、辐射能烧伤及化学药品烧伤。

2.症状及体征　根据烧伤面积的估计,烧伤严重程度的分类及全身性的反应,患者可有不同的表现:血容量减少,产生口渴、尿少症状,也可造成低血容量性休克。电击伤轻度表现有恶心、心悸、短暂的意识丧失;严重者引起电休克,呼吸、心跳骤停。酸碱烧伤皮肤结痂,可引起剧痛,穿透性强的酸碱产物可累及深部组织和肾脏。吸入性损伤轻者可出现咽喉以上的口、鼻、咽黏膜发白或脱落、分泌物增多,伴刺激性咳嗽;中度可出现呼吸困难;重度烧伤深达细支气管,呼吸困难发生早且重,肺水肿出现较早。

3.诊断检查　根据烧伤严重程度,监测心、肺、肾、肝等重要器官功能,记录每小时尿量,做血、尿常规和血气分析等,血生化检查,摄 X 线胸片。

(二)护理要点

1.护理问题

(1)体液不足。

(2)皮肤完整性受损。

(3)有感染的危险。

2.护理措施

(1)补液治疗。

①补液的量和种类:晶体液首选平衡盐液,以避免单纯补充盐水时氯离子含量过高引起高氯血症,还可纠正或减轻休克所致代谢性酸中毒;其次选用等渗盐水。胶体液首选血浆,以补充渗出丢失的血浆蛋白,也可用右旋糖酐、羟乙基淀粉等暂时代替;有条件时也可用人体白蛋白液。

②方法:补液时迅速开放静脉,建立有效的周围或中心静脉通路。输液开始时先用晶体液,利于改善微循环,输入一定量后,再给胶体液和5％葡萄糖溶液,然后重复此顺序。重度烧伤或休克较深者,加用碳酸氢钠碱化尿液,纠正酸中毒。

(2)创面的处理。

①创面初期处理:剃净创面周围毛发,剪短指甲,擦净创面周围皮肤。用灭菌水冲洗创面,无菌纱布轻轻拭干。处理创面时动作要轻柔,可用吗啡、哌替啶等药物止痛。若休克严重,应控制后再处理。

②创面的包扎:包扎有利于保护创面、减轻疼痛、及时引流渗液,适用于面积小或肢体的浅Ⅱ°烧伤。包扎后每日检查有无松脱、臭味或疼痛,注意肢端末梢循环情况,敷料浸湿后及时更换,以防感染。创面不宜用甲紫、红汞或中药粉末,以免妨碍观察。也不宜轻易使用抗生素,以

免引起细菌耐药。

③去痂:一是保持痂皮干燥,预防痂下感染,待痂下组织自溶、分离时,逐步剪去痂壳,即蚕食脱痂法。二是手术切痂和削痂,48~72 h即可开始,平面应达深筋膜,颜面、手背处稍浅。创面彻底止血后即植皮。植皮多采用自体皮植皮。供皮区应做好皮肤准备,避免皮肤损伤,消毒时仅用70%~75%乙醇。植皮后保护好植皮区肉芽创面,勿受压。包扎敷料妥善固定,防止皮片滑动。注意创面渗出,更换敷料时,观察皮片成活情况,防止感染和皮片脱落。

④感染创面的处理:加强烧伤创面的护理,局部应用抗菌药液及收敛性强的中草药制剂,已成痂的保持干燥完整。选用湿敷、半暴露、局部浸泡或全身浸浴等方法充分引流脓性分泌物,去除坏死组织,待感染基本控制,肉芽组织生长良好,及时植皮促使创面愈合。

⑤重视烧伤患者的基础护理:加强皮肤护理,保护骨隆突处,暴露的创面尽可能避免受压,使用烧伤专用翻身床或气垫床,制定计划定时翻身,确保操作安全。及时发现痂下感染,严格无菌操作,并采取保护性隔离措施。所用衣物、床单等需灭菌处理,定时消毒病室空气,保持一定温度和湿度,防止交叉感染。做好疼痛患者的对症处理。

3.感染的防治　根据细菌学检查和药敏试验,针对性地选用抗生素,并注意监测患者的肝、肾功能。积极处理创面,切除坏死组织。创面污染较重或浅Ⅱ°烧伤面积5%以上者,进行破伤风抗毒素预防注射。加强全身支持治疗,维持水电解质代谢和酸碱平衡,采用自动免疫或被动免疫治疗。经胃肠道和静脉进行肠内外营养支持,补充精氨酸、谷氨酰胺、支链氨基酸以提高免疫功能,防止休克。

4.并发症的防治　及时发现肺部感染和急性呼吸衰竭、肾功能不全、应激性溃疡等,纠正低血容量、迅速扭转休克及预防和减轻感染。应加强巡视,协助患者叩背、吸痰、去痰、给氧和改善通气等。

(三)健康教育

1.普及防火、灭火、自救常识,预防烧伤事件发生。

2.对康复期患者进行知识宣教,鼓励参与一定的家庭、社会活动。

3.指导其保护皮肤,防止紫外线、红外线的过多照射,避免对瘢痕组织的机械刺激等。

三、咬伤

(一)蛇咬伤

人被毒蛇咬伤后,蛇的毒液通过其毒牙灌注进入皮下或肌肉组织内,通过淋巴吸收进入血液循环,引起局部及全身中毒症状。

1.护理评估

(1)病因:了解被蛇咬伤的原因,询问咬伤时间、部位及咬伤后的处理经过,判断不清时,按毒蛇咬伤处理。

(2)症状及体征:毒蛇咬伤后,牙痕是可靠依据,无毒蛇咬伤为一排或两排细牙痕;毒蛇咬伤则仅有一对较大而深的牙痕。咬伤部位可出现皮肤红肿、青紫斑及水疱、渗血,疼痛或麻木感,局部淋巴结肿痛等情况。严重者局部组织可坏死或溃烂。全身相继出现程度不等的中毒症状,常有头晕、胸闷、呕吐、视觉模糊、发热等,严重者可因全身出血、呼吸困难、血红蛋白尿、谵妄、窒息和循环衰竭而死亡。

(3)诊断检查:有明确外伤史和典型的局部表现、全身症状,无需特殊检查即可明确诊断。

2.护理要点

(1)护理问题:皮肤完整性受损与恐惧,感知改变及急性意识障碍。

(2)护理措施

急救措施:①咬伤后应保持镇静,切忌奔跑。休息或搀扶缓行。将伤肢制动后平放运送,不宜抬高伤肢,用镇静药物使患者安静,不宜用吗啡等抑制呼吸或神经中枢的药物。②绑扎伤肢,立即在肢体咬伤部位的近心端5～10 cm处用绳带、止血带或手帕等绑扎,其松紧度以能阻止淋巴和静脉回流为宜。一般在急救处理结束或服有效蛇药半小时后即可除去绑扎。注意不要反复绑扎和松放。③排毒。用肥皂和清水冲洗伤口及周围皮肤,再用等渗盐水1:5000高锰酸钾溶液或过氧化氢溶液反复冲洗伤口。可用手挤压伤口周围,将毒液挤出。有条件时,局麻下以牙痕为中心做"米"字形切开或在两牙痕之间切开伤口,使毒液流出。但切口不宜过深,不伤及血管。紧急情况下直接用口吸吮,但须注意安全,每吸吮一次即用清水或1:5000高锰酸钾溶液漱口,吸吮者的唇、舌、黏膜破溃或有龋齿时不宜此法。④局部降温可减轻疼痛、减少毒素吸收,降低毒素中酶的活力和局部代谢。

进一步的治疗和护理:①伤口处理:尽快破坏残存在伤口的蛇毒,将胰蛋白酶2000U加入0.5%普鲁卡因5～10 ml中,在牙痕周围注射,深达肌肉层,或在绑扎上端进行封闭。根据情况12～24 h后重复注射,可直接破坏蛇毒。②应用破伤风抗毒素和抗生素防止感染:用单价或多价抗蛇毒血清缓解症状,使用前应做过敏试验。注射呋塞米(速尿)、利尿酸钠、甘露醇等利尿排毒,缓解中毒症状。③支持疗法:毒蛇咬伤后数日内病情常较严重,应及时给予输液和其他抗休克治疗措施,溶血、贫血现象严重时给予输血。呼吸微弱时给予兴奋剂和氧气吸入。除抗过敏治疗外,应禁用激素,以免促进毒素吸收。④危重患者的处理:年龄大、体质差、治疗不及时等,以及中毒较深者,可出现感染性休克、心肺功能衰竭和急性肾功能衰竭等严重并发症。应加强各器官功能的支持治疗,保护重要脏器功能。

3.健康教育

(1)外出时提高自我防范意识,避开丛林茂密、人迹罕至处,避免意外伤害事故的发生。

(2)掌握自救、互救知识。

(3)在丘林地区行军作战、工作时,可将裤口、袖口扎紧,衣领扣紧,尽可能不赤足。

(二)其他原因所致咬伤

1.犬咬伤　尚有撕裂动作,除利牙造成的深细伤口外,周围组织、血管还有不同程度的搓裂伤,较广泛的组织水肿、皮下出血,甚至大出血。伤口污染较重,可传染一些疾病。

处理原则:伤口小而浅,可不清创,用碘酒、乙醇消毒包扎;其余伤口均应彻底清创,清除坏死组织和衣物,用大量无菌盐水、3%过氧化氢溶液冲洗,原则上不做一期缝合。凡需清创的伤口均应注射预防破伤风抗毒素、预防注射抗生素。

2.蜂蜇伤　一般表现局部红肿和疼痛,数小时后即自行消退,多无全身症状。若蜂刺留在伤口内,可引起局部感染。如被蜂群蜇伤可出现全身中毒症状,有时可发生血红蛋白尿、急性肾功能衰竭。过敏患者可发生水肿、哮喘或过敏性休克。

处理原则:蜜蜂蜇伤可用弱碱性溶液外敷,以中和酸性毒素。黄蜂蜇伤用弱酸性溶液中和。小针挑破或胶布粘贴取出蜂刺,不宜挤压。局部症状较重者,可采用火罐拔毒和局部封闭疗法,给予止痛剂或抗组胺药物。

3.蜈蚣咬伤　局部表现为急性炎症和痒、痛,严重者发生坏死、淋巴管炎和淋巴结炎。有的尚有全身中毒症状。咬伤后立即用弱碱性溶液清洗伤口和冷敷;严重者内服或外敷蛇药片;局部坏死感染或有急性淋巴管炎者加用抗菌药物。

4.蝎蜇伤 刺破处发生一大片红肿、剧痛,重者出现全身中毒症状,甚至抽搐,发生胃、肠、肺出血、肺水肿或胰腺炎。处理原则同毒蛇咬伤。

5.蚂蟥咬伤 局部发生水肿性丘疹,中心有一瘀点,多不痛。由于蚂蟥咽部分泌物有抗凝作用,故伤口流血较多。用醋、酒、烟水、清凉油等涂抹吸附处周围,蚂蟥即自然脱出,不要强行拉扯以免吸盘断入皮内,引起感染。伤处碘酒消毒,严重者应行破伤风抗毒素预防注射。

四、清创术与更换敷料

(一)清创术

清创术是处理沾染伤口的一种方法,是创伤外科常用的基本技术。清创的目的是清除创口内的污染组织,切除失活组织,变沾染伤口为清洁伤口,促使创伤早日愈合。清创时机是一般争取在伤后8 h内清创。伤口暴露越久细胞损害越重,伤口内细菌增多,越容易导致伤口污染及感染。

1.清创步骤

(1)根据伤情选择麻醉方式。

(2)清洗去污:无菌纱布覆盖伤口后,用肥皂水棉球洗去伤口周围皮肤伤污物,剪去毛发,尽量扩大范围。去除伤口内纱布,暴露伤口深部,检查创腔。用等渗盐水反复冲洗伤口,必要时用3%过氧化氢溶液清洗。擦干伤口周围皮肤,用无菌纱布覆盖好伤口。

(3)消毒:更换无菌手套和器械,更换伤口上的纱布,然后用2%碘酊及70%~75%乙醇或其他消毒液由内向外消毒伤口周围皮肤,注意不要使消毒液流入伤口内。铺无菌巾。

(4)清理伤口:为了处理伤口深部,可适当扩大伤口和切开筋膜,切开的范围以获得充分暴露为度。去除血凝块及异物,切除坏死、半游离及受污染、无活力的软组织,修剪创口边缘皮肤,随时用无菌盐水冲洗,清理直至比较清洁和显露血循环较好的组织,并彻底止血以免形成血肿。

(5)充分引流、缝合伤口,视具体情况局部应用抗生素。

(6)包扎固定,避免粘贴造成的组织肿胀发生血液循环障碍。

2.清创术后的护理

(1)有骨、关节损伤或神经、肌腱、血管修补者,术后应局部固定、制动,抬高患肢,减少肿胀,保持有利于引流的体位和关节的功能位置。

(2)观察伤口引流情况,如出血过多应及时检查伤口并止血。伤口大量渗血,应及时更换外层敷料。

(3)伤后24 h内注射破伤风抗毒素1500U,根据情况选用抗生素。局部引流不畅、严重化脓、发生脓毒血症时,及早扩大伤口,清除坏死组织,充分引流,全身及局部应用广谱抗生素。

(4)指导患者做伤肢的早期活动,促进功能恢复。

(二)更换敷料法

更换敷料是指对创伤和手术后的伤口及其他伤口进行敷料更换,促使伤口愈合和防止并发症的方法。其目的是清除或引流伤口分泌物,除去坏死组织,促进伤口愈合。

1.换药步骤

(1)按无菌操作原则戴口罩、帽子,肥皂及流水洗净双手。

(2)区分所需换药伤口的种类,准备所用物品,如碘酊棉球、纱布、油纱布等。

(3)向患者解释换药的目的、程序及需要患者配合之处,理解患者的感受,给予支持、安慰。

(4)去除伤口原有敷料。撕胶布时,应由外向内、顺着毛发生长的方向清除,动作要轻柔,外层敷料用手揭去,内层用无菌镊除去,最内层敷料干燥。与创面粘贴紧密时,可用生理盐水浸湿软化使敷料与创面分离。

(5)伤口的处理。根据伤口种类,使用不同的换药方法。对于手术一期缝合的清洁伤口,可用碘酊、乙醇依次由内向外消毒切口、缝线和周围皮肤。切口继发感染时,小的脓点可先用无菌干棉球压出脓液;感染较深、切口周围明显红肿时,应先拆除该处缝线,用镊、钳撑开皮肤和皮下组织,敞开引流。

(6)用 70％～75％乙醇再次消毒周围皮肤 1 遍,以无菌纱布覆盖创面及伤口,用胶布或绷带固定。敷料覆盖的大小以不暴露伤口并达伤口外 3 cm 左右为宜。

(7)更换下来的各种敷料集于弯盘,倾倒入污物桶内;所用器械浸泡在消毒液中预处理,再进一步消毒灭菌。特殊感染的敷料应焚烧销毁,器械做特殊灭菌处理。

2.换药的注意事项

(1)严格遵守无菌操作原则。换药动作轻柔,尤其应保护肉芽创面,减少患者的痛苦,减少创面损伤。

(2)若有几个患者需换药时,先处理清洁的和轻度感染的伤口,再处理感染较重者;先换分泌物少、创面小的伤口,后换创面大、分泌物多的创口;先换一般细菌感染创面,后换特异性感染的创面;换药时分清伤口和周围皮肤沾染程度,既不使伤口的感染扩散到周围,也不使周围皮肤伤的细菌进入伤口。

(3)严重污染伤口或特异性感染伤口的换药,应在执行其他无菌操作后进行,以免交叉感染。

(4)换药所用两把镊子,一把用来夹持无菌棉球、纱布等,一把夹持接触伤口的敷料,必须分开,不可混用。

(5)注意观察伤口组织的变化如肉芽组织生长情况,了解患者全身状况,估计伤口的进一步演变,采取相应措施。

(6)采取引流、灌洗、吸引等方法充分引流脓液,防止伤口内积存渗液、脓液、坏死组织、异物而影响愈合。注意引流物周围有无渗漏、引流物,有无脱出移位。

(7)换药时间依伤口情况和分泌物多少而定。清洁伤口可在缝合后 2～3 d 换药 1 次,至伤口愈合或拆线。放置引流的伤口,渗出较多时应及时更换。感染化脓伤口,脓液较多时,每日至少换药 1 次,保持外层敷料不被分泌物浸湿。

(张立民　李　杨　杨翠萍)

第八章　肿瘤护理

一、护理评估

1.病史询问

(1)有无不健康的行为及生活方式,如长期大量吸烟、酗酒等。

(2)近期是否遭受重大生活事件,如丧偶、丧子、离婚、下岗等。

(3)有无慢性炎变、溃疡等疾病史。

(4)有无病毒、细菌、寄生虫感染史。

(5)所处的工作及生活环境(是否有致癌物暴露)。

(6)饮食及营养情况,如是否进食霉变食物、腌制食品等。

2.心理社会评估　心理社会评估包括:

(1)患者的性格。

(2)对告知诊断的心理承受能力。

(3)患者及家庭对疾病诊断、检查、治疗及预后的情绪反应、伴随疾病的悲伤过程。

(4)患者与家属的沟通情况、家庭关系及社会关系。

(5)患者的经济来源及家庭经济承受力、其社会支持系统能否为其提供足够的身心支持。

(6)患者及家属对疾病相关知识的了解程度等。

3.生理评估包括

(1)肿瘤肿块硬度、活动度、边界是否清楚。

(2)疼痛的性质、程度及范围。

(3)食欲、进食量、体重;有无面色苍白、眩晕、疲乏等贫血征象。

(4)体温、皮肤黏膜、口腔、咽喉、会阴、皮下淋巴结等有无细菌或真菌感染征象。

(5)消化道、阴道、泌尿道、皮肤黏膜有无出血征象。

(6)有无全身转移症状。

(7)放、化疗副反应。

(8)各种检查结果评估:包括实验室检查、影像学检查、病理学检查等。

二、护理诊断/问题

1.焦虑恐惧　与癌症诊断、担心复发、惧怕死亡有关。

2.营养失调低于机体需要量　与机体消耗增加、摄入减少有关。

3.舒适改变　与疼痛,放、化疗副反应有关。

4.活动无耐力　与疲乏、恶病质有关。

5.潜在性暴力行为　与剧烈疼痛、绝望感有关。

6.自我形象紊乱　与体形改变、残废、丧失劳动力有关。

7.知识缺乏　关于癌症预防和自我照顾方面的知识缺乏。

8.潜在的并发症 感染与抵抗力下降、骨髓抑制有关。

三、护理目标

1.了解焦虑恐惧的原因及应对策略。

2.维持机体营养状况的平衡。

3.疼痛和不适感得到缓解。

4.疲乏感减轻或能够适应已存在的疲乏感。

5.及时发现并防止潜在暴力行为。

6.正确认识并接受体形改变、残废及劳动力丧失等。

7.了解肿瘤预防及自我照顾的有关知识和方法。

8.及早发现并处理感染征象。

四、护理措施

(一)一般护理

1.心理护理

(1)患病期间心理护理:肿瘤患者患病期间常经历哀伤反应、罪恶感及孤独感等心理变化。其哀伤反应分为五期:

1)震惊和否认期:刚得知患癌症信息时,患者大多不能接受这一事实而感到震惊,严重者可出现晕倒。震惊之余,会否认或怀疑癌症诊断的可靠性。否认心理是患者面对困扰的自我保护机制,但持续时间过长易导致延误治疗。应注意关心、同情患者,允许其有一段时间接受现实;不阻止其情绪发泄,并耐心细致回答患者的提问。

2)愤怒期:当患者发现癌症事实已无可否认时,常表现出极大的愤怒,对什么都看不顺眼,感到任何人都对不起他,常怨天尤人,迁怒于家属及医护人员。应表现出严肃及关心的态度,不要谈笑风生;鼓励诉说内心感受并耐心倾听,以减轻其焦虑程度;理解并接受患者的情绪反应和行为,同时向家属说明患者愤怒的原因,让家属理解患者的行为。

3)磋商期:经过一段时间的愤怒发泄后,患者发现愤怒于事无补,会慢慢平静下来,进入"讨价还价"阶段,祈求多活些日子,以完成未了的心愿及工作,或争取多一些时间寻求名医、秘方、偏方,以延长或挽救生命。此期患者求生欲很强,护士应加强健康教育,解释各种治疗程序、效果及副作用,使患者能够努力配合医疗,积极应对治疗带来的副反应。

4)忧郁期:治疗过程中,若出现难以忍受的副反应或治疗效果不佳导致癌症复发或病情加重时,患者会感到无助或绝望,表现出畏缩、悲伤、哭泣、沉默、不吃不喝、甚至有自杀的念头。护士应对已透露自杀意念者的行为保持警觉性,一方面积极安慰、鼓励和关心患者,帮助其树立生活的信心,另一方面加强防范措施,如加强巡视、避免患者独处、增加探视时间及次数等。

5)接受期:患者经过内心激烈的挣扎和奋斗后,情绪逐渐变得平静,能够正确面对现实,重新调整生活步调,理智地配合治疗。护理人员应继续利用沟通技巧,如倾听等,予以心理支持;同时主动发现并满足其身心需要。

(2)治疗期间的心理反应:由于对肿瘤治疗方法、效果、常见副反应等缺乏了解,患者常常因对预后不确定而感到恐惧,担心手术是否顺利、肿瘤能否彻底切除、癌症是否会复发,甚至对放、化疗引起的不适感到非常恐惧。肿瘤手术常影响机体正常功能,造成失语、截瘫、假肢、失明、功能改变(如人工肛门)、甚至体形改变或毁容(如秃头),患者精神压力很大。此外,长期治疗需大笔医疗费用,治疗期间对家庭及单位造成的劳务和经济负担、体力虚弱造成对他人的依赖、因疾病引起的生活或工作上的变化,以及对疼痛的恐惧等都会使患者经历复杂的焦虑和恐惧心理,在缺乏家庭及社会关怀的情况下易产生绝望心理,甚至有自杀倾向。护士应耐心、细致地做好有关肿瘤知识的宣传,讲明治疗的目的、方法、效果及常见副反应,尤其应重视指导患者应对疾病及各种变化的策略,以高度的同情心和责任感,热诚关心患者,尊重患者人格,避免不当言行造成其心灵上的伤害,同时加强与家属及单位的沟通,强化其社会支持系统,共同帮助患者正确面对现实,树立战胜疾病的信心。在告知患者癌症诊断前,注意评估其心理承受能力,告知后应及时提供心理援助;治疗过程中注意创造轻松、愉快的修养环境,适当组织一些文娱活动及治愈患者的现身说法等,消除沉闷气氛,促进患者身心康复;鼓励患者适当活动和锻炼,进行力所能及的生活自理或部分自理,增强机体活力,提高其自信心;指导患者重新安排生活,鼓励其参与社会活动和部分工作,振奋精神、增强信心,促进其生活质量的提高和回归社会的能力。

2.营养支持　正常人在饥饿状态下能量消耗减少,但恶性肿瘤患者即使摄入量减少,其新陈代谢率也持续升高,使患者处于不同程度的应激状态下,能量需求可增加100%～200%;此外,肠瘘、放、化疗造成的明显的消化道副反应、口腔及胃肠道黏膜炎症、溃疡、味觉异常以及口腔干燥等均可致营养摄入障碍,导致患者营养状况低下,影响机体组织的修复。在肿瘤治疗的过程中应重视营养护理,提高机体抵抗力和对治疗的耐受力。①宣传加强营养对促进康复、增强治疗耐受性的重要性,鼓励患者进食高蛋白、高碳水化合物、高维生素、清淡、易消化饮食,放、化疗期间可采取超食疗法,给予浓缩优质蛋白质;②有消化道症状者予以少吃多餐;通过增加食物的色、香、味,创造愉快舒适的就餐环境刺激患者食欲;餐前适当控制疼痛及恶心呕吐,口腔炎者予以乳类食品减轻创面刺激,消除摄入障碍因素,增加进食量;③必要时按医嘱输血、白蛋白、血浆等,或予要素饮食鼻饲、完全胃肠外营养,纠正负氮平衡;④术后根据不同病情宣传、解释营养要求和意义,指导患者及家属调整饮食,满足患者的营养需要。

3.疼痛管理　疼痛是晚期癌症患者常见的症状之一。晚期癌痛严重危害患者休息、睡眠、食欲及情绪。研究发现:疼痛是造成癌症患者恐惧的主要原因之一,有时患者对疼痛的恐惧胜过对死亡的恐惧。持续疼痛不仅影响患者的正常活动,而且随时提醒其癌症的存在和死亡的来临,造成患者严重的心理变化,尤其在疼痛长时间持续且逐渐加重时,患者常失去生存希望,甚至以自杀解脱,护士应加强疼痛护理:①行为心理护理:如分散注意力、音乐疗法、放松疗法、气功疗法等,有助于提高疼痛耐受性,减轻痛觉,增强药物止痛效果;②根据医嘱予以三阶梯复合用药止痛:一级止痛用于疼痛较轻或初始疼痛的患者,以口服非麻醉性止痛药,如阿司匹林、扑热息痛等解热消炎镇痛药为主。二级止痛用于上述药物不能控制或中度持续性疼痛者,予以弱麻醉性止痛药,如强痛定、可待因等口服;三级止痛用于疼痛剧烈、上述药物止痛无效者,给予吗啡、哌替啶等强麻醉剂口服或注射。

4.并发症的预防

(1)褥疮的预防:晚期癌症患者由于体质衰弱而长期卧床,加之营养不良、肢体水肿、瘫痪、肠瘘等,极易发生褥疮,一旦形成则迅速扩展不易愈合,应加强皮肤护理。

(2)感染的预防:由于身体虚弱、放、化疗骨髓抑制作用使免疫力降低、抵抗力下降,加之静脉输液、动、静脉插管化疗、安置引流管等侵入性治疗也增加感染机会,需保持病室环境清洁卫生,严格无菌操作及消毒隔离制度,避免交叉感染;定时胸部理疗,注意保暖,防止肺部感染或肺不张;表浅肿瘤继发坏死感染者,予以高锰酸钾溶液冲洗,及时更换敷料及衣、被。

(3)其他并发症的预防:晚期患者常出现发热、便秘或大、小便失禁、病理性骨折、大出血等,应加强预防措施及病情观察。

(二)手术治疗的护理

1.术前准备 除术前护理常规外,注意备皮动作要轻柔,避免多次检查及挤压瘤体,造成癌细胞脱落及扩散;结、直肠癌患者肠道准备时间较长者需注意防止虚脱;向患者及家属宣传术后功能锻炼及训练的意义,教会其锻炼方法。

2.术后护理 除常规术后护理外,应加强重建器官自理及功能训练,以防止手术所致器官、肢体残缺造成的自理能力低下或废用性萎缩。指导并训练患者及家属进行重建器官的自理,教会患者自行处理方法,提高其自我照顾能力和自信心。指导患者循序渐进,根据手术种类及部位不同进行相应的功能锻炼,防止过度活动造成损伤;出院时提出继续训练及锻炼的要求,以提高疗效。

(三)放疗患者的护理

1.全身反应的护理 放射线照射后数小时很多患者出现头晕、乏力、厌食、恶心呕吐等不良反应及骨髓抑制,照射后嘱患者静卧 30 min 对预防全身反应有一定帮助;照射前后 30 min 内禁食可避免条件反射性厌食;鼓励患者多饮水(每日 2000～4000 ml),必要时按医嘱补液,促进毒素排泄;加强营养,设法增强患者食欲,补充大量 B 族维生素及维生素 C,必要时按医嘱适当补充白蛋白、氨基酸、新鲜血浆等,口服升白细胞及血小板药物,促进血细胞的再生;常规每周查血象 1～2 次,以便及时发现并治疗骨髓抑制。

2.局部反应的护理

(1)皮肤反应:放射线照射后,患者常出现不同程度的皮肤损害,轻者出现红斑、灼痛、刺痒感、脱屑等干反应,甚至高度充血、水肿,产生水泡、糜烂等湿反应;重者形成溃疡或坏死,难以愈合。为避免或减轻皮肤反应,应加强照射野皮肤保护:①选择柔软、宽松、吸湿性强的内衣;②保持照射野皮肤清洁、干燥;③切忌用肥皂、粗毛巾擦拭;④禁涂碘酒、酒精等刺激性药物;⑤避免各种冷、热刺激(如热敷);⑥防止阳光直射;⑦脱屑者切忌撕皮;⑧使用电剃须刀,以防加重皮肤损伤;⑨干反应者予以薄荷淀粉或冰片止痒;湿反应者涂 2% 龙胆紫、冰片蛋清等。

(2)口腔黏膜反应:一般口腔照射后 10 d 左右开始出现口腔黏膜水肿,15 d 左右黏膜充血、水肿、疼痛、唾液分泌减少,自觉口干;20 d 左右出现假膜及味觉丧失,常需 3 周左右才能恢复正常。头颈部照射前应指导患者洁齿、拔除坏牙;保持口腔清洁,用软毛刷刷牙,每日行生理盐水含漱四次,出现假膜时改用 1.5% 双氧水含漱;避免食物过冷或过热;口干时予以甘草水漱口或饮用麦冬、金银花水。

(3)眼:晶体被照射后常发生白内障,照射时应遮盖防护;照射后予以鱼肝油滴眼或可的松眼膏保护角膜。

(4)其他照射器官反应:包括食管、胃肠道、膀胱、肺、骨髓等肿瘤所在器官或照射野内正常器官各种副反应,如胃肠道溃疡或出血、血尿、肺纤维变、放射性骨髓炎,甚至瘫痪等的密切观察和相应护理。

(四)化疗患者的护理

1.常见毒性反应的护理

(1)组织坏死的预防及护理:组织坏死因强刺激性药物不慎漏入皮下而致。确保针头或插管在血管内可以有效预防。注药过程中一旦发现药液漏入皮下,应立即停止注药或输药,利用原针头及注射器行多向强力回抽,再注入化疗药物相应的解毒剂后拔针,最后皮下注射解毒剂封闭。通常硫代硫酸钠用于氮芥、丝裂霉素及更生霉素的解毒;碳酸氢钠用于阿霉素和长春新碱的解毒。

(2)栓塞性静脉炎的预防:化疗药物注射方法不当可致血管硬化、血流不畅,甚至闭塞。应注意根据疗程长短制定静脉使用计划,有计划交替使用静脉,细心穿刺提高一针见血率;加强静脉保护,药物按要求适当稀释,穿刺血管时先以不含药液的液体引路,药液滴完拔针前以生理盐水滴注后再拔针,减轻药物对血管壁的刺激;严格无菌操作,避免感染性静脉炎。

(3)胃肠道反应的护理:化疗患者常表现恶心呕吐、食欲减退、腹痛、腹泻等,应作好化疗重要性及药物常见副反应的宣传工作,安慰患者并设法转移其注意力,避免情绪紧张而加重反应程度;为减轻胃肠道反应,可在注入或输入药物中加入镇吐药物,如维生素 B_6、灭吐灵等;严重胃肠道反应患者的化疗尽量安排在晚饭后进行,并适当给予镇静止吐药。

(4)骨髓抑制的护理:由于骨髓抑制作用,化疗患者常出现白细胞、血小板减少,应常规每周 $1\sim2$ 次查血象,对白细胞 $<4\times10^9/L$、血小板 $<50\sim80\times10^9/L$ 者,必须暂停化疗,根据医嘱补充白蛋白、氨基酸、新鲜血浆等,并给予补血药物,待白细胞和血小板回升后再继续化疗。对白细胞 $<1\times10^9/L$ 者须予以保护性隔离,重度骨髓抑制者则进无菌室或层流室内进行严密隔离和精心特护;嘱患者防止外伤造成皮肤破损,血小板严重降低者不宜注射;并注意观察有无淤斑、牙龈出血、鼻衄、血尿和便血等出血征象。

(5)肾脏毒性反应的护理:癌组织崩解易导致高尿酸血症,严重者可形成尿酸结晶,加上多数抗癌药物大剂量应用时,其代谢产物可溶性差,在酸性环境中易形成黄色沉淀物堵塞肾小管,导致肾衰竭。应鼓励患者大量饮水,保持水化状态;必要时遵医嘱予以碳酸氢钠或抑制尿酸形成的别嘌呤醇以碱化尿液;准确记录出入量,对入量已足而尿少的患者按医嘱酌情利尿。

(6)口腔黏膜反应的护理:大剂量使用抗代谢药物易致严重口腔炎及溃疡,应注意保持患者口腔清洁,酌情予以细菌培养和药敏试验,合并真菌感染者用 3% 苏打水漱口,并用制霉菌素 10 万 U/ml 含漱;疼痛剧烈者可在溃疡面涂以 0.5% 金霉素甘油或锡类散,并喷雾 2% 利多卡因止痛。

(7)皮肤反应的护理:氨甲蝶呤、6-巯基嘌呤常引起皮肤干燥、色素沉着、全身瘙痒,可用炉甘石洗剂止痒;出现斑丘疹者则涂龙胆紫防破溃感染;严重患者出现剥脱性皮炎需行保护性隔离,使用无菌布单。

(8)脱发的护理:阿霉素、氨甲蝶呤、环磷酰胺等常引起脱发,影响患者的容貌。护士一方面可采取头皮降温法(即注药前 $5\sim10$ min 头部置冰帽,注药后维持 $30\sim40$ min)减轻药物对毛囊的刺激;另一方面应讲明停药后头发可以再生,同时予以及时的心理安慰,帮助患者选择适当的假发掩饰秃头,避免形象改变引起心理平衡失调。

2.化疗护士自我防护　多数抗癌药物对皮肤黏膜、眼睛及其他组织有直接刺激作用,直接接触细胞毒性药物可发生局部毒性反应或过敏反应,也可致癌或致畸。接触细胞毒性化疗药的护士,应注意自身防护。有条件的单位应使用特制防毒层流柜配药,防止含毒性微粒的气溶液或气雾外流。操作过程中穿专用长袖防护衣、戴好帽子、口罩及化疗手套,必要时戴防护眼镜;所用的注射器、针头、输液器等用后密封,送高温焚化;长期从事化疗工作的护理人员应定期体格检查,发现骨髓抑制应及时治疗,严重者暂停化疗工作。

（五）健康指导

1. 肿瘤发病相关因素及预防措施。

2. 放、化疗常见副反应及减轻不适反应的方法。

3. 出院后自我照顾（如人工肛门的管理）、自我监测（如乳房自查）及功能训练的方法。

4. 肿瘤复发的征象与及时就诊的重要性和途径。

5. 定期复查的意义和时间等。

（张立民　李　杨　杨翠萍）

第三篇

外科疾病护理

第一章　头颈部疾病护理

第一节　颅内压增高护理

颅内压是指颅腔内容物对颅腔壁所产生的压力。由于脑脊液介于颅脑壁和脑组织之间，所以脑脊液的静水压就可代表颅内压力。正常人和侧卧位时脑脊液的压力为 $100\sim150$ mmH_2O，如果大于 $200\ mmH_2O$ 为颅内压增高。颅腔是由颅骨组成的封闭空腔，是一个不能伸缩的容器，其总体积固定不变。颅腔内容物包括脑组织、脑脊液及供应脑的血液，它们的总体积和颅腔容积是相适应的，通过生理调节来维持动态的平衡。当颅内出现占位性病变（肿瘤、血肿、脓肿、脑积水）或脑组织肿胀（脑性裂伤、脑炎、缺氧）引起颅腔容积与颅内容物体积之间平衡失调，超过生理调节的限度时可引起颅内压增高。

一、护理评估

1. 身体评估

（1）动态观察生命体征及神经系统的变化，包括监测意识状态及其变化；瞳孔大小、对称性、对光反射、眶外运动，眼球向上凝视的完成情况；运动感觉方面的症状如：肌张力增高，反射亢进，巴彬斯基征（＋）。

（2）监测生命体征变化。

（3）监测颅内压变化，颅内压＞$200\ mmH_2O$，持续 $5\ min$，应报告医生。

（4）评估防御反射：是否存在如吞咽反射、呕吐反射、眨眼反射、咳嗽反射等。

2. 既往健康情况　是否患有颅内占位性病变，如肿瘤、血肿、脑积水、脑炎、脑缺氧等情况，从而引起颅腔容积与颅腔内容物体积之间的平衡失调，导致颅内压增高。

3. 心理社会情况评估　颅内压增高引起的头痛、恶心、呕吐等症状，使患者及家属情绪烦躁、焦急、恐惧。护士应帮助患者及家属认识颅内压增高的表现，协助医生查明原因，以正确的态度和良好的准备，配合进一步的治疗。

4. 实验室及辅助检查的评估　腰穿可以直接了解颅内压增高的情况。

二、护理诊断

1. 脑组织灌注异常　与颅内压增高有关。
2. 清理呼吸道无效　与患者意识障碍，无法自行咳痰有关。
3. 头痛　与颅内压增高有关。

三、护理目标

1. 维持最佳的脑组织灌注，表现为颅内压正常，GCS 评分＞13 分。
2. 保持呼吸道通畅，呼吸音清，呼吸频率、血氧浓度正常。

3.颅内压正常,无头痛主诉。

四、护理措施

1.降低颅内压的护理

(1)绝对卧床休息。

(2)保持病室安静。

(3)抬高床头 15°～30°,以利颅内静脉回流,减轻脑水肿。

(4)充足给氧,改善脑缺氧。

(5)适当限制水分的输入:①液体输入量以 1000～1500 ml/d 为宜。②可以进食的患者应减少饮水量。③若使用高渗透压利尿剂则不可过分限制水分,应以前一天的排出量作为输入量的依据,以免脱水过度。

(6)高热者应立即为其降低体温:高热可使机体代谢增高,脑缺氧加重。①定时测量体温。②减少被盖。③按医嘱给予解热剂。④在腋下及腹股沟使用冰袋,直接用于冷表浅的大血管,可加速体温下降。⑤使用低温毯。

2.防止颅内压增高

(1)避免呼吸道梗阻:引起呼吸道梗阻的原因有:呼吸道分泌物积聚、呕吐物吸入、痰液黏稠以致咳痰困难、卧姿不正确以致气管受压或舌根后坠。要及时吸净呼吸道分泌物和呕吐物,不论采取平卧或侧卧,都不能使患者颈部屈曲或胸部受压,舌根后坠者可托起下颌或安放口咽通气道,意识不清或咳痰困难者,应及早行气管切开术,痰液黏稠者可行超声雾化吸入。重视基础护理,给患者按时翻身拍背,防止肺部并发症的发生,也是保证气道通畅,防止颅内压增高的措施。

(2)避免剧烈咳嗽及用力排便,避免并及时治疗感冒、咳嗽。颅内压增高的患者因限制水分摄入以及脱水治疗多见大便秘结,可鼓励其多进粗纤维丰富的食物,并给轻泻剂以防止便秘,对已有便秘存在者,给予开塞露或低压小剂量灌肠,禁止大剂量灌肠。无效时,需戴手套掏出粪团。

(3)癫痫小发作时应及时控制,防止诱发癫痫大发作,因为癫痫发作可以加重脑水肿和脑缺氧。颅内压持续增高极易发生脑疝。护士应密切观察并作好脑疝的急救准备。

(4)其他

①避免患者的肌肉过度地等长收缩。起床时可协助患者坐起,不要让患者自己用力起床。

②避免约束患者,以免患者挣扎而致脑压增高。

③预防血压突然变化过大。正常情况下,动脉压上升颅内压也会受人体自动调节功能的影响而上升,如此便会使脑肿胀恶化。如:做完气管内吸痰、胸部物理治疗、翻身等护理活动后应测量其血压变化情形。

④按医嘱给予止痛剂或局部麻醉,以缓解患者因疼痛不适造成血压上升。

⑤预防全身性感染:全身性感染会使心脏输出量增加,血管放松而增加血流量。

第二节　颅脑损伤护理

一、头皮损伤

头皮损伤是因外力作用使头皮完整性或皮内发生改变,是颅脑损伤中最常见的一种。

(一)评估要点

1.病因

(1)钝器击伤致使头皮内出现血肿和头皮裂伤。

(2)锐器可致头皮裂伤。

(3)机械力牵扯使头皮发生撕脱而致头皮撕脱伤。

2.症状及体征

(1)头皮血肿:皮下范围局限,张力高,压痛明显,中央较软,血肿周围组织肿胀增后,有凹陷感。视诊头颅增大,肿胀,有明显的波动感。

(2)头皮裂伤:裂口的大小、深度不一,创缘规则,重者可有组织缺损。

(3)头皮撕脱伤:表现为头皮缺失、大量出血、大范围颅骨外露。血肿、出血和疼痛刺激患者,使其有效循环血量减少。严重者发生休克,患者精神紧张,烦躁恐惧。

3.辅助检查　X线摄片、CT扫描检查。

(二)护理要点

1.护理问题

(1)潜在并发症,如休克。

(2)有感染的危险。

2.护理措施

(1)密切监测血压、脉搏、呼吸、尿量和神志变化,注意有无休克、颅脑损伤的发生。

(2)裂口较长应进行清创缝合止血,缝合后观察头皮撕脱缝合后有无皮瓣坏死、感染。保持敷料完整、干燥。

(3)必要时给予镇静药、镇痛药,减轻疼痛,但对合并脑损伤者禁用吗啡类药物。

(4)小血肿无需处理,1~2周可自行吸收,巨大的血肿需4~6周才吸收。可采用局部适当加压的办法,一般不采用穿刺抽吸。帽状腱膜下血肿可在严密无菌的条件下抽吸后再加压包扎。

(5)头皮裂伤,首先应采用加压包扎止血,清创缝合的时限允许放宽至24 h;头皮撕脱伤应先用无菌敷料覆盖创面,再加压包扎止血,手术应争取在6~8 h进行。对受伤过久、感染明显或植皮失败者则按感染创面处理,待生长的肉芽组织良好时再行植皮。

(6)预防感染。头皮裂伤、撕脱伤的患者常规使用抗生素,预防创面感染。头皮血肿应严格掌握处理原则及无菌操作规则。观察有无全身感染症状及局部感染表现。

(三)健康教育

1.稳定患者情绪,鼓励并帮助患者,给予精神和心理支持,同患者一起寻求最有效的应付紧张、恐惧的方法。

2.向患者讲解各种治疗措施的必要性,使其明确疾病的主要反映方式并持正确态度。

二、颅骨损伤

颅骨骨折指颅骨受暴力作用所致颅骨结构改变。合并脑损伤的概率较高。

(一)评估要点

1.病因　颅骨骨折是由直接暴力或间接暴力作用颅骨所致。其致伤因素主要取决于外力和颅骨结构两方面。

2.症状及体征

(1)颅盖骨骨折:线形骨折可有头皮血肿、裂伤、骨膜下血肿、颞肌肿胀或香肠样头皮肿胀等。凹陷性骨折可触知,若在脑的重要功能区,可出现偏瘫、失语等症状。

(2)颅底骨折:颅前窝骨折时骨折位于眶顶,可引起眼眶周围皮下淤血,出现"熊猫眼征";球结膜下出血,可出现"兔眼征"。若脑膜、骨膜均破裂则引起脑脊液鼻漏。颅中窝骨折若累及蝶骨,可有鼻出血或脑脊液鼻漏。颅后窝骨折若累及颞骨岩部后外侧和枕骨基底部,前者多在伤后 1～2 d 出现乳突部皮下淤血斑,后者可在伤后数小时出现枕下部肿胀和淤血斑。

(3)神经情绪改变:突如其来的损伤导致患者精神紧张,产生恐惧和忧虑。

3.辅助检查　头颅 X 线摄片对颅盖部的线性骨折可进行确诊。CT 扫描可了解凹陷性骨折情况,还可了解有无合并脑损伤。

(二)护理要点

1.护理问题

(1)潜在并发症,如颅内压增高,颅内出血,颅内感染。

(2)疼痛。

2.护理措施

(1)观察有无颅内继发性损伤,应密切观察患者的意识、瞳孔、生命体征、头痛、呕吐、肢体活动等情况。

(2)协助患者做好头颅的检查,明确诊断,便于治疗及护理。

(3)脑脊液漏一经确诊,应抬高头部,借重力作用使脑组织移向颅底,贴附在硬脑膜漏孔区,促使局部粘连而封闭漏口,体位维持到脑脊液漏停止后 3 d。密切观察有无颅内感染征象,每日测体温 4 次至脑脊液漏停止后 3 d。

(4)预防性应用抗生素及破伤风抗毒素。

(5)适当应用镇静药、镇痛药,减轻疼痛与不适。

(6)指导患者正确面对颅骨骨折,调整心态,配合治疗。对特殊体位的患者做好患者及家属的解释工作。

(三)健康教育

1.劝告患者勿挖耳抠鼻,也勿用力屏气排便、咳嗽、擤鼻或打喷嚏,以免鼻窦或乳突气房内的空气被压入或吸入颅内,导致气颅和感染。

2.指导患者正确面对疾病及对待损伤所致的反应。

三、脑损伤

脑损伤是指脑膜、脑组织、脑血管以及脑神经的损伤。脑损伤按伤后脑组织与外界相通与否分为开放性和闭合性两类。根据脑损伤病理改变的先后发展又分为原发性脑损伤和继发性脑损伤。

(一)评估要点

1.病因　开放性脑损伤由锐器或火器伤直接造成,都伴有头皮裂伤、颅骨骨折和脑膜破裂,有脑脊液漏;闭合性脑损伤是头部接触较钝物体或间接暴力所致。

2.症状及体征

(1)脑震荡表现为一过性的脑功能障碍。

(2)脑挫裂伤有意识障碍,头痛与恶心呕吐,颅内压增高与脑疝等临床表现。

(3)颅内压血肿又分为硬脑膜外血肿、硬脑膜下血肿和脑内血肿3种及其不同的表现。

(4)心理反应和行为变化。

3.实验室及辅助检查

(1)脑脊液检查:脑震荡脑脊液检查无红细胞,脑挫裂伤脑脊液检查有红细胞出现。

(2)头颅X线摄片为颅脑损伤患者的常规检查。

(3)CT扫描:脑震荡无异常表现,脑挫裂伤伤处表现为低密度区有散在的点,片状高度出血灶影及周围脑水肿。颅内血肿表现为高密度影像。

(二)护理要点

1.护理问题

(1)潜在并发症,如脑疝、出血。

(2)有体液不足的危险。

(3)有感染的危险。

2.护理措施

(1)保持呼吸道通畅,及时清除分泌物。

(2)病情观察重点。

①意识状态的观察:意识改变是治疗的重要指标。有典型"中间清醒期",表示有血肿压迫脑组织,需立即手术取出血肿。

②若受伤后昏迷并进行性加重,常表示严重脑挫裂伤或血肿形成速度很快。

③伤后一段时间突然由躁动不安转入昏迷,常表示脑疝发生。

(3)生命体征的观察。定时测量并记录呼吸、脉搏、血压、意识、体温。注意呼吸节律、深浅,有无叹息样呼吸、呼吸困难和呼吸暂停及脉率快慢与脉差变化。

(4)瞳孔的观察。除观察瞳孔大小、形态及对光反射外,尚应注意眼裂的大小,眼球的位置及活动情况。

(5)颅内压的检测,可较早发现颅内压增高。

(6)控制脑水肿,及时采取措施降颅压,如应用20%甘露醇、利尿剂、激素等。

(7)维持水、电解质平衡。每日输液量控制在1500～2000 ml,输液速度不宜过快。否则造成颅内压增高。

(8)预防感染。长期意识障碍者应预防性应用抗生素,防止感染。已发生的感染,应用有效足量的抗生素控制感染。

(9)对症处理。体温过高应采取降温措施,常用物理降温。

(10)手术前后的护理。

(三)健康教育

1.加强安全意识,重视交通规则的宣传教育,防止意外创伤。

2.鼓励患者多进行一些简单的操作训练。指导患者树立信心,保持心态平稳。

3.向亲属交待有关生活护理的方法和注意事项。

第三节　脑积水护理

脑积水是由于脑脊液循环受阻、吸收障碍或分泌过多,使大量的脑脊液积聚于脑室系统或蛛网膜下腔,导致脑室或蛛网膜下腔扩大,形成头颅扩大、颅内压增高和脑功能障碍。

一、评估要点

1.病因　受伤后颅内出血或新生儿、婴儿期化脓性、结核性或其他各类脑膜炎,由于血液或炎性渗出物造成蛛网膜粘连,致使脑脊液循环发生障碍。

2.症状　出生或病后不久,患儿呈现头围明显增大,头颅异常增大与面部不成比例,囟门扩大张力增高,颅骨缝增宽。发展迅速的脑积水可出现颅内压增高症状。患儿表情呆滞,反应迟钝。

3.辅助检查　头围异常增大,且面颅不成比例,X线颅骨摄片示颅腔扩大,囟门增宽和骨缝分离。CT扫描显示脑室扩大程度和脑皮质厚度。

二、护理要点

1.护理问题

(1)潜在并发症,如颅内压增高。

(2)有感染的危险。

2.护理措施

(1)术前准备:术前给予适当营养,维持基本需要,提高手术耐受力。采取降低颅内压的措施。

(2)术后护理:①脑脊液分流,可使颅内压下降而撕破脑皮质的血管形成硬脑膜下血肿,因此应注意生命体征的变化。②预防感染,须极力避免在感染尚未完全控制的情况下施行分流术。③注意观察伤口局部情况,伤口出现炎症,及时处理;如渗出过多,应及时更换敷料,并寻找原因。④当患儿躁动、哭闹时,首先应排除是否为颅内压增高;如为切口疼痛,可给予镇痛药物,但应谨慎。⑤患儿在分流术后再次出现颅内压增高或脑室扩大表现,是施行再次分流术的指征。

三、健康教育

1.告知患儿的父母学会辨认分流功能异常或发生感染的征兆。

2.鼓励患儿父母正视现实,并进行有关疾病知识的宣教。

3.教会患儿父母如何观察生长发育。

第四节 急性脑疝护理

一、临床表现

1.小脑幕切迹疝 典型的临床表现是颅内压增高的基础上,出现进行性意识障碍,患侧瞳孔最初有短暂的缩小,以后逐渐散大,直接或间接对光反射消失。病变对侧肢体瘫痪、肌张力增加、腱反射亢进、病理征阳性。严重者双侧眼球固定及瞳孔散大、对光反射消失,四肢全瘫,去大脑强直,生命体征严重紊乱,最后呼吸、心跳停止而死亡。

2.枕骨大孔疝 临床上缺乏特征性表现,容易被误诊,患者常有剧烈头痛,以枕后部疼痛为甚,反复呕吐,颈项强直或强迫体位,生命体征改变出现较早,意识障碍出现较晚。当延髓呼吸中枢受压时,患者早期即可突发呼吸骤停而死亡。

二、治疗原则

应立即静脉快速输入高渗脱水剂,争取时间尽快手术,去除病因。若难以确诊或虽确诊但无法切除者,选用脑脊液分流术、侧脑室体外引流术或病变侧颞肌下减压术等姑息性手术来降低颅内压。

三、急救护理

1.脑疝发生后应作紧急处理 保持呼吸道通畅,并吸氧,立即静脉快速输入甘露醇、地塞米松、呋塞米等,以暂时降低颅内压;同时紧急做好术前检查和手术前准备,密切观察生命体征、瞳孔的变化。对呼吸功能障碍者,立即气管插管进行辅助呼吸。

2.病情观察 观察意识、生命体征、瞳孔和肢体活动的变化。意识反映了大脑皮质和脑干的功能状态,是分析病情进展的重要指标;急性颅内压增高早期患者的生命体征常有"两慢一高"现象;瞳孔的观察对判断病变部位具有重要的意义,颅内压增高患者出现病侧瞳孔先小后大,对光反应迟钝或消失,应警惕小脑幕切迹疝的发生;小脑幕切迹疝压迫患侧大脑脚,出现对侧肢体瘫痪,肌张力增高,腱反射亢进,病理反射阳性。

第五节 颅内肿瘤护理

颅内肿瘤又称脑瘤,包括来自脑组织、脑膜、血管、颅骨及其他颅内组织的原发良性和恶性肿瘤及身体部分转移或浸润到颅内的继发肿瘤。颅内肿瘤可以发生在任何年龄,但以青壮年和儿童多见,约占全身肿瘤的1.8%。

颅内肿瘤是中枢神经系统疾病中较普遍的一种。无论良性、恶性,都有可能威胁患者的生命。因为颅骨很坚硬,颅内空间固定,患者可能因为脑组织收到破坏或受压,使颅内压增加,造成脑疝而死亡。

一、护理评估

1.身体评估

(1)颅内压增高的症状:恶心、呕吐、头痛、视神经盘水肿、眩晕、意识状态等。

(2)肿瘤生长部位不同而引起的局部症状、体征一侧肢体瘫痪,感觉障碍,语言障碍等。

2.既往史

(1)是否患有其他部位肿瘤,如:肺癌、乳腺癌者易发生癌细胞的颅内转移。

(2)是否有家族史。

3.心理社会状况评估　颅内肿瘤引起的颅内压增高及局部症状,使患者及家属感到焦虑、恐惧。而且,颅内肿瘤的诊断,会给患者及家属带来极大的打击。护士应帮助患者及家属面对疾病,以积极的态度和行为配合治疗。

4.辅助检查

(1)影像学检查

①颅骨 X 线检查。

②X 线电子计算机断层扫描:CT 扫描对颅内肿瘤的诊断,主要依据肿瘤组织对 X 线吸收的不同而呈现不同密度的影像,即 CT 值,以及肿瘤对脑室、脑池受压变形、移位或梗阻而影响脑室的位置、形态和大小,来判断肿瘤的部位和性质,有时加用血管造影剂静脉滴注可增强肿瘤的显影。但 CT 扫描对脑血管的影响程度小,若须了解肿瘤的供血血管和血运情况还需作脑血管造影。

③脑血管造影:主要根据血管位置的变化,走行和形态的变化,以及病理性血管影像来了解肿瘤与血管的关系和血供情况,包括动脉血管,毛细血管和静脉血管以及病理血管的形态。另外,还用来鉴别其他脑血管病变。近年来更进一步有了导管技术,采用经股动脉插入导管可作选择性脑血管造影,甚至全脑血管造影。

④MRI:MRI 扫描对了解整体肿瘤的形态优于 CT 扫描和 DSA 影像,可较清楚地反映肿瘤的特征和对肿瘤周围脑组织的影响,即水代谢的变化所引起的脑水肿显示也比 CT 扫描明确;另外无骨伪迹;可同时显示肿瘤部分血管,MRI 还可以进行直接矢状,冠状和轴状扫描。能更准确的进行空间定位及大小形状的评价。

(2)腰椎穿刺和脑脊液检查:腰穿可以直接测量颅内压力,收集脑脊液以供化验检查。但颅内压明显增高,尤其怀疑后颅窝肿瘤的患者,腰椎穿刺可导致脑疝,使病情急剧恶化,甚至危及生命。故对已有脑疝者禁止作腰椎穿刺。

二、护理诊断

1.脑组织灌注异常:与颅内压增高有关。

2.有体液失衡的危险

3.癫痫发作:与意识障碍,躁动有关。

三、护理目标

1.脑组织灌注正常。

2.维持水电酸碱平衡。

四、护理措施

1.降低颅内压的护理。

2.供给适当的营养　鼓励患者进食营养全面的易消化饮食。若患者无法自行进食,应考虑安置鼻胃管补充营养。

3.维持身体的清洁

(1)昏迷患者注意维持口腔清洁。

(2)保持身体各部位皮肤清洁完整。每日擦浴并酌情使用护肤霜。

(3)保持患者床铺的清洁干燥,防止皮肤破损。

4.维持排泄的通畅

(1)有尿潴留或尿失禁的患者应用留置导尿。

(2)适当给予缓泻剂,保持大便通畅。预防由于便秘导致的颅内压增高。

5.注意患者的安全　对意识不清的患者应多关心,避免发生意外损伤。必须拉起床档加以保护。若患者出现躁动,应适当加以约束。但约束有时使患者更加用力,颅内压升高。可以安排护理人员或家属守护在床旁。

第六节　甲状腺功能亢进护理

甲状腺功能亢进症简称甲亢,系指由多种原因导致甲状腺功能增强,分泌甲状腺激素(TH)过多所致的临床综合征。其病因与发病机制尚未完全阐明。近代研究证明本病在遗传基础上,因感染、精神创伤等应激因素而诱发,属于抑制性 T 淋巴细胞(Ts 细胞)功能缺陷导致的一种器官特异性自身免疫性甲状腺疾病。表现为甲状腺有不同程度的弥漫性、对称性肿大,突眼、胫前黏液性水肿等病理改变。本病以 20～40 岁为多,女性居多,男女之比约为 1：(4～6)。

一、护理评估

1.病史　询问主要致病因素,家人有无甲亢、有无精神创伤、感染、畏食、体重减轻等症状,情绪是否稳定。

2.主要临床表现

(1)高代谢症群:疲乏无力、怕热、多汗、皮肤温暖潮湿、体重减轻、低热。

(2)精神神经系统:神经过敏、多言好动、紧张、多虑、焦躁易怒、失眠、精力不集中、记忆力减退,手、眼睑、舌震颤,腱反射亢进。

(3)心血管系统:心悸、胸闷、气短,甚至可出现甲亢性心脏病、心动过速,休息、睡眠时心率仍快,心律失常。

(4)消化系统:食欲亢进、多食消瘦、消化不良、排便次数增多。

(5)肌肉骨骼系统:肌无力、肌肉萎缩,周期性瘫痪,骨质疏松。

(6)甲状腺危象:高热(39℃以上),脉率快(140～240 次/分),有心房纤颤或扑动。神志焦虑、烦躁不安,大汗淋漓、畏食、恶心呕吐、大量失水以致虚脱、休克,继而嗜睡或谵妄终至昏迷,可伴心功能不全或肺水肿。白细胞总数及中性粒细胞升高;血 T_3、T_4升高,属甲状腺功能亢进恶化时的严重表现。

3.心理社会评估　由于甲亢患者受 TH 影响神经过敏、易怒、多虑,加之伴有甲状腺肿大和突眼等症状,导致患者焦虑和自我形象紊乱。

4.护理体检　甲状腺呈弥漫性对称性肿大,随吞咽动作上下移动,质软,左右上下极可有震颤及血管杂音。疲乏无力、怕热、多汗、皮肤温暖潮湿、体重下降、低热,眼球突出、瞬目稀少、上眼睑退缩、眼裂增宽,双眼向下看时上眼睑不能随眼球下落(Von Graefe 征),两眼看近物时,眼球辐辏不良(Mobius 征)。

5.辅助检查 T_3、T_4增高;甲状腺摄[131]I 率升高:3 h>25%,24 h>45%,且高峰前移;基础代谢率(BMR)增高;血清总胆固醇偏低,尿肌酸排出量增多。

二、护理诊断

1.焦虑:与甲状腺素作用于神经系统有关。

2.自我形象紊乱:与甲状腺肿大、突眼有关。

3.营养失调:低于机体需要量,与高代谢征、消化吸收不良有关。

4.有角膜损伤的可能:与恶性突眼征、眼睑不能闭合有关。

5.知识缺乏:与信息来源受限有关。

6.医护合作性问题:潜在并发症,如甲状腺危象。

三、护理措施

1.促进身心休息,病室环境避免强光、减少噪音,患者不宜紧张疲劳。病情重者绝对卧床休息。

2.调整膳食结构,给高热量、高蛋白、富含维生素及钾、钙的食品,限制纤维素和含碘的饮食。

3.患者代谢率增高,多汗、怕热。病室应通风,保持空气新鲜、温度适宜,满足个人卫生及舒适方面的要求,补充饮水量。

4.突眼征者保护眼睛,戴有色眼镜防止强光及灰尘刺激,睡眠时用抗生素眼膏,纱布眼罩,防止结膜炎、角膜炎的发生。

5.药物的应用与护理

(1)抗甲状腺药物的应用:常应用甲硫氧嘧啶(MTU)、丙基硫氧嘧啶(PTU)和咪唑类,如甲巯咪唑(MM)、卡比马唑(CMZ)。此药的长程疗法:①治疗量阶段。MTU 或 PTU300～450 mg/d,或 MM,或 CMZ30～40 mg/d,分 2～3 次口服,至症状缓解或 T_3、T_4恢复正常即可减量;②减量阶段。约每 2～4 周减量一次。MTU 或 PTU 每次减 50～100 mg,MM 或 CMZ 每次减 5～10 mg,体征明显好转后减至最小维持量;③维持量阶段。MTU 或 PTU 为 50～100 mg/d,MM 或 CMZ 为 5～10 mg/d,维持 1.5～2 年。

(2)辅助药物的应用:①复方碘溶液,用于手术前准备和甲状腺危象;②放射性[131]I 治疗,剂量根据甲状腺估计量,及最高摄碘率计算按每克甲状腺 1850～3700 kBq。

在药物治疗中应密切观察病情,注意有无白细胞减少、药疹等,注意患者心率、体重、神志的变化并及时与医生联系。

6.甲亢危象的护理

(1)将患者安排在重症监护病房,设专人护理,严密观察病情及生命体征,及早识别甲亢危象。

(2)病室安静、温度偏低(15～17℃),绝对卧床休息,避免不良刺激,躁动者按医嘱给适当的镇静剂。

(3)给予低流量吸氧1～2 L/min。

(4)积极进行降温处理：给予物理降温或药物降温，必要时用人工冬眠疗法。

(5)遵医嘱静脉补液，纠正脱水及水电解质紊乱，补充血容量。

(6)昏迷患者做口腔、皮肤护理。

四、健康教育

1.心理指导　有焦虑、易怒、神经过敏等表现要进行自我调节，说明不良情绪对疾病的影响。

2.饮食指导　应食用高蛋白、高热量、低纤维素食物，勿食用含碘高的食物如海带、紫菜。

3.活动、休息指导　轻者可以适当的活动，重者应绝对卧床休息，保证充足的睡眠。

4.用药指导

(1)服用抗甲状腺药物时，严格掌握剂量及疗程，讲解药物的作用、不良反应等。

(2)按医嘱服用药物，坚持服用，完成疗程。

(3)定期复查血T_3、T_4及相关的项目以决定治疗方案。

(4)复查白细胞并注意感染征象及指导升白细胞药物的应用。

5.出院指导

(1)合理安排工作和休息，避免过劳、紧张，保持情绪稳定，勿使患者承受精神压力。

(2)向家属介绍甲亢基本知识和防治办法以及突眼征者眼睛的保护措施。

(3)教会家属测量血压、脉搏、体温的方法及基础代谢率的概测方法。

(4)出院带药时为患者提供药物知识，指导正确用药。

(5)指导患者门诊随访的知识。

五、护理评价

1.患者合理安排生活，克服、控制不良情绪。

2.患者参加社会活动并积极配合治疗。

3.患者的膳食结构能达到足够的热量和营养。

4.患者能够说出保护角膜和结膜的具体办法。

5.患者了解预防甲亢的常识和药物治疗的知识等。

第七节　甲状腺肿瘤护理

甲状腺肿瘤分良性和恶性两类。良性中多为腺瘤；恶性中多为癌，肉瘤罕见。最常见的肿瘤为甲状腺腺瘤和甲状腺癌。

一、疾病概要

甲状腺腺瘤分为滤泡状和乳头状囊性腺瘤两种，前者较常见；腺瘤周围有完整的包膜（多见于40岁以下的中青年妇女）。甲状腺癌在甲状腺恶性肿瘤中占绝大多数，病理上分为：①乳头状腺癌：约占甲状腺癌总数的60％（多见于年轻人，常为女性），属低度恶性，转移多经颈部淋巴结；②滤泡状腺癌：约20％（多见于中年人），属中度恶性，主要转移途径是经血液肺和骨；

③未分化癌：多见于老年人，属高度恶性，发病早期即可发生局部淋巴结转移，或侵犯喉返神经、气管或食管，并常经血液转移至肺、骨等处；④髓样癌：少见，恶性程度中等，较早出现淋巴结转移，且可通过血行转移到肺。

甲状腺腺瘤治疗最有效的方法是早期手术切除，一般行患侧甲状腺大部切除（包括腺瘤在内），以防腺瘤发生恶变和引起甲状腺功能亢进症（甲亢）。切取的标本必须立即行冷冻切片检查，病理检查为恶性者，应按甲状腺癌治疗。各型甲状腺癌的恶性程度与转移途径有所不同，故处理原则也各异。除未分化癌痛常采用外放射治疗外，一般应行甲状腺癌根治术，并根据病变分期决定是否清扫颈部淋巴结。

二、护理

甲状腺腺瘤与缺碘引起的地方性结节甲状腺肿的单发结节在临床上彼此混淆，较难区别。以下两点可供鉴别时参考：①单纯性甲状腺肿常多见于特定流行区；②甲状腺腺瘤经过数年或更长时间，仍保持单发；结节性甲状腺肿的单发结节经过一段时间后，多演变为多个结节。甲状腺癌中髓样癌有家族史。

1. 身体状态

(1)颈部肿块：一般不产生明显的自觉症状，往往无意间发现颈前肿物。甲状腺瘤生长缓慢，变化不大。乳头状囊性腺瘤可因囊壁血管破裂而发生囊内出血，肿块迅速增大，伴有局部胀痛。少数病例可出现甲亢症状。甲状腺癌的肿块质硬，高低不平，逐渐长大或近期突然增长较快；有的甲状腺并无肿块，而是颈部胸锁乳突肌中下部前缘或锁骨上窝出现肿块，或因声音嘶哑，咽下困难或呼吸困难就诊。

(2)髓样癌：有家族史，出现顽固性腹泻、心悸、脸面潮红和血钙降低等症状。晚期癌肿侵犯食管咽下困难，侵犯气管有呼吸困难，侵及喉返神经出现声音嘶哑，侵犯颈交感神经有霍纳综合征，转移到颈部淋巴结者，颈淋巴结硬、肿大且固定。

(3)体检：吞咽时肿块上下移动度减低、甲状腺瘤颈前多见单发性肿块，呈圆形或椭圆形，表面光滑、质韧，边界清晰，无压痛。甲状腺癌肿块质硬，单个结节，表面高低不平，固定。少数患者甲状腺部无肿块，仅颈侧淋巴结肿大、质硬、固定为首发体征，称为隐匿癌。

(4)辅助检查：放射性核素^{131}I甲状腺扫描；B超检查；病理学检查。

2. 护理诊断　知识缺乏（特定的）与缺乏疾病知识有关。潜在并发症：呼吸困难和窒息（术后）、切口内出血、喉返神经损伤、喉上神经损伤、甲状旁腺损伤等。

3. 预期目标

(1)正确认识疾病，配合医护工作，促进预后。

(2)预测并发症，密切观察，并能及时处理。

4. 护理措施

(1)术后呼吸困难和窒息：它是术后最危急的并发症，多发生在术后 48 h 内。常见原因为：①切口内出血压迫气管，主要是手术时止血不彻底、不完善，或因血管结扎滑脱所引起；术后咳嗽、呕吐、过频活动或谈话常为其诱因；②喉头水肿，手术创伤或气管插管所致；③气管塌陷，气管壁长期受肿大的甲状腺压迫，发生软化，切除大部分甲状腺体后，软化的气管壁失去支撑；④痰液阻塞；⑤双侧喉返神经已损伤。凡遇上述情况，务必分秒必争，及时抢救。

此时临床表现为进行性呼吸困难、烦躁、发绀，甚至发生窒息。如因切口内出血引起者，还可有颈部肿胀,切口渗出鲜血等。护士在巡回时应严密观察呼吸、脉搏、血压及伤口渗血情况,如发现患者有颈部紧压感、呼吸费力、气急烦躁、心率加速、发绀等应及时处理,包括立即检查伤口,排除出血压迫。如血肿清除后,患者呼吸仍无改善,应果断施行气管切开,同时吸氧。为此,术前应常规地在床旁放置无菌的气管切开包和消毒手套、氧气筒、吸引器、照明灯和抢救药品。术后痰多而不易咳出者,应做好保持呼吸道通畅的护理,帮助和鼓励患者咳痰或做雾化吸入。

(2)喉返神经损伤:患者清醒后,立即诱导其大声说句话,以了解有无喉返、喉上神经损伤。暂时性损伤由术中钳夹、牵拉或血肿压迫神经引起;永久性的损伤多因切断、缝扎而致。术后出现不向程度的声嘶或失音,喉镜检查可见患侧声带外展麻痹。暂时性挫伤经针刺、理疗可于3～6个月内逐渐恢复;一侧的永久性损伤也可由对侧代偿,6个月内发音好转。对已有喉返神经损伤的患者,应认真做好安慰解释工作,并适当应用促进神经恢复的药物,结合理疗、针灸、促进恢复。双侧喉返神经损伤会导致双侧声带麻痹,引起失音或严重呼吸困难,需做气管切开。

(3)手足抽搐:手术时甲状旁腺被误切、挫伤或其血液供应受累,均可引起甲状旁腺功能减退,出现低血钙,从而使神经肌肉的应激性显著增强。症状多发生于术后1～3 d,轻者仅面部、口唇周围和手、足针刺感、麻木感或强直感,于2～3周后经未损伤的甲状旁腺代偿增生而使症状消失,重症可出现面肌和手足阵发性痛性痉挛,甚至可发生喉及膈肌痉挛,引起窒息死亡。

(4)饮食护理:在护理过程中,患者的饮食要适当控制,限制含磷较高的食物,如牛乳、瘦肉、蛋黄或鱼类等。症状轻者可口服葡萄糖酸钙2～4 g,每天3次;症状较重或长期不能恢复者,可加服维生素 D_3,每天5万～10万 U,以促进钙在肠道内的吸收。提高血中钙含量,从而降低神经肌肉的应激性。抽搐发生时,立即用压舌板或匙柄垫于上下磨牙间,以防咬伤舌头,并静脉注射10%葡萄糖酸钙或氧化钙注射液10～20 ml。

(张立民)

第二章　心胸部疾病护理

第一节　先天性心脏病护理

先天性心脏病是指先天发育异常而未能自愈的一组心脏病,其中以动脉导管未闭、房间隔缺损、室间隔缺损和法洛四联症为常见。

一、护理评估

1.病因

(1)动脉导管未闭:由于主动脉和肺动脉之间存在异常通道。

(2)房间隔缺损:房间隔发育不良或吸收过度,导致两心房间存在通路。

(3)室间隔缺损:胚胎期室间隔发育不良,左右心室间形成异常交通。

(4)法洛四联症:先天性发育不良。

2.症状与体征

(1)动脉导管未闭:导管细小症状不明显,重症患者可有反复呼吸道感染,肺炎,呼吸困难,体重不增,甚至心力衰竭,胸骨左缘第2肋骨间闻及连续机械样杂音,向锁骨上及颈部传导。

(2)房间隔缺损:乏力,气急,活动耐力降低,易疲劳。反复出现严重肺部感染,典型杂音为肺动脉瓣区收缩期杂音、第二心音亢进和固定分裂。

(3)室间隔缺损:缺损小无异常表现,缺损大表现为呼吸急促,生长发育滞后,肌瘦面黄,多汗,心前区隆起,易患肺炎,严重者出现发绀。心前区可扪及收缩期震颤,胸骨左缘第3～4肋间可闻及收缩期喷射性杂音。

(4)法洛四联症:患儿早期即出现发绀,喂养困难,喜蹲踞,杵状指(趾),发育迟缓,心前区隆起搏动增强,胸骨左缘2～4肋间收缩期震颤,并可闻及粗糙喷射性收缩期杂音。缺氧性昏厥,甚至抽搐死亡。

二、护理要点

1.护理问题

(1)心排血量减少。

(2)清理呼吸道无效。

(3)有感染的危险。

(3)潜在并发症。

(5)体液电解质失衡。

2.护理措施

(1)术前护理:预防控制感染,明确诊断,心理支持,做好术前准备。

（2）术后护理

①生命体征观察并记录。

②心血管监护。术后进行 24 h 心电连续监测,密切观察心率、心律、血压、中心静脉压、肺动脉压及尿量变化。注意机体微循环灌注情况,观察皮肤的颜色、温度、甲床毛细血管和静脉充盈等。由于血容量不足所致的低血压,需及时补充血容量。心脏收缩无力应用洋地黄、多巴胺等药物。血压过高易加重心脏负荷及心肌耗氧量,应给予血管扩张药如硝普钠等。

③呼吸道的管理。机械通气时注意气道压力,氧气吸入量,呼吸机是否与患者呼吸同步等调节。做好呼吸道加温、湿化、雾化处理,及时清除呼吸道分泌物、呕吐物。防止脱管。患者清醒,自主呼吸恢复,血气分析正常,可脱离呼吸机,去除气管插管;脱离呼吸机后患者继续吸氧。加强呼吸道管理,协助排痰。

④引流管的护理。注意保持引流管通畅,定时挤压引流管,观察引流量。

⑤保持水电解质平衡。

⑥并发症的护理,如出血、心律失常、低心排综合征、急性肾衰竭、脑功能障碍。

三、健康教育

1.指导家属科学照顾患者,合理调配饮食。

2.注意劳逸结合,根据心功能恢复情况逐渐增加活动量,术后 1 年内避免剧烈运动。

3.避免用力挤压胸部,注意监测体温,出现高热或持续低热,应立即就医。

4.冬季注意预防上呼吸道感染,定时来院复诊。

第二节 冠心病护理

冠状动脉粥样硬化性心脏病,简称冠心病,是由于冠状动脉内粥样硬化斑块形成,导致管腔狭窄、心肌缺血甚至坏死的一种中老年常见病。

一、评估要点

1.病因及诱因 年龄多见于 40 岁以上,男性多于女性;血脂含量异常、高血压、吸烟、糖尿病、肥胖及遗传因素。

2.症状与体征

（1）心绞痛:突感心前区疼痛,从胸骨后或心尖区开始,向上、向左放射至左肩、右臂。停止活动,原地休息或口服硝酸甘油可于数分钟缓解。

（2）心律失常。

（3）心力衰竭。

（4）原发性心脏停搏。

二、护理要点

1.护理问题 心排血量减少,活动无耐力,清理呼吸道无效。

2.护理措施

（1）术前护理

①了解重要脏器功能,判断手术耐力,完善术前检查。

②术前戒烟 2 周以上,教会患者深呼吸。有效咳嗽,说明术后翻身的重要性。

(2)术后护理

①保持合适体位。

②连续监测患者动脉压、左房压、中心静脉压和心电图变化,避免血压波动,要及时纠正心律失常与心功能不全。

③术后应立即摄取胸部 X 线片,了解心脏大小、形态和肺部情况。

④维持血容量、水电解质平衡,观察尿量。预防性应用抗生素。

⑤机械辅助呼吸时,及时清除呼吸道分泌物。气管插管拔出后,注意协助患者翻身、叩背,协助排痰,预防并发症发生。

三、健康教育

1.指导患者摄取高蛋白、低钠的食物,防止水、电解质失衡。

2.术后活动应适宜,逐渐增加活动量。

3.教育引导家属科学照顾患者,给予心理支持。

4.术后忌烟酒,避免暴饮暴食和情绪波动。

第三节 心脏瓣膜疾病护理

心脏有 4 个瓣膜,其中以二尖瓣和主动脉瓣发病率最高,病理改变为瓣膜狭窄、关闭不全或二者兼有之。两个或两个以上瓣膜同时受累,称为心脏联合瓣膜病。

一、护理评估

1.病因及诱因　风湿病是心脏瓣膜病的主要原因。

2.症状与体征

(1)二尖瓣狭窄:活动后心慌气短、呼吸困难,可有咯血。心尖区听到隆隆样舒张期杂音,第一心音亢进及开瓣音。

(2)二尖瓣关闭不全:乏力、心慌及活动后气促。在心尖区听到 2～3 级收缩样杂音并向左腋下传导。

(3)主动脉瓣狭窄:活动后气促,心绞痛及昏厥,晚期发生右侧心力衰竭。主动脉瓣区有喷射性收缩期杂音,向颈部传导。

(4)主动脉瓣关闭不全:活动后气促,股动脉可闻及枪击音,并可扪及水冲脉。主动脉瓣听诊区可闻及典型叹息样舒张期杂音,向心尖传导。

二、护理要点

1.护理问题

(1)心排血量减少。

(2)清理呼吸道无效。

(3)潜在并发症,如出血。

2.护理措施

(1)术前护理

①心理支持,改善营养,完善术前准备。

②术前改善心功能状况,遵医嘱应用强心利尿药、GIK 极化液。

(2)术后护理

①术后严密观察生命体征,注意心律、血压变化。

②维持良好的呼吸功能,保持呼吸道通畅。一般术后进行 12 h 左右的机械辅助呼吸,及时清除呼吸道分泌物,使动脉血氧饱和度达到 95% 以上,动脉血氧分压 12.7 kPa(95 mmHg)以上。去除气管导管后,协助患者排痰,观察患者的呼吸变化。

③维持良好的循环功能,补充足够的血容量,维持良好的心脏功能及适当周围血管张力。出现低心排血量综合征、心律失常等并发症,应及时处理。

④做好引流管的护理,术后保持引流通畅,每小时测量引流量,及时输入新鲜血及足够的钙剂。对广泛渗血病例,应输入纤维蛋白及止血药,引出血液不凝因素。应监测 ACT,必要时追加鱼精蛋白。成人血性引流液每小时≥150 ml;连续 3～5 h 无好转者,应及时手术止血。若有心包填塞征象,应再次开胸探查。

⑤维持肾功能,注意尿量的观察。

⑥预防感染,合理应用抗生素。

⑦抗凝治疗。

⑧预防压疮。

三、健康教育

1.指导患者掌握术后抗凝药物的正确应用及注意事项。

2.患者饮食、起居、休息、睡眠符合生理要求。

3.向患者讲解疾病的病因、症状、体征,指导患者及家属认识心脏瓣膜病,掌握紧急情况的自我救治。

第四节　胸部损伤护理

一、护理评估

1.肋骨骨折

(1)病因:暴力或钝器撞击胸部,使受伤部位的肋骨向内弯曲折断;胸部挤压的间接暴力,使肋骨向外过度弯曲折断。

(2)症状及体征:疼痛,受伤处胸壁肿胀、压痛,触及骨擦感,连痂胸的患者,出现反常呼吸运动,患者常伴有明显的呼吸困难。

(3)X 线检查:胸部 X 线片显示肋骨骨折的部位、断端错位情况,并有助于判断是否合并气胸或血胸。

2.气胸

(1)病因:气胸的形成多由于肺组织、支气管破裂、空气逸入胸膜腔或因胸壁伤口穿破壁层胸膜、胸膜腔与外界沟通、外界空气进入所致。气胸分为闭合性、开放性和张力性 3 类。

（2）症状及体征。

①闭合性气胸：胸腔小量积气，肺萎缩在 30% 以下，患者无明显症状。大量积气时患者可出现胸闷、气促、胸痛症状，伤侧胸部叩诊呈鼓音，听诊呼吸音减弱或消失。

②开放性气胸：常有气促、呼吸困难和发绀，甚至休克。伤侧胸部叩诊呈鼓音，听诊呼吸音减弱或消失。

③张力性气胸：极度呼吸困难，端坐呼吸。缺氧严重者发绀、烦躁不安、昏迷，甚至窒息。查体可见伤侧胸部饱满，常触及皮下气肿，叩诊呈高度鼓音，听诊呼吸音消失。

（3）辅助检查：胸部 X 线显示肺萎陷和胸腔内积气。胸膜腔穿刺可抽出气体。

3. 血胸

（1）病因：胸膜腔积血引起血胸，血胸常与气胸同时存在，称为血气胸。

（2）症状及体征：小量血胸（成人 0.5 L 以下），可无明显症状。中量血胸（0.5～1 L）和大量血胸（1 L 以上），尤其急性失血时，可出现气促、脉搏增快、血压下降等低血容量性休克症状，以及气管向健侧移位、伤侧胸部叩诊浊音、呼吸音减弱或消失的胸膜腔积液体征。心脏、大血管损伤，出血量多而急，短时间内导致失血性休克而死亡。

（3）实验室及辅助检查。

①血常规检查：红细胞计数、血红蛋白量、血细胞比容降低。

②胸部 X 线检查：显示胸膜腔积液的大片密度增高阴影，血气胸时见气液平面。

③超声波检查：探及胸膜腔液平反射。

④胸膜腔穿刺：抽不出凝固血液。

4. 心脏损伤

（1）病因：直接或间接的暴力猛将心脏压于胸骨和脊柱之间而造成损伤；突然的加速或减速亦可使悬垂的心脏损伤。

（2）症状及体征

①心脏挫伤轻者多无明显症状，较重者可出现心前区疼痛、心悸、呼吸困难、休克等。

②心脏裂伤伴随的心包裂口大，并保持畅通时，患者表现为面色苍白、呼吸浅快、脉搏细速、血压下降，很快陷入休克，甚至死亡。

③心包无裂口或裂口较小不甚畅通时，血液积聚心包腔内，压迫心脏，出现心脏压迫征。表现为心前区闷胀疼痛、呼吸困难、烦躁不安，有时可扪及奇脉，并出现 Beck 三联征，其症状有：静脉压升高，大于 15 cm H_2O；心搏微弱，心音遥远；动脉压降低，甚至难以测出。

（3）实验室及辅助检查。

①超声心电图：能够确定心包积液、心脏结构和功能等变化。

②心电图：心肌损伤出现 ST 段抬高，T 波低平或倒置显示心动过速、心律失常。

③血生化检查：心脏严重挫伤时，磷酸肌酶同工酶、乳酸脱氢酶明显升高。

5. 胸腹联合伤

（1）病因：开放性损伤入口多位于胸部，亦可以出现在腹部。胸部闭合性损伤时，膈肌破裂是由于胸腹腔压力差骤然增大所致。

（2）症状及体征：胸腔脏器损伤表现为胸痛、气短等血气胸征象。腹腔脏器损伤常出现恶心、呕吐、腹部压痛、肌紧张等腹膜炎症状或腹腔内出血的表现。

（3）辅助检查：胸腹部X线检查显示胸腔积气、积液。胃肠破裂后膈下可见游离气体，腹腔脏器损伤后出血。空腔脏器内容物外溢可通过腹腔穿刺证实。

二、护理要点

1.护理问题

（1）气体交换受损。

（2）潜在并发症，如肺不张、肺内感染。

（3）心排血量减少。

2.护理措施

（1）严密观察：主要观察生命体征，保持呼吸道通畅。

（2）维持正常换气功能：疼痛限制患者深呼吸及有效咳嗽，影响气体交换，需采取有效的止痛措施。定时给予止痛药物。小范围胸壁软化时，用原敷料盖于软化区，再用多头胸带包扎胸廓；范围大的胸壁软化，采用体外牵引固定或手术内固定。血气胸通过胸膜腔穿刺或引流，排除积气、积血，恢复肺复张。

（3）维持心血管功能：动态观察病情变化，发生低血容量休克时，应迅速建立静脉通路，补充血容量。疑有心脏压塞的患者，应迅速配合医师施行心包穿刺或剖胸探查。如发生心搏骤停，应配合医师行床旁开胸挤压心脏。

（4）并发症的预防及护理：卧床休息期间，每小时协助或鼓励患者施行深呼吸及有效咳嗽，以促进肺扩张，减少感染的发生。呼吸困难者，尽早做气管切开，定时给予吸痰，改善低氧状态。肺损伤严重者，记录液体出入量，避免输液过快、过量而并发肺不张。

三、健康教育

1.向患者说明深呼吸、有效咳嗽的意义，鼓励患者在胸痛的情况下积极配合治疗。

2.胸部损伤患者常需要做胸膜腔穿刺、胸腔闭式引流，操作前应向患者或家属说明治疗的目的、意义，以取得配合。

3.心肺损伤严重者定期来院复诊。

第五节　食管癌护理

食管癌是引起食管阻塞最常见的原因之一，起源于食管黏膜上皮，癌肿遂逐渐增大侵及肌层，并沿食管向上下、全周及宫腔内外方向发展，出现不同程度的食管阻塞。

一、护理评估

1.病因及诱因

（1）慢性刺激：有长期饮烈酒、抽烟、进食过快等习惯。

（2）口腔不洁和疾病：口腔清洁不佳或存在慢性疾病。

（3）食物不洁：粮食、饮水中的亚硝酸胺含量高，真菌污染严重。

（4）食管自身有疾病：如食管白斑、食管憩室等可发生癌变。

2.症状与体征　进行性的吞咽困难是食管癌的典型表现。晚期患者体重减轻、贫血，最后呈恶病质状态。

二、护理要点

1.护理问题

(1)组织灌注量的改变。

(2)清理呼吸道无效。

(3)营养失调(低于机体需要量)。

(4)潜在并发症。

2.护理措施

(1)术前准备:戒烟,胃肠道准备,改善营养状况,指导患者进高蛋白、高热量和维生素丰富的流质或半流质。纠正低蛋白血症,以免影响手术吻合口、切口的愈合。对不能进食的患者,采取静脉高营养疗法或空肠造瘘进食,以改善全身状况。

(2)术后护理:观察生命体征,胸腔闭式引流。维持水电解质平衡。由于患者术前存在不同程度的进食障碍,术后早期就应注意水、电解质失衡问题。低钾血症早期即可出现,应尽早防治。做好胃肠减压的护理、饮食护理及胃造瘘患者的护理。

(3)预防术后并发症的发生。易发生肺不张、肺内感染。特别对于主动脉弓上吻合,患有慢性肺炎患者,术前要戒烟,控制肺内感染;术后加强呼吸道管理,协助患者叩背,有效咳嗽,及早应用支气管扩张剂、有效的抗生素。吻合口瘘是术后最严重的并发症,其预防是纠正低蛋白血症、保证胃管通畅、加强患者饮食的护理与监控。

三、健康教育

1.术后患者注意饮食成分的调配,每天摄取一些高营养饮食,以保持身体良好的营养状态。

2.嘱患者加强口腔卫生防护。

3.术后反流症状严重者,睡眠时最好取半卧位,并服用抑制胃酸分泌的药物。

4.如进半流质仍有咽下困难,应及时复诊。

第六节　急性乳腺炎护理

急性乳腺炎是乳房的急性化脓性炎症,几乎所有患者都是产后哺乳的妇女,尤其初产妇,产后 3~4 周更为多见。

一、护理评估

1.病因及诱因　除全身抵抗力下降外,主要是乳汁淤积和细菌入侵。

2.症状与体征　病初时乳房胀痛,进一步发展呈搏动性疼痛,乳房出现痛性硬块,患侧腋窝淋巴结肿大,并有压痛。出现寒战、发热、脉快等全身中毒症状。

二、护理要点

1.护理问题

(1)体温过高。

(2)疼痛。

2.护理措施

(1)积乳的处理:协助抽吸积乳,改善乳汁淤积。

(2)乳腺炎症的控制:遵医嘱应用抗生素。炎症早期用热毛巾或热水袋敷于患处,温度应适宜,避免出现烫伤。高热时行物理或药物降温。

(3)疼痛的护理:为减轻对患侧乳房触碰而加重疼痛,注意给患者舒适的卧位,协助患者翻身及日常生活料理。对于乳腺炎肿胀出现的疼痛,可给予止痛药物。当出现搏动性疼痛时,说明脓肿已形成,切开引流后疼痛将减轻。

(4)脓肿切开引流的护理。

三、健康教育

1.产妇要养成良好的喂养习惯,做到定时哺乳。

2.每次应将乳汁吸空,如有淤积,可用吸乳器或按摩排出乳汁。

3.注意婴儿口腔卫生,及时治疗口腔疾病。

4.哺乳期注意防止乳头损伤,积极治疗乳头皲裂。

第七节 乳腺癌护理

乳腺癌是女性常见的恶性肿瘤,多数起源于乳腺管上皮,少数发生于腺泡。多发于40～60岁的妇女,其中以更年期和绝经期前后的妇女尤为多见。

一、护理评估

1.病因及诱因 病因尚不完全清楚。易发生乳腺癌的高危群体有:40岁以上者;未生育、晚生育或未哺乳者;月经初潮早于12岁,绝经晚于52岁者;家族有乳腺癌倾向者及有卵巢或子宫原位癌病史者。

2.症状与体征

(1)乳房肿块,无痛性单发乳房肿块。

(2)乳房外形改变,病灶局部凸起,皮肤出现橘皮样改变;晚期肿块外突明显,出现多发结节围绕原发灶;癌肿破溃呈菜花状,分泌物恶臭。

(3)乳头溢液,其液体以血性分泌物多见。

(4)淋巴结肿大,早期为散在、质硬、无痛、易推动的结节;晚期淋巴结肿大相互粘连、融合。

二、护理要点

1.护理问题

(1)潜在并发症:皮下积液,皮瓣坏死,上肢水肿。

（2）焦虑。

2.护理措施

（1）严密观察生命体征，防止休克发生。

（2）伤口的护理，术后要特别注意保持引流通畅，包扎松紧度应适宜，避免过早外展术侧上肢。积液要及早发现，及时穿刺或引流排出，并加压包扎。

（3）预防皮瓣坏死的主要措施是观察创面，勿加压包扎过紧，及时处理皮瓣下积液。

（4）上肢水肿，避免在术侧上肢静脉穿刺，测量血压。卧床时将患侧手臂抬高，能够预防或减轻上肢肿胀。

（5）患侧上肢的康复训练。术后制订患侧上肢康复训练，使患者患肢尽快恢复功能。

三、健康教育

1.要大力宣传、指导、普及妇女乳房自查技能，每月定期施行乳房自我检查。

2.术后患者按期进行另一侧乳房及手术区域的自我查体，或请医师检查，以便早期发现、复发、转移病灶，及早治疗。

3.出院后患侧上肢仍不宜搬动、提拉重物，避免测血压、静脉穿刺，坚持患侧上肢的康复训练。

（张立民）

第三章　腹部疾病护理

第一节　腹部损伤护理

腹部损伤包括开放性损伤和闭合性损伤。腹壁无伤口的腹部损伤称为闭合性损伤;开放性损伤根据其腹膜是否破损分为穿透伤和非穿透伤。

一、护理评估

1.病因　开放性腹部损伤大多由火器或锐器造成;闭合性腹部损伤多由钝性暴力造成,如斗殴、高空坠落。

2.症状及体征

(1)单纯性腹壁损伤可有腹壁局限性肿胀、疼痛、压痛及皮下瘀斑。

(2)实质性脏器(肝、脾、肠系膜等)破裂可造成面色苍白、脉率加快、血压下降。

(3)空腔脏器(肠、胃、胆囊、膀胱等)破裂,可有恶心、呕吐、剧烈腹痛。

(4)开放性损伤口可渗出血液、胆汁、肠液、粪便、尿液等,有时有异物。

二、护理要点

1.护理问题

(1)气体交换受损。

(2)疼痛与感染。

2.护理措施

(1)现场急救。对开放性腹部损伤并有脏器脱出者,切忌还纳,以免污染腹腔,可用大块浸有生理盐水的敷料覆盖后,扣上消毒碗覆盖并包扎。已确诊或高度怀疑内脏损伤者,应紧急做好术前准备,力争尽早手术。吸氧,有气道阻塞、喉部或气管外伤者应立刻处理。

(2)严密观察病情变化,每 15～30 min 1 次。对未明确诊断者禁用止痛药,以免掩盖病情。

(3)使用有效抗生素,防止感染。禁食、胃肠减压。做好术前准备。

(4)术后定时监测体温、脉搏、呼吸、血压。术后禁饮,酌情应用止痛药。

(5)保持患者血氧饱和度在 95% 左右,每日雾化吸入 2～3 次。鼓励患者深呼吸,协助患者翻身。叩背咳痰,防止肺部感染。

(6)维持水电解质平衡,做好引流管的护理。

三、健康教育

1.宣传劳动保护、安全生产及行车、遵守交通规则的知识,以避免意外的损伤。

2.一旦发生腹部损伤者,不论轻重都应经专业医务人员检查,以免贻误病情。

3.保持大便通畅,避免暴饮暴食。

4.出院后有腹痛、腹胀等不适,应及时到医院就诊。

第二节　急性化脓性腹膜炎护理

急性化脓性腹膜炎是指由化脓性细菌,包括需氧菌和厌氧菌或两者混合,所引起的腹膜腔急性感染。

一、护理评估

1.病因

(1)继发性腹膜炎:急性阑尾炎穿孔、外伤造成肠管、膀胱破裂、腹部手术中污染腹腔引起感染。

(2)原发性腹膜炎:血源性引起,如上呼吸道感染、猩红热,病原菌经血循环而达腹腔引起腹膜炎。

2.症状及体征　不能忍受且呈持续性腹痛,早期出现恶心、呕吐,随之发展出现高热、呼吸浅快等全身中毒症状。腹部体征:腹胀明显,腹式呼吸减弱或消失等。

二、护理要点

1.护理问题

(1)疼痛。

(2)体液不足。

2.护理措施

(1)术前护理

病情观察:定时监测体温、脉搏、呼吸、血压,准确记录 24 h 出入液体量。对休克患者应监测中心静脉压及血气分析数值。

胃肠减压:可减轻胃肠道内积气、积液,减少胃肠内容物继续溢入腹腔,有利减轻腹膜的疼痛刺激。

纠正水、电解质和酸碱失衡:根据患者的临床表现和血生化测定、中心静脉压等监测,输入适量的晶体液和胶体液,保持尿量 30 ml/h 以上。

禁用止痛药:对诊断不明确者,禁止使用止痛药,以防贻误诊断和治疗。

抗感染:针对性、大剂量联合应用抗生素。积极做好术前准备。

(2)术后护理:①定时检测生命体征,准确记录 24 h 出入量。②术后继续胃肠减压,酌情使用止痛药,以减轻患者不适。③术后要注意水、电解质平衡、酸碱平衡以及营养的补充。④引流管的护理。

三、健康教育

1.术后肠功能恢复后的饮食,要根据不同疾病制定具体计划。应指导和鼓励患者吃易消化、高蛋白、高热量、高维生素饮食。

2.向患者解释术后半卧位的意义,鼓励患者尽早下床活动。

3.出院后突然出现腹痛加重,应及时到医院就诊。

第三节　胃、十二指肠溃疡护理

一、临床表现

本病具有慢性过程、周期性发作和节律性上腹部疼痛三大特点。患者发病与季节、情绪波动、饮食失调等因素有关。腹痛性质多为烧灼痛、钝痛、胀痛或饥饿样不适感,多位于中上腹,可偏左或偏右。十二指肠溃疡表现为上腹部饥饿痛,进餐后缓解,服抗酸药能止痛,且具有周期性发作的特点,体检在脐部偏右上方有压痛。胃溃疡特点为进餐后上腹痛,经 $1\sim2$ h 后逐渐缓解,服抗酸药疗效不明显,容易引起大出血、急性穿孔等并发症,压痛点常位于剑突与脐间的正中线或略偏左。不典型疼痛者可有反酸、嗳气、上腹胀痛等症状。

二、辅助检查

1.X 线钡餐检查　可在胃、十二指肠部位显示一周围光滑、整齐的龛影。

2.胃镜检查　可明确溃疡部位,并可经活检行病理检查。可鉴别上消化道出血的原因和部位。

3.胃液分析　十二指肠溃疡患者做迷走神经切断术前、术后测定胃酸,对评估迷走神经切断是否完整有帮助。

4.幽门螺杆菌(Hp)检查。

三、常见并发症

1.胃、十二指肠溃疡急性穿孔　患者多有溃疡病史,在穿孔前数日常自觉溃疡病症状加重,可因饮食过量、精神过度紧张或劳累等因素诱发。表现为突然发生的持续性上腹刀割样剧痛,很快扩散至全腹,但以上腹为重;常伴恶心、呕吐;面色苍白,出冷汗,四肢厥冷。检查腹式呼吸减弱或消失;全腹有腹膜刺激征,腹肌紧张,呈"板样"强直;肝浊音界缩小或消失;肠鸣音减弱或消失。全身可出现发热、脉快,甚至肠麻痹、感染性休克。立位 X 线检查多数有膈下游离气体。腹腔穿刺抽出黄色混浊液体。

2.胃、十二指肠溃疡大出血　溃疡侵蚀基底血管并破裂导致出血,多能自行停止,部分病例可发生再次出血。主要症状是突然大量呕血或解柏油样大便,当失血量超过 800 ml 时,可出现出冷汗、脉搏细速、呼吸浅快、血压降低等休克现象。纤维胃镜检查可鉴别出血的原因和部位,出血 24 h 内胃镜检查阳性率达 $70\%\sim80\%$。实验室检查红细胞、血红蛋白、血细胞比容,若短期内反复测定可见进行性下降。

3.胃、十二指肠溃疡瘢痕性幽门梗阻　幽门附近溃疡在愈合过程中,瘢痕组织使幽门狭窄,胃内容物潴留而致呕吐。呕吐是最为突出的症状,常发生在下午或晚间,呕吐物为宿食,呕吐量大,不含胆汁,有腐败酸臭味;呕吐后自觉胃部舒适。腹部检查可见胃型和蠕动波,可闻振水声。梗阻严重者,有营养不良性消瘦、脱水、电解质紊乱和低氯低钾性碱中毒症状。X 线钡餐造影检查可见胃扩大,张力减低,排空延迟。内镜检查可见胃内大量潴留的胃液和食物残渣。

四、手术方式

1.胃大部切除术　是最常用的方法。切除胃的远侧 2/3～3/4,包括胃体的远侧部分、胃窦部、幽门和十二指肠球部的近侧。

(1)毕Ⅰ式胃大部切除术:胃大部切除后,将残胃与十二指肠吻合。优点是重建后的胃肠道接近正常解剖生理状态,多适用于治疗胃溃疡。

(2)毕Ⅱ式胃大部切除术:适用于各种胃、十二指肠溃疡,特别是十二指肠溃疡。切除远端胃大部后,缝闭十二指肠残端,残胃与上段空肠吻合。优点是即使胃切除较多,胃空肠吻合也不致张力过大,术后溃疡复发率低。缺点是胃空肠吻合改变了正常的解剖生理关系,术后发生胃肠道功能紊乱的可能性较毕Ⅰ式多。

2.迷走神经切断术　治疗溃疡病的原理是:①消除了头相胃酸分泌;②消除了迷走神经引起的促胃液素分泌,从而阻断了胃相胃酸的分泌,术后胃酸分泌量大大下降。有三种手术方法:迷走神经干切断术、选择性迷走神经切断术、高选择性迷走神经切断术。

五、护理措施

(一)术前护理

1.用药护理　按时应用减少胃酸分泌、解痉及抗酸的药物,观察药物疗效。

2.急性穿孔患者的护理　伴有休克者应平卧,禁食、禁饮、胃肠减压,可减少胃肠内容物继续流入腹腔。输液,应用抗生素,做好急症手术前准备。严密观察患者生命体征、腹痛、腹膜刺激征、肠鸣音变化等。

3.合并出血患者的护理　观察和记录呕血、便血、循环血量不足的表现。取平卧位,暂时禁食,输液、输血,按时应用止血药物。若经止血、输血而出血仍在继续者,应急症手术。

4.合并幽门梗阻患者的护理　非完全性梗阻者可进无渣半流质饮食,输液、输血,纠正营养不良及低氯、低钾性碱中毒。术前 3 天,每晚用 300～500 ml 温等渗盐水洗胃,以减轻胃壁水肿和炎症,有利于术后吻合口愈合。

5.准备行迷走神经切断术患者的护理　手术前测定患者的胃酸,便于手术前后对比,以了解手术效果。

(二)术后护理

1.一般护理　血压平稳后取低半卧位,禁食、胃肠减压、输液及应用抗生素。观察生命体征以及胃肠减压和引流管吸出液的量和性质。肠蠕动恢复后,拔除胃管当日可少量饮水或米汤,第 2 日进半流质饮食,鼓励患者术后早期活动。

2.胃大部切除术后并发症的观察和护理

(1)术后胃出血:术后短期内从胃管引流出大量鲜血,甚至呕血和黑便。多采用非手术疗法,包括禁食、应用止血药物和输新鲜血。若非手术疗法不能达到止血效果时,应手术止血。

(2)十二指肠残端破裂:是毕Ⅱ式胃大部切除术后近期的严重并发症。一般多发生在术后 3～6 天,表现为右上腹突发剧痛和局部明显压痛、腹肌紧张等急性弥漫性腹膜炎症状,应立即手术处理。

(3)胃肠吻合口破裂或瘘:多发生在术后 5～7 日。多数因吻合处张力过大、低蛋白血症、组织水肿等致组织愈合不良而发生。吻合口破裂引起明显的腹膜炎症状和体征,需立即行手术处理。部分患者可向外穿破而发生腹外瘘,经局部引流、胃肠减压和积极的支持治疗,一般在数周后吻合口瘘常能自行愈合。

(4)术后梗阻

1)输入段梗阻:多见于毕Ⅱ式胃大部切除术后,可分为两类①急性完全性输入段梗阻,属闭祥性肠梗阻。典型症状是:患者突然发生上腹部剧痛、频繁呕吐,量少、不含胆汁,呕吐后症状不缓解;上腹偏右有压痛,甚至扪及包块;可有休克症状。应紧急手术治疗。②慢性不完全性梗阻:表现为进食后 15～30 min 左右,上腹突然胀痛或绞痛,并喷射状呕吐大量含胆汁液体,呕吐后症状消失。若症状在数周或数月内不能缓解,需手术治疗。

2)吻合口梗阻:常由于吻合口过小或水肿引起。患者表现为进食后上腹饱胀,呕吐;呕吐物为食物,不含胆汁。X线检查可见造影剂完全停留在胃内,经非手术治疗不能解除梗阻者,需手术治疗。

3)输出段梗阻:多因粘连、大网膜水肿,或炎性肿块压迫等所致。表现为上腹饱胀,呕吐食物和胆汁。若不能自行缓解,应手术解除梗阻。

(5)倾倒综合征

早期倾倒综合征:多发生在餐后 10～30 min 内,因胃容积减少及失去对胃排空的控制,多量高渗食物快速进入十二指肠或空肠,大量细胞外液转移至肠腔,循环血量骤然减少。同时,肠道遭受刺激后释放多种消化道激素,引起一系列血管舒缩功能的紊乱。出现的胃肠症状包括上腹饱胀不适,恶心、呕吐、肠鸣频繁,可有绞痛,继而腹泻;循环系统症状有全身无力、头昏、晕厥、面色潮红或苍白、大汗淋漓、心悸、心动过速等。症状持续 60～90 min 后自行缓解。多数患者经调整饮食后,症状可减轻或消失。饮食调整包括少食多餐,避免过甜、过咸、过浓流质,宜进低糖、高蛋白饮食,进餐后平卧 10～20 min。多数患者在术后半年到 1 年内能逐渐自愈。

晚期倾倒综合征又称低血糖综合征:为高渗食物迅速进入小肠、快速吸收后血糖升高,使胰岛素大量释放,继而发生反应性低血糖。表现为餐后 2～4 h,患者出现心慌、无力、眩晕、出汗、手颤、嗜睡,也可导致虚脱。出现症状时稍进食,尤其是糖类即可缓解。饮食中减少糖类含量,增加蛋白质比例,少量多餐可防止其发生。

3.健康教育

(1)患者避免工作过于劳累,不熬夜,注意劳逸结合。宣教喝酒、抽烟对疾病的危害性。

(2)与患者讨论并计划其治疗性饮食。胃大部切除术后一年内胃容量受限,宜少量多餐,进食营养丰富的饮食,以后逐步过渡至均衡饮食。饮食宜定时定量,少食腌、熏食品,避免过冷、过烫、过辣及油煎、炸食物。

(3)出院后定期到医院复查。如出现剑突下持续性疼痛、呕吐、腹泻、营养不良、贫血等,应及时到医院查明原因并处理。

第四节 胃癌护理

一、疾病概要

胃癌是最常见的消化道恶性肿瘤,发病年龄以 40～60 岁为多见,男女约为 3∶1。胃癌的临床表现缺乏特异性,早期确诊尚不到10%。

胃癌最多见于胃窦,其次为胃小弯、贲门,分为早期胃癌和进展期胃癌。早期胃癌指所有局限于黏膜或黏膜下层的胃癌(无论是否有淋巴结转移)。进展性胃癌在国内分为3型:①块状型癌:此型癌肿较局限,生长缓慢,转移较晚;②溃疡型癌:此型发生出血、穿孔者较多见;③弥漫型癌:癌细胞弥漫浸润于胃壁各层内,遍及胃的大部或全部,使得胃腔缩窄,胃壁僵硬,呈"革袋状"。此型癌细胞分化较差,恶性程度高,转移亦较早。

胃癌的转移途径有:①直接蔓延,癌肿向胃壁四周或深部浸润,可直接侵入腹壁、邻近器官或组织(肝、胰、大网膜、横结肠系膜等);癌细胞也可沿黏膜下层淋巴网蔓延,向上侵犯食管下段,向下侵及十二指肠;②淋巴结转移,是最主要的转移方式;甚至可见仅限于黏膜内的早期胃癌已有淋巴结转移;可侵入到幽门上、胃小弯、幽门下、脾胰淋巴结;最后汇集到腹腔淋巴结;恶性程度较高的癌肿可以超越上述常规方式,而直接侵及远处淋巴结,如通过胸导管转移到左锁骨上淋巴结;③血行转移,多发生在晚期,播散到肝、肺、骨或脑等处;④腹腔种植,癌细胞浸润穿透胃壁,癌细胞脱落而种植于腹腔,大网膜或其他脏器。

胃癌的治疗主要为手术治疗和化学治疗。手术分为:①根治切除术:为胃癌特别是早期胃癌的有效治疗方法;②姑息性切除:适用于癌肿远处转移,无根治之可能;③减状手术:如癌肿不能切除而有幽门梗阻者,可行胃空肠吻合术,以解除梗阻;④化学疗法:联合用药,所用药物有氟尿嘧啶(5-Fu)、丝裂霉素C(MMC)、替加氟(FT-207)等。

二、护理评估

1.健康史 胃癌的病因及发病机制尚不很清楚,大部分与地区、土壤及水源中所含微量元素种类、含量、金属成分比例、酸碱度、工业废物污染、农药杀虫剂的应用等有关,与过多摄入盐腌、烟熏食物、高热油煎炸食物及发霉食物等有关。某些胃部疾病如胃息肉、胃溃疡、慢性萎缩性胃炎、恶性贫血及少数胃溃疡是胃癌发生的癌前状态。其中尤以生活、饮食习惯和遗传素质最为重要。

2.身体状况

(1)早期临床症状多不明显,也不典型,仅有上腹不适、隐痛、嗳气、反酸、食欲减退或轻度贫血等,类似胃十二指肠溃疡或慢性胃炎等症状。

(2)随病情发展出现上腹疼痛、食欲不振、消瘦、体重减轻。胃窦部癌伴幽门部分或完全梗阻时发生呕吐,呕吐物多为宿食和胃液;贲门癌和高位小弯癌出现进食梗阻感。但癌肿破溃或侵袭血管,导致出血或突发上消化道大出血,也可能发生急性穿孔。

(3)晚期为转移灶引起的症状,如肝大、腹水、锁骨上淋巴结肿大。此时消瘦、贫血明显,终呈恶病质。

三、辅助检查

1.粪便隐血试验 溃疡型癌或巨块型胃癌溃烂,隐血试验为阳性。

2.X线钡餐检查 见胃腔内充盈缺损,在病变部可见局限性或广泛性胃壁僵硬,黏膜纹局限性或广泛性破坏或中断变型,溃疡型癌可见较大龛影,幽门部晚期巨块型可有部分或完全幽门部梗阻。

3.纤维胃镜检查 直接观察病变部位,做活检确定诊断,是一种安全、有效、痛苦少的检查方法。

4.血液 血红蛋白、红细胞计数均下降,血浆蛋白减低。但早期胃癌并不明显。

5.早期发现、早期诊断 是提高胃癌疗效的关键。所以,为避免延误诊断,对 40 岁以上的既往无胃病史,近期出现上腹隐痛不适或长期溃疡病史而疼痛规律出现变化者,应予警惕。对患有胃酸缺乏、胃溃疡、胃息肉、萎缩性胃炎等,建议定期行胃镜检查。

四、护理诊断

1.焦虑、恐惧 与癌症的预后有关。

2.营养失调 与胃癌引起的消化道症状有关。

3.体液不足 与胃癌术后调节机制失效有关。

五、预期目标

1.消除恐惧心理,减轻焦虑。

2.维持适当营养,保持水、电解质平衡。

3.减轻疼痛与其他不适。

六、护理措施

(一)术前护理

1.做好心理护理,手术前安慰患者,耐心解答各种问题,消除患者不良心理,加强对手术的信心。

2.加强饮食护理,给予高蛋白质、高热量、高维生素、易消化的饮食,注意少量多餐,术前 1 d 进流质饮食,术前 12 h 禁食、禁饮。

3.患者营养状况较差者,若术前有贫血、低蛋白血症者,应予以纠正,注意补充血浆或全血,以提高患者手术耐受力,促进术后早日康复。

4.术日清晨放置胃管,使胃保持空虚,防止麻醉及手术过程中出现呕吐、误吸,便于术中医师操作,减少手术室腹腔污染。

(二)术后护理

1.加强病情观察,如生命体征的观察,测血压、脉搏、呼吸,术后最初 3 h 应每半小时测量 1 次,以后改为每小时 1 次,一般观察 4～6 h 病情平稳即可,同时观察患者的神志、体温、尿量等。

2.患者神志清楚、血压平稳后给予半卧位,以保持腹肌松弛,减轻疼痛,也有利于呼吸和循环。

3.鼓励患者深呼吸,有效咳嗽排痰,预防肺部并发症的发生。

4.禁食期间应注意口腔护理,术后胃肠减压可减轻胃肠道的张力,促进吻合口的愈合,注意妥善固定,保持胃管通畅,并注意观察并记录引流液的色、质、量。

5.禁食期间需静脉补充液体,通过正确记录 24 h 出入水量,为合理输液提供依据,避免水与电解质失衡。

6.术后 24～48 h 肠功能恢复后,可拔除胃管,拔管后当天给少量饮水,每次 4～5 汤匙,1～2 h 1 次,第二天进半量流质,每次 50～80 ml,第三天进全量流质,每次 100～150 ml,进食后无不适,第四天可进半流质,以稀饭为佳,术后 10 d 可进软食。

7.鼓励患者早期活动,除年老体弱或病情较重者,术后第一天坐起可轻微活动,第二天协助患者下地,床边活动,第三天可在病室内活动。患者活动量应根据个体差异而定,早期活动可增强肠蠕动,预防术后肠粘连,减少并发症。

8.胃癌患者术后化疗期间出现化疗不良反应,应给予对症处理;同时应注意血象的变化,若白细胞总数低于 $4\times10^9/L$,血小板计数低于 $100\times10^9/L$ 时应酌情停药,并给予相应的处理。

七、健康教育

1.普及宣传饮食定时、定量、细嚼慢咽的卫生习惯,少食过冷、过烫、过辣及油煎(炸)食物,切勿酗酒、吸烟,注意劳逸结合。

2.胃癌手术后化疗者应注意饮食,定期门诊随访检测血象、肝功能等,并注意预防感染。

3.对患有胃酸缺乏、胃溃疡、胃息肉或萎缩性胃炎者,建议定期行胃镜检查,提高早期胃癌的诊断。

4.有粪便隐血持续阳性者,及时就诊,以防贻误治疗时机。

第五节　原发性肝癌护理

一、疾病概要

肝癌可分为原发性和继发性两种。原发性肝癌发生自肝细胞或胆管上皮;继发性肝癌由其他脏器的原发癌经血液、淋巴液转移或直接浸润到肝脏所致。

原发性肝癌是我国常见的恶性肿瘤之一(尤以东南沿海地区多见)。好发于 30～50 岁,男女之比约为 3∶1。原发性肝癌的病因至今不甚清楚,但从流行病学调查资料来看,主要与病毒性肝炎、肝硬化、黄曲霉素污染,以及污水中的某些化学物质有关。病理大体类型可分为结节型、巨块型和弥漫型三种,结节型最常见。

二、护理评估

1.健康史　应仔细询问与肝癌病因相关的因素,如病毒性肝炎、肝硬化等病史及酗酒史,有否进食黄曲霉素污染及亚硝胺类食物史。了解家族中有无肝癌或其他癌肿的发病史,是否来自肝癌高发地区等。

2.身心状况

(1)躯体状况:早期缺乏典型的临床表现,具体表现有:

①肝区疼痛:多为持续性钝痛、刺痛或胀痛,可辐射至右肩部。

②肝肿大:呈进行性,质地硬,边缘不规则,表面呈结节状或巨块状。

③其他:如乏力、食欲不振、消瘦、腹胀、恶心与呕吐、不明原因发热等。

④晚期:可出现腹水、黄疸、贫血和下肢水肿,并可出现肺、骨、脑等处转移的相应症状。

(2)心理状况:肝癌患者对病情的确认一般都会经历否定、愤怒、磋商、接受的心理阶段,面对现实产生悲伤、恐惧、绝望、沮丧、敌意及不理会周围事物等心理改变。

三、辅助检查

1.甲胎蛋白(AFP)测定 是普查、诊断和治疗后随访检测的常用方法,如 AFP 持续阳性或定量＞500 $\mu g/L$,并排除妊娠、胚胎性肿瘤、活动性肝病等应考虑肝癌的诊断,可联合测定多种血清酶以提高诊断率。

2.B 超、CT、放射性核素扫描、选择性动脉造影 有助于定位诊断,能显示肝癌的大小、侵犯血管等情况。

四、护理诊断

1.焦虑、恐惧与绝望 与身体的不适及对治疗预后的担心有关。

2.疼痛 与肝脏肿胀牵扯脏层腹膜有关。

3.营养不足 与肝功能不佳、食欲不振、恶心呕吐有关。

4.潜在并发症 出血、肝昏迷、肺部感染、膈下脓肿、胆汁性腹膜炎、压疮等。

五、预期目标

1.维持适当营养。

2.减轻疼痛与其他不适。

3.减轻患者及家属的精神压力。

六、护理措施

(一)术前护理

1.心理护理 肝癌患者的预后极差,对患者应采取一定的保护性医疗措施,但对其家属则应如实说明病情,使他们有思想准备,配合医护人员做好工作。

2.营养 肝癌患者体能消耗较大,为提高患者对手术的耐受力及术后康复,术前宜给予高蛋白质、高糖类、高维生素,低脂肪饮食,必要时给予高营养输入,使体内贮备较多的能量。

3.用药护理 如患者原有肝病,伴低蛋白血症和凝血功能障碍时,可引起全身水肿、伤口愈合不良、抗感染能力降低、术中与术后渗血不止等情况,故术前必须给予葡萄糖醛酸内酯,维生素 B、维生素 C、维生素 K 等保肝及凝血药物,酌情输血、血浆或白蛋白,并适当选用抗生素预防感染。

4.肠道准备 术前 2d 按医嘱口服抗生素,术日前晚、术日晨做清洁灌肠。

目的:

(1)预防术后血氨增高,以免因肝功能代偿不佳而引起肝昏迷,因血氨是肠道内细菌作用于肠内容物所产生而通过肝脏分解的。

(2)减少术后肠胀气,又能使肺部气体交换量增加,减少肺部并发症。

5.检定血型、交叉配血 一般左半肝切除需备血 400～600 ml,右半肝切除需备血 2000 ml,鲜血与库血比例以 1∶1 为宜。

6.特殊用物准备 对准备施行无血切肝患者,术前应严格检查术中灌用的乳酸乳林格注射液有无变质、发霉,并贮存于冰箱内(4℃)备用。同时备好多头腹带、腹腔双套引流管、胸腔引流装置、输液输血器等。

7.皮肤准备　半肝切除备皮范围为上界至乳头连线,下界至耻骨联合,包括阴毛,两侧三腋后线,注意脐孔清洁。右半肝切除备皮范围为上界至锁骨包括右侧腋毛,余同左半肝切除。

(二)术后护理

1.用物准备　准备麻醉床、氧气、吸引器、胃肠减压装置、输液架、血压计、听诊器与急救器械和用品等。冬季应注意病室及被褥保暖。

2.专人护理　详细了解术中情况(如肝脏病变情况、切除范围、有无大出血或渗血难止现象引流管放置的部位、种类、数量等),对右半肝或无血肝切除患者,术后48 h必须专人护理,密切观察病情,定时测量血压、脉搏、呼吸,详细记录尿量及各种管道引流液的量、色泽和性状。

3.卧位　术后应取平卧位如血压、脉搏平稳,术后第二天给予半卧位,但要避免过早活动,以免肝断面出血。

4.输液　肝叶切除后,肝功能受损,影响糖原、蛋白质的合成与各种凝血物质的形成。患者的营养主要依靠静脉输液维持。应将液体及各类药物按一天总量分成几份,上、下午各输入一半,用药前临时配制,使肝脏能均匀而缓慢地吸收;适当延长输液时间,防止夜间发生低血糖。

5.吸氧　术后宜常规给予氧气吸入,流量为2~3 L/min。因手术后肝脏的修复与肝细胞的再生,需要足够的氧。

6.保持各种引流管通畅　注意各种引流管如胃管、胸腔引流管、腹腔双套引流管、氧气管及导尿管的护理。

7.定期检测　定期检测肝功能、电解质和血象变化,发现异常情况,应及时与医师联系。一般术后2周左右丙氨酸转移酶、血清胆红素均可恢复正常。

8.肝动脉插管护理　采用塑料导管做肝动脉保留插管,灌注抗癌药物进行局部化疗。护理前应向患者说明插管目的及注意事项,护理时应注意:①导管护理,应妥善固定导管防止滑脱;严格遵循无菌操作要求,每天清洁、消毒暴露于体外的导管,更换敷料、接管;保持与管通畅,更换接管时应夹住导管近端,以防回血堵塞导管;如有回血,应在无菌操作下推注少量氯化钠注射液,但不宜过多,以免发生逆行感染;滴注化疗药物前先推注0.5%盐酸普鲁卡因溶液5ml,以减轻动脉疼挛和疼痛;持续滴注化疗药物时,应调节好滴速,并注意防止气栓,滴完后用1mg/ml肝素溶液或其他抗凝剂5ml充满导管,以防血液凝固堵塞导管;②观察,肝动脉灌注局部化疗药物引起的毒性反应可有呕吐、腹泻、厌食、白细胞或血小板减少等症状,一旦出现应对症处理,严重时须停止化疗或减量。中上腹胀痛,多见于导管保留时间较长者,与肝动脉内膜炎有一定关系,症状明显时应中止治疗;导管注药后若出现明显畏寒、发热(体温高达39℃以上),提示有感染的可能,为避免导致全身性感染,必要时应拔除导管;③拔管,终止治疗拔管前,应先停用抗凝剂,并将导管逐渐向外拔出少许,待肝动脉血栓形成后方可拔除。导管拔出后,局部应按压5~10 min,嘱患者卧床休息12~24 h,避免剧烈活动,以防出血。

七、并发病的观察与护理

1.出血　术后出血一般发生在36 h内,主要由于输入大量库血、肝功能差、凝血机制障碍、血管结扎线松脱及术中止血不完善等原因引起,在此期间必须密切观察。①密切观察生命体征,每30~60 min测血压、脉搏、呼吸1次,稳定后改2 h1次;②观察腹腔双套引流管引流液的量、色泽和性状,正常时,第一天引流量在100 ml左右(色泽浅红),以后逐渐减少。双套引流管阻塞时,引流量亦减少,如在外套管处听不到轻微的"嘶、嘶"进气声,可资鉴别,必要时在无菌操作下更换内套管。引流量如持续增多(呈红色),常提示有内出血;引流管如被血块堵塞,血液可流入腹腔内,需监测脉搏、血压、血红蛋白、红细胞、血细胞比容可作出判断。观察伤口敷料亦可提示有无出血现象。

2.肝昏迷 由于患者肝功能减退以及麻醉、手术等影响,术后应注意肝昏迷发生的可能;同时注意患者的神志,如有嗜睡或烦躁不安等,应及时与医师联系;并注意有无黄疸,复查血氨等生化指标。发生肝昏迷亦与术前肠道准备不充分及术后未积极加强保肝措施有关。

3.肺部感染 肝脏手术后,全身抵抗力降低,伤口疼痛,患者常不敢深呼吸或咳嗽,且右半肝手术多做胸腹联合切口等,都是致肺部感染的因素。因此,术后应帮助患者做有效咳嗽及排痰,以及早期翻身和采取半坐卧位。经常用手轻轻叩击患者背部,咳嗽时协助患者按压伤口,以减轻疼痛和防止伤口裂开。痰多而黏稠不易咳出时,可采用雾化吸入,有助于稀释痰液和控制感染。

4.膈下脓肿 肝区手术后膈下局部积血或积液,如腹腔双套引流管不畅,可引起继发感染形成膈下脓肿。因此,术后应注意有无异常发热(如弛张热型)、呃逆和腹胀等情况。

5.胆汁性腹膜炎 肝叶切除后肝断面胆管结扎不妥,可导致胆汁流入腹腔引起胆汁性腹膜炎。术后应注意有无异常的腹痛、腹胀及腹膜刺激征。

八、健康教育

定时复查、检测肝功能及甲胎蛋白等有关生化指标,继续注意保肝治疗,包括饮食与药物。对姑息手术的患者,应做好解释工作。

第六节 门静脉高压征护理

门静脉高压症是由于门静脉血流受阻,血液淤滞而致门静脉压力增高的一组病理综合征。其主要临床表现为脾肿大、脾功能亢进、食管胃底静脉曲张、呕血和黑便以及腹水等。

一、护理评估

1.原因与诱因 肝内型门静脉高压征,由肝炎后肝硬化引起。肝外型门静脉高压征是由肝外性门静脉的血栓、受压、先天性狭窄和闭锁等引起。

2.症状与体征 脾大、脾功能亢进,呕血、便血和腹水。

二、护理诊断

1.潜在的体液不足:与曲张静脉破裂出血、术后出血有关。

2.营养失调:低于机体需要量与肝功损害、摄入减少、脾功能亢进有关。

3.活动无耐力:与乏力、伤口疼痛、引流管牵拉有关。

4.体液容积过多:腹水与肝功能损害、门脉高压有关。

5.思维过程改变:与肝功能衰竭、血氨增加影响大脑代谢有关。

6.焦虑/恐惧:与突然大量出血、担心预后、惧怕死亡有关。

7.自我形象紊乱:与体力下降、需长期照顾有关。

8.知识缺乏：关于出血预防、饮食要求、出院后自我照顾。

9.潜在性损伤：与三腔管气囊长时间压迫食管胃底黏膜、呕吐物及分泌物误吸、食管囊上移压迫咽喉部、三腔管长期牵引压迫鼻黏膜有关。

三、护理目标

1.维持或恢复生命体征、尿量正常。

2.维持体重不低于入院水平或体重增加。

3.活动耐力增强，日常活动时无疲乏感。

4.腹水量减少，腹围缩小或恢复到基准测量值。

5.维持或恢复意识、性格正常。

6.能说出焦虑、恐惧原因及应对策略。

7.正确认识并接受体力下降、需他人照顾的现实。

8.了解饮食要求、出血预防及出院后自我照顾方法。

9.免于窒息、误吸、食管及鼻黏膜损害、创伤后出血等损伤。

四、护理措施

1.病情观察

(1)生命体征、意识、性格、精神状态的观察，休克时定时监测中心静脉压，注意有无休克及肝性脑病征象。

(2)呕吐物及排泄物次数，性状及量的变化，注意有无呕血及黑便出现。

(3)伤口敷料渗血情况、引流物性状及量，发现异常出血应及时报告医生处理，并做好紧急手术准备。

(4)24 h出入量，休克者留置导尿管记录小时尿量。

(5)每天一次测腹围，每周一次测体重：腹围测定部位作标记，注意每次在同一时间、采取同一体位在相同部位测量。

(6)动态监测血常规、肝肾功、血电解质、血气分析、血氨等。

2.卧位与休息　消化道大出血时，应迅速将患者安置到有抢救设备、安静、温暖的病室，休克时应按休克护理要求采取卧位；当因腹水、疼痛等致呼吸困难或不适时，协助采取半卧位或高坐卧位，以利呼吸；断流术后生命体征平稳，第二天即可采取半卧位；分流术后24~48 h采取平卧位，避免过早体位变动致血管吻合口破裂。

3.药物治疗的护理

(1)对消化道大出血者，迅速建立静脉双通道，按医嘱及时输血、输液，补充血容量，定时自胃管灌注冰盐水加血管收缩剂。

(2)按医嘱正确应用止血药、抗生素、利尿剂、清蛋白、血浆、凝血因子、降血氨药或解除神经递质作用药物等。密切观察用药后效果及反应，发现异常及时汇报医生处理。

4.双囊三腔管引流的护理

(1)置管前检查三腔管是否老化、有无漏气，三管分别做好标记，以防意外放出胃囊气体；解释插管目的，说明配合方法，争取患者的主动配合。

(2)充分润滑三腔管，轻柔插入50~60 cm，以抽出胃液及血液为准；胃囊先注气钳夹并稍向外拉,然后自管端以 0.5 kg 重量通过滑车装置做牵拉,利用反牵引力压迫胃底;若仍持续出血不止,再自食管囊注气 150 ml 钳夹;胃管接胃肠减压,观察止血效果,也可自此注入止血药物或进行冲洗。

(3)置管后护理

①头偏一侧,及时抽吸口腔、鼻咽腔分泌物,防止呕吐物及分泌物误吸致坠积性肺炎。

②润滑鼻腔,调整牵引绳方向,防止鼻及口唇黏膜长期、过度受压,造成糜烂、坏死。

③每 12 h 将食管囊放气 20～30 min,防止黏膜长期压迫发生糜烂、坏死。

④床旁备剪刀一把,若发现呼吸道阻塞引起严重呼吸困难时,立即剪断管子,恢复呼吸道通畅。

⑤密切观察引流物性状,注意出血进展情况。

⑥按医嘱 48～72 h(或止血 24 h)后拔管,拔管前抽尽气囊内气体,观察 12～48 h 无出血后,吞服 30～50 ml 液状石蜡充分润滑三腔管,然后缓慢、轻柔地拔出引流管。

5.加强基础护理,满足日常生活需要 对体质虚弱、无法进行日常活动者,帮助其料理日常生活;有头晕、乏力者,活动时需有人陪伴床旁并监测生命体征,若发现面色苍白、心慌、出冷汗、脉搏、呼吸增快、血压下降等不能耐受征象时,应立即停止活动,卧床休息;患者体力好转后,协助床上及下床活动,鼓励在其耐受范围内参与自我照顾活动,尽量自己完成日常活动的自我照顾。

6.心理护理 对大出血患者应在积极抢救的同时做好安慰和解释工作,减轻或消除其恐惧感;详细解释疾病有关知识、各种检查、治疗及手术目的、程序、效果、常见不适等,使患者有充分的思想准备,积极配合治疗和护理,促进康复。

五、健康教育

1.向患者解释疾病的病因、症状、体征;一旦有出血,立即来院就诊。

2.指导患者合理饮食,建立健康的生活习惯。

3.指导患者或家属学会发现出血先兆及主要护理措施。

第七节 胆管结石及胆管炎护理

一、护理评估

1.现病史

(1)突然发作右上腹或剑突下绞痛,伴恶心、呕吐、畏寒发热,体温 39℃以上,巩膜和皮肤黄染,尿呈茶色。既往反复发作胆绞痛。发作前曾进油腻饮食。

(2)严重者可迅速出现紫绀、血压降低、心率 120～140 次/min 的休克表现及神志淡漠或谵妄、昏迷的表现。

2.身体评估 急性病面容,右上腹压痛、反跳痛。

3.既往健康情况 部分患者既往有胆道手术史,由于饮食限制,比较消瘦,营养状态较差。

4.心理社会情况评估 因较多患者既往曾行胆道手术,担心此次手术治疗后以后还会复发,常常恐惧或抑郁。又因为患者多来自农村,经济情况差,多次治疗已经负债,往往消极、悲观,可能拒绝治疗。

5.实验室及辅助检查评估 血清总蛋白<60 g/L,清蛋白<25 g/L,红细胞、血红蛋白值低于正常,血清 K^+、Na^+降低,血清谷丙转氨酶、碱性磷酸酶升高。PTC 和 ERCP 检查可显示胆管梗阻的部位和性质。B 超检查可见胆管扩张或发现病灶。

二、护理诊断

1.焦虑:与疼痛、心理恐惧有关。

2.有休克的危险:与胆道感染有关。

3.营养失调,低于机体需要量:与长期禁食和消耗有关。

4.有皮肤完整性受损的危险:与手术有关。

5.潜在并发症:胆汁性肝硬化、肝功能衰竭、急性胰腺炎、肝脓肿、胆道出血、术后 T 管引流不畅。

三、护理目标

1.血压脉搏在正常范围。

2.心理负担减轻,信心增强。

3.营养状况改善。

4.T 管周围皮肤未出现红肿或破损。

5.预防并发症发生。

四、护理措施

1.严密观察病情变化 胆道感染病情严重、变化快,当患者腹痛剧增、寒战高热、黄疸伴休克时,应抢救休克和紧急手术同时进行,尽早解除胆道梗阻,抢救生命。休克的护理措施见外科休克护理章。

2.稳定患者情绪 安慰、体贴患者,并详细给患者介绍,由于新术式和新技术的广泛应用,胆道结石的复发率和再次手术率已明显减低。尽量减少医疗费用。

3.术前准备 迅速完成各项术前准备,维持水、电解质平衡,观察生命体征变化,遵医嘱应用有效抗生素。

4.供给适当营养 术后能进食者,可给予高蛋白饮食,长期不能进食者可给予全胃肠外营养。

5.发热护理 高热时,应给予物理降温、吸氧、药物退热、测量记录体温及观察降温效果。

6.黄疸护理 黄疸较深时,因胆盐刺激,引起皮肤瘙痒,用温水清洗或炉甘石洗剂擦拭局部可稍止痒,应用抗组织胺药物也可止痒。

7.并发症的密切观察 如出现谵妄、昏迷、黄疸加深,血清转氨酶持续上升等表现,可能为急性肝功能衰竭;腹痛扩展至左上腹或左腰部,血尿淀粉酶、脂肪酶升高,为急性胰腺炎的表现,T 管流出血性胆汁或鲜血系胆道出血。观察到上述情况,应立即报告医生及时处理。

8.T 形管护理 胆道手术后,应常规放置 T 形管引流,可预防胆漏、观察肝胆道的病情变化,为进一步的治疗提供通道。护理措施包括:

(1)妥善固定:更换床单,患者翻身和更换敷料时应千万小心,防止 T 管牵拉脱落。

（2）保持引流通畅：如观察到胆汁突然减少，应注意是否有泥沙样结石或蛔虫堵塞，是否引流管扭曲受压。如有阻塞可用无菌生理盐水缓慢冲洗，不可用力推注。更换引流袋时注意无菌操作。

（3）观察记录胆汁量及性状：每日胆汁量约 300～500 ml，量过少可能因 T 形管堵塞或肝功能衰竭所致；量过多可能胆总管下端仍有梗阻；若胆汁颜色过淡、过于稀薄，量过多，表示肝功能不佳；若胆汁混浊或有泥沙结石流出，提示有肝内胆管结石。

（4）观察患者全身情况：如患者体温下降，黄疸消退，大便颜色加深，说明胆汁已部分进入肠道，否则也表示胆总管下端不通畅。

（5）保护引流管口皮肤：定期消毒管口皮肤，更换敷料，如有胆汁渗漏，应及时换掉湿纱布，局部擦拭锌氧油保护。

（6）T 形管造影：应常规完成，在术后 14 d，用 38% 胆影葡胺注入 T 管内摄 X 线片，了解有无胆道残余结石或其他病变，如有残石可于术后 6 周行纤维胆道镜取石。如无异常可考虑拔管。

（7）拔管：拔管时间在术后 14 d 以上，营养状态不好时，可延长时日。拔管前先抬高引流管，平卧时在腋中线水平上 30 cm，抬管后 1 d 内如无腹痛、腹胀、发热，再夹闭 T 管 2 d 仍无不适反应，可拔除 T 管。拔管后继续观察腹痛、体温及黄疸情况。管口继续换药直到愈合。

五、健康教育

1. 低脂肪饮食。

2. 带 T 管回家的患者，应讲明其目的和意义。如有些胆道狭窄需用 T 管支撑 3～6 d 才有效果；胆道残石如需纤维胆道镜取石，6 周后 T 管窦道才长得坚韧、厚实，取石时才不会破裂，如 T 形管脱落应及时到医院就诊。

3. 告诉患者服用利胆排石的中药有一定的预防结石复发的作用。

第八节　急性胰腺炎护理

急性胰腺炎是指胰腺分泌的消化酶被激活后对自身器官产生消化所引起的炎症，是常见的急腹症之一。分单纯性（水肿性）和出血坏死性（重症）胰腺炎两种。前者病变较轻微；后者是急性胰腺炎的严重类型，表现为广泛出血、坏死，病情发展快，并发症多，死亡率高。

一、临床表现

1. 腹痛　是主要临床症状。

2. 恶心、呕吐　常与腹痛伴发，开始即可出现，呕吐剧烈而频繁，呕吐后腹痛不缓解为其特点。呕吐物为胃、十二指肠内容物。

3. 腹膜炎体征　水肿性胰腺炎时，压痛只限于上腹部，常无明显肌紧张；出血性坏死性胰腺炎压痛明显，并有肌紧张和反跳痛，范围较广泛或弥漫及全腹。严重休克时，体征反而不明显。

4. 腹胀　初期为反射性肠麻痹，严重时可由于腹膜炎、麻痹性肠梗阻所致，排气排便停止。大量腹腔积液时加重腹胀。

5.皮下出血 仅发生于严重出血坏死性胰腺炎,在起病后数天内出现。主要系外溢的胰液沿组织间隙到达皮下,溶解皮下脂肪,使毛细血管破裂出血所致。表现为皮肤出血斑点,腰部蓝-棕色斑或脐周围蓝色改变。

6.水、电解质紊乱 由于呕吐和胰周渗出,多数患者可有轻重不等的脱水和代谢性酸中毒。呕吐频繁者可有代谢性碱中毒。部分病例可因低血钙而引起手足抽搐。

7.休克 严重者出现休克症状,表现为脉搏细速,血压下降,呼吸加快,面色苍白,神志淡漠或四肢湿冷,尿少等。有的患者以突然休克为主要表现。

二、治疗原则

1.非手术疗法 适用于急性胰腺炎初期、轻型胰腺炎及尚无感染者。

(1)严密观察和监测:

①监测神志、血压、脉搏、呼吸、尿量、体温等生命体征。

②定期测定血、尿淀粉酶、血电解质、血清钙、血糖、血白细胞计数、血气分析等。必要时做动态的 B 超、CT 检查。

③密切观察有无全身并发症的发生,如休克、心、肺、肾功能的改变。

(2)减少胰腺的分泌

①禁食和胃肠减压:以减少胃酸分泌,吸出胃内容物,防止进入十二指肠刺激胰液分泌,并可减轻腹胀。

②抗胆碱药物:如阿托品、西咪替丁、雷尼替丁等抑制胃酸分泌药物,以减少胰腺外分泌。

③应用生长抑素:如奥曲肽、生长抑素等,能有效地抑制胰腺的分泌功能。

(3)抗休克,补充液体,加强营养支持。

(4)抗生素应用。

(5)抑制胰腺酶的作用。

(6)解痉止痛。

(7)腹腔灌洗:用于重症胰腺炎腹胀明显、腹腔渗液较多者。方法:在脐上 2 指戳口,置入腹透管达胰腺水平,于脐下插入流出管达腹腔最低位,在 15 min 内经输液管灌入 1000 ml 腹腔灌洗液,夹管 30 min 后,开放流出管 1 h,反复如此至腹腔灌洗液无混浊、淀粉酶测定正常为止。

2.手术治疗 清除坏死组织及渗出液,处理胆道病变,去除原发病灶。

三、护理措施

1.疼痛护理 禁食、胃肠减压,以减少对胰腺的刺激。遵医嘱给予抗胰酶药物、阿托品等解痉药物或盐酸哌替啶,必要时在 4~8 h 后重复使用。协助患者变换体位,使之膝盖弯曲、靠近胸部以缓解疼痛;按摩背部,增加舒适感。

2.防治休克,维持水、电解质平衡 密切观察患者生命体征、神志、皮肤黏膜温度和色泽;准确记录 24 h 出入水量和水、电解质失衡状况;必要时留置导尿,记录每小时尿量。早期应迅速补充液体和电解质。根据脱水程度、年龄和心功能,调节输液速度,输全血、血浆。重症胰腺炎患者易发生低钾血症、低钙血症,应根据病情予以及时补充。

观察过程中,若发现患者突然烦躁不安,面色苍白,四肢湿冷,脉搏细弱,血压下降,少尿、无尿时,提示已发生休克,应立即通知医生,并备好抢救物品。留置中心静脉导管,检测中心静脉压的变化。给予休克体位。注意保暖,加盖被、毛毯等,禁用热水袋。建立两条静脉输液通路,注意调节输液速度。

3.维持有效呼吸型态

(1)观察患者呼吸型态,根据病情,监测血气分析。

(2)若无休克,协助患者取半卧位,利于肺扩张。

(3)鼻导管吸氧,流量 3 L/min。

(4)保持呼吸道通畅,协助患者翻身、拍背,鼓励患者深呼吸、有效咳嗽、咳痰。

(5)给予雾化吸入,每日 2 次,每次 20 min。

(6)若患者出现严重呼吸困难及缺氧症状,应予气管插管或气管切开,应用呼吸机辅助呼吸。

4.维持营养需要量

5.引流管护理　包括胃管、腹腔双套管、T 型管、空肠造瘘管、胰引流管、导尿管等的护理。护士应分清每根导管的名称、放置部位及其作用。将导管贴上标签后与相应引流装置正确连接固定,防治滑脱。

6.控制感染,降低体温。

第九节　胰腺癌护理

一、临床表现

1.上腹痛和上腹饱胀不适　是最常见的首发症状。早期由于胰胆管梗阻,管腔内压增高,呈上腹钝痛、胀痛,可放射至后腰部。少数患者呈剧痛。

胰体部癌则以腹痛为主要症状,夜间较白天明显。晚期癌浸润神经丛,使腹痛加重,日夜腹痛不止,常取膝肘位缓解疼痛。

2.黄疸　是胰头癌最主要的症状和体征。黄疸一般是进行性加重,可伴有瘙痒症。大便呈陶土色。

3.消化道症状　如食欲不振、腹胀、消化不良、腹泻或便秘。部分患者可有恶心、呕吐。晚期癌瘤侵及十二指肠或胃,可出现上消化道梗阻或出血。

4.乏力和消瘦　患病初期即有乏力、消瘦体重下降,是由于饮食减少、消化不良、休息及睡眠不足和癌瘤增加消耗等因素所致。

二、治疗原则

早期发现、早期诊断和早期手术治疗。手术切除是胰头癌治疗的有效方法。

三、护理措施

1.手术前护理

(1)改善营养状态:通过提供高蛋白、高糖、低脂和丰富维生素的饮食,肠外营养或输注人血白蛋白等改善营养状态。有黄疸者,静脉补充维生素 K。

（2）控制血糖：对合并高血糖者，应调节胰岛素用量。对胰岛素瘤患者，应注意患者的神态和血糖的变化。若有低血糖表现，适当补充葡萄糖。

（3）控制感染：有胆道梗阻继发感染者，遵医嘱给予抗生素控制感染。

2.术后护理

（1）预防休克发生：密切观察生命体征、伤口渗血及引流液，准确记录出入量。静脉补充水和电解质，必要时输血，同时补充维生素 K 和维生素 C，应用止血药，防止出血倾向。

（2）控制血糖：控制血糖在 8.4～11.2mmol/L。

（3）引流管护理：妥善固定各种引流管，保持引流通畅。观察并记录引流液的色、质和量。若呈血性，为内出血可能；若含有胃肠液、胆汁或胰液，要考虑吻合口瘘、胆瘘或胰瘘的可能；若为混浊或脓性液体，需考虑继发感染的可能，取液体作涂片检查和细菌培养。

（4）防治感染：术后合理使用抗生素，及时更换伤口敷料，注意无菌操作。

（5）营养支持：术后一般禁食 2～3 天，静脉补充营养。拔除胃管后给予流质，再逐步过渡至正常饮食。胰腺切除后，胰外分泌功能严重减退，应根据胰腺功能给予消化酶制剂或止泻剂。

（6）常见并发症的观察和护理

1）胰瘘：表现为腹痛、腹胀、发热、腹腔引流液淀粉酶增高。典型者可自伤口流出清亮液体，腐蚀周围皮肤，引起糜烂疼痛。应于早期持续吸引引流，周围皮肤涂以氧化锌软膏保护，多数胰瘘可以自愈。

2）胆瘘：多发生于术后 5～10 d，表现为发热、腹痛及胆汁性腹膜炎症状，T 型管引流量突然减少，但可见沿腹腔引流管或腹壁伤口溢出胆汁样液体。术后应保持 T 型管引流通畅，每日作好观察和记录。对胆瘘周围皮肤的护理同胰瘘护理。

3）出血：术后早期 1～2 d 内的出血可因凝血机制障碍、创面广泛渗血或结扎线脱落等引起；术后 1～2 周发生的出血可因胰液、胆汁腐蚀以及感染所致。表现为呕血、便血、腹痛，以及出汗、脉速、血压下降等。出血量少者可予止血药、输血等治疗，出血量大者应再次手术止血。

4）胆道感染：多为逆行感染，若胃肠吻合口离胆道吻合口较近，进食后平卧时则易发生。表现为腹痛、发热，严重者可出现败血症。故进食后宜坐 15～30 min，以利胃肠内容物引流。主要治疗为应用抗生素和利胆药物，防止便秘。

第十节　肠梗阻护理

任何原因造成的肠腔内容物正常运行或通过发生障碍，即称为肠梗阻。它是外科常见的急腹症，它不仅引起肠壁形态和功能改变，更重要的是引起全身性生理紊乱。随着对肠梗阻病理生理的深入了解和各种诊疗措施的应用，对本病的诊治有很大进展，死亡率也从 21 世纪初的＞50％降低到目前＜10％，但重症肠梗阻死亡率仍很高。

一、护理评估

1.现病史

（1）患者一般资料：年龄、性别、饮食习惯。

（2）了解患者腹痛、腹胀等症状出现的时间及动态变化；是否有排便排气？最后一次排便的时间等；呕吐的时间、频度，呕吐物的量、颜色和性质。

（3）患者有无水、电解质及酸碱失衡的症状、体征。

（4）患者神志及生命体征的情况及动态变化。

（5）患者的各项检查结果。

2.身体评估

（1）进行腹部检查时应注意是否有肠型、蠕动波。腹胀是否对称。

（2）触诊时单纯性肠梗阻可有轻度压痛，但无腹膜刺激征；绞窄性肠梗阻时会有固定压痛及腹膜刺激征。

（3）叩诊往往呈鼓音，但当有绞窄性肠梗阻时，腹腔有渗液，可有移动性浊音。

（4）听诊时有肠鸣音亢进，气过水声，为机械性肠梗阻；麻痹性肠梗阻时听诊肠鸣音减弱或消失。

（5）注意患者全身情况。梗阻晚期或出现绞窄性肠梗阻时，患者可出现口唇干燥，眼窝内陷，皮肤弹性丧失，尿少或无尿等明显的缺水症。还可出现脉搏细弱，血压下降，面色苍白，四肢冰冷等中毒性休克表现。

3.既往健康状况

（1）既往是否有腹部手术史、克罗恩病、溃疡性结肠炎、结肠憩室、疝气、肿瘤的情况。

（2）是否有结肠直肠肿瘤的家族史。

4.心理社会情况评估　患者可能对诊断过程中的检查产生紧张。肠梗阻引起的腹痛、腹胀、呕吐等症状会使患者出现烦躁、焦虑及恐惧。护士应帮助患者表达自己的情绪，并帮助患者了解检查结果和治疗方法。

5.实验室及辅助检查的评估

（1）实验室检查：无特异性检查。晚期由于失水和血液浓缩，白细胞计数、血红蛋白、红细胞比积都有增高，尿比重增高。由于体液、电解质丢失，血钾、钠、氯浓度降低。当出现酸诊断时，可出现血 pH 增高，二氧化碳结合力下降。

（2）X 线检查：当怀疑有肠梗阻时，应拍左侧卧位及立位的 X 线片。X 线片中可见多数液平面及气胀肠袢。横膈下有游离气体时表示有肠穿孔。但当有绞窄性肠梗阻时，X 线片检查常常是正常的，因此，X 线片正常，不能排除肠梗阻发生。

二、护理诊断

1.疼痛：肠道局部缺血或肠道肌层强烈收缩引起。

2.腹胀：肠梗阻、肠腔积液积气引起。

3.体液不足：呕吐及肠腔积液造成体液丢失引起。

4.焦虑：患者身体严重不适、疲倦，对检查及治疗不了解引起。

5.潜在的并发症：感染及休克，与肠梗阻有关。

三、护理目标

1.减轻疼痛不适。

2.维持体液酸碱平衡。

3.减轻焦虑。

4.避免发生并发症。

四、护理措施

(一)一般护理

1.禁食并维持有效的胃肠减压,妥善固定胃管;注意保持引流管的通畅,并记录引流液的颜色、性状及量;当出现血性引流液时,应考虑为绞窄性肠梗阻。

2.静脉补液,以纠正水、电解质失衡及酸中毒。

(1)监测并记录每日出入量:包括呕吐、胃肠减压及肠腔积液的估计。必要时安置尿管,记录每小时尿量。

(2)严格遵医嘱正确补充液体。

3.患者生命体征平稳可取半卧位,有利于膈肌下降,减轻腹胀对呼吸循环的影响。

4.明确诊断 无绞窄性肠梗阻后可用阿托品等抗胆碱类药物缓解疼痛,禁用吗啡类镇痛药,以免掩盖症状,贻误治疗。

5.密切观察患者病情变化,当患者出现以下情况时应考虑是否出现绞窄性肠梗阻:

(1)腹痛持续并加剧,腹痛间隙缩短。

(2)腹胀不对称,腹部有压痛性包块。

(3)有明显的腹膜刺激征,白细胞计数逐渐上升,体温增高。

(4)呕吐物、胃肠减压及排便中有血性液体出现。

(二)手术后的护理

1.腹部手术护理常规。

2.密切观察病情,及早发现术后并发症:肠梗阻或出现瘘。当患者主诉体温增高,出现腹痛、腹胀等异常情况时,及时报告医生。

五、健康教育

1.向患者及家属讲解胃肠减压对治疗疾病的意义,取得配合。

2.鼓励患者术后早期下地活动,以促进胃肠道功能的恢复。

3.出院后注意饮食调节,勿暴饮暴食。

4.注意保持大便通畅。

5.有腹痛、腹胀等不适症状及时就医。

第十一节 直肠癌与结肠癌护理

一、疾病概要

结肠癌与直肠癌是消化道最常见的恶性肿瘤之一。其发病与低纤维高脂肪高蛋白质饮食及大肠的一些良性疾病如大肠腺瘤、慢性炎症、血吸虫性肉芽肿等有关。好发部位依次为直肠、乙状结肠、盲肠、升结肠、降结肠和横结肠。发病年龄多在 50 岁以上,近年来有年轻化趋势。临床表现因不同的部位而不尽相同,主要有排便习惯改变、大便性状改变、直肠刺激症状、肠梗阻表现、贫血、消瘦、腹部肿块等。治疗则以手术为主,按部位的高低采用不同的术式,如低位直肠癌则需做 Miles 术,左下腹留有永久性人工肛门。术前、术后辅以化疗、放疗或中草药等。

二、护理评估

1.健康史 仔细询问患者既往有无大肠的一些良性疾病,如大肠腺瘤、息肉、慢性炎症、血吸虫性肉芽肿等病史。高脂肪、高蛋白质、低纤维饮食的患者,亦是大肠癌的易患人群。临床上对中年以上,近期出现持续性腹痛、排便习惯改变、粪便带黏液脓血时,应引起高度重视,进行必要的检查。

2.身心状况

(1)躯体表现:大肠癌早期症状不典型,随着病情的发展,不同部位大肠癌会出现不同的临床特点:

①右半结肠癌(包括盲肠、升结肠和右半横结肠的癌肿),以肿块型癌为主,故常可扪及腹部肿块;右半结肠肠腔较大,少有梗阻症状,肿块易溃烂出血和继发感染;右半结肠吸收能力强,常有毒素的慢性吸收;腹部不适、局部肿块、全身中毒症状、贫血及营养不良、大便潜血试验阳性为主要表现。

②左半结肠癌(包括左半横结肠、降结肠和乙状结肠的癌肿),以浸润性癌多见,且左侧结肠肠腔较细,易引起肠腔环状缩窄,故在临床上常表现出急、慢性低位不完全性肠梗阻,也可出现便秘、腹泻或便秘腹泻交替、便血等症状。

③直肠癌:较早出现排便习惯改变、排便次数增多,常有血便、黏液血便及脓血便、里急后重感;随着肿块增大使直肠狭窄,引起粪便变形、变细,并可出现腹痛、腹胀等不完全梗阻症状。晚期出现贫血、消瘦、肝肿大、黄疸或腹水等恶液质表现。

(2)心理状况:大肠癌患者对病情的确认都持否定态度,往往产生焦虑、恐惧、绝望、沮丧或敌意等心理改变,尤其是直肠下段癌的患者,对做人工肛门改变生理通道,影响正常生活、人际活动,产生不安全感或失落感,视自己为废人,而拒绝手术。

三、辅助检查

1.直肠指诊 是诊断直肠癌的最主要方法,简便易行,直肠癌大多发生在直肠中下段。约70%的患者可通过直肠指检扪及肿瘤。

2.内镜检查 可通过直肠镜、乙状结肠镜、纤维结肠镜检查发现的病变部位,并可在直视下取活组织做病理检查,绝大多数早期病变可通过内镜检查发现,是诊断直肠、结肠病变最可靠、最有效的检查方法。

3.X线气钡双重摄片 可确定病变部位和范围。

4.癌胚抗原(CEA)检查 可用于直肠、结肠癌术后判断预后和复发的随访指标。

四、护理诊断

1.焦虑、恐惧与绝望 与对癌症治疗预后的估计不乐观有关。

2.营养不足与癌肿 与机体消耗过多有关。

3.排尿异常 与手术损伤盆腔神经丛有关。

4.排便异常 与排便方式改变有关。

5.潜在并发症　伤口感染,尿路感染,盆腔感染,腹腔感染,吻合口瘘,泌尿系损伤,肠梗阻,造瘘口周围皮肤糜烂,造瘘口肠黏膜水肿、外翻或内陷,甚至缺血坏死等。

五、预期目标

1.减轻疼痛。

2.维持适当的营养。

3.减轻患者及家属的焦虑。

4.预防术后并发症。

5.指导患者自行护理结肠造瘘口。

六、护理措施

(一)术前准备

1.心理护理　耐心解释病情及手术意义,尤其对需做结肠造瘘术的患者,更应详细解释手术的必要性,人工肛门的部位、功能,以取得患者合作。

2.饮食　给高蛋白质、高热量、少纤维素易消化饮食。

3.改善全身情况　纠正营养不良、贫血,必要时可输血、补液。

4.皮肤准备　如做 Miles 手术(经腹、会阴联合直肠癌根治术),应同时准备腹部、会阴部及肛门周围皮肤。

5.肠道准备　目的是清洁肠道,减少粪汁与细菌,有利于肠道吻合口愈合,减少术后并发症。

(1)饮食注意:术前 2～3 d 给流质饮食;有肠梗阻的患者应禁食和忌补液。

(2)术前 3 d 每晚睡前服用缓泻剂清除肠内粪便,做肠道手术前准备。

(3)清洁灌肠:术前 3 d 起每晚灌肠 1 次,或术前日上、下午各灌肠 1 次,晚上做清洁灌肠。

(4)阴道护理:患者需在术日前晚及术日晨各做阴道灌洗 1 次。

(二)术后处理

同一般普外科常规术后护理。

1.卧位　结肠切除术后,患者血压平稳即可改半卧位。直肠癌手术后 12 h 内取平卧位,以减轻对盆腔腹膜缝合处的压力,12 h 后改低坡半卧位,使内脏下坠,有利于创口愈合。

2.饮食　对胃肠减压的患者,做好相应护理。对术后 3 d,无腹胀且肠蠕动恢复者,可拔除胃管进流质饮食。进食后应观察腹痛、腹胀情况,及时与医师联系。

3.会阴部切口护理　直肠癌根治术患者因切口大,剥离范围广,渗血多,应在骶前放引流管,并做负压吸引。

(1)按负压吸引护理,引流管一般手术后 5～7 d 拔除。

(2)密切观察会阴部切口敷料有无脱落,并及时更换。

(3)会阴部垫气圈,并按压疮常规护理。

(4)保留肛门者,术后禁做灌肠及插肛管排气,以免损伤吻合口。

4.导尿管护理　直肠癌手术后常并发尿潴留,尤其是 Miles 术后,故一般需留置导尿管 14 d 左右,应做好导尿管护理。

5.造瘘口护理　造瘘口通常手术后 2～3d 排便:

(1)卧位:左侧卧位或向患侧卧,以免粪便污染腹部切口。

(2)保护造瘘口周围皮肤:因粪便对皮肤有刺激作用,应及时更换敷料,并用凡士林纱布覆盖造瘘口;周围皮肤用鱼肝油氧化锌油膏加以保护。

(3)正确使用人工肛门袋:人工肛门袋为橡胶或塑料制品,水分难以蒸发,会使造瘘口黏膜和周围皮肤糜烂,故不宜长期使用,应两个肛袋交替使用,使用后需清洁消毒后方可再用。

(4)饮食:无渣或少渣半流质或正常饮食,避免进食产气及刺激性食物;注意卫生,预防肠道感染。

(5)建立定时排便习惯,术后定时经造瘘口灌肠;便后,造瘘口用棉垫盖好,再用腹带扎紧,逐步养成每天1～2次的排便习惯。

(6)防止造瘘口狭窄,定期用食指扩张造瘘口,平时应注意造瘘口通畅。

七、并发症观察及处理

1.泌尿系损伤　由于肿瘤浸润,粘连广泛,术中可误伤输尿管、膀胱及后尿道。如会阴部伤口有大量带尿味液体流出,应怀疑尿路损伤,及时报告医师。

2.术后肠梗阻　多因内疝、肠粘连或结肠造瘘肠道扭曲所致,应按肠梗阻常规护理。

3.会阴部切口感染　多因手术创伤、术中污染和术后引流不畅所致。术后体温可达39℃,局部有疼痛和压痛。应立即报告医师,并用抗生素控制感染。必要时可敞开原切口引流、换药。

八、健康教育

1.教会患者正确使用人工肛门袋,并保护周围皮肤。

2.嘱患者注意饮食卫生,多食含纤维的食物,少食高脂肪、高蛋白质食物。

3.如有便秘,可经造瘘口灌肠。

4.防止造瘘口狭窄,经常用食指扩张造瘘口。

5.定期到医院复查。

第十二节　急性阑尾炎护理

急性阑尾炎是外科最常见疾病,阑尾位于盲肠末端,为一蚯蚓状盲管,一般长约5～10 cm,直径0.5～0.7 cm。阑尾根部的体表投影部位在右下腹麦氏(Me Burney)点上。但变异较多。阑尾是一个淋巴器官,具有一定的免疫功能。

一、护理评估

1.现病史

(1)年龄:阑尾炎好发于20～30岁的青壮年。

(2)腹痛:是最常见、最早出现的症状,多数患者有转移性右下腹痛的病史。部分患者腹痛一开始即可局限于右下腹,阑尾坏疽穿孔后,腹痛可扩散至全腹。

(3)常伴发恶心、呕吐、体温升高在38℃左右。

(4)患急性肠炎、炎性肠病、血吸虫病等时,病变可直接蔓延至阑尾,或引起阑尾管壁肌痉挛,使血运障碍而致炎症。

2.身体评估

(1)体温升高 38℃左右,或正常体温,呈右侧蜷屈体位。

(2)右下腹压痛,麦氏点是最常见的压痛部位,阑尾呈化脓、坏疽性改变时,有反跳痛和肌紧张。阑尾穿孔后有弥漫性腹膜炎的体征,阑尾周围脓肿时,右下腹可触及有压痛的肿块。

3.既往健康情况 大多数患者既往身体健康。老年患者,可同时伴有心、肺、肾疾患。

4.心理社会情况评估 阑尾炎常常突然发作,患者毫无心理准备,部分患者还缺乏阑尾炎病及手术治疗的有关知识。

5.实验室检查评估 血液检查白细胞计数和中性粒细胞增多。当盲肠后位阑尾炎症刺激右输尿管时,尿内可有少量白细胞和红细胞。

二、护理诊断

1.疼痛 与阑尾炎症或手术创伤有关。

2.恶心、呕吐 与神经反射有关。

3.潜在并发症

(1)急性阑尾炎的并发症:阑尾坏疽穿孔腹膜炎、阑尾周围脓肿、粪瘘、门静脉炎。

(2)阑尾切除术的并发症:切口感染、出血、腹腔脓肿、肠瘘、阑尾残株炎及粘连性肠梗阻。

三、护理目标

1.患者未发生阑尾穿孔。

2.患者在最佳身心状况下接受手术。

3.维持手术后身心舒适,预防术后并发症。

四、护理措施

1.手术前护理措施

(1)患者取半卧位,右膝屈曲,该姿势使腹肌松弛,可减轻疼痛。

(2)禁食,按医嘱给予静脉输液,保持水、电解质平衡。

(3)按医嘱及时使用有效抗生素。

(4)观察病情变化。

①生命体征:体温升高,脉搏、呼吸增快,提示炎症较重,或炎症已有扩散。

②观察腹痛和腹部体征:若腹痛加剧,范围扩大,腹膜刺激征更明显,说明病情加重;如腹痛突然减轻,但体征和全身中毒症状迅速加重,常见阑尾坏疽穿孔引起的弥漫性腹膜炎。

③阑尾周围脓肿时,若右下腹肿块逐渐增大,体温持续升高,压痛范围扩大,应考虑有脓肿穿破的可能。

观察的结果应及时准确地报告医生,为立即手术治疗提供依据。观察期间禁用止痛剂;以免掩盖症状;亦不能灌肠,以防阑尾穿孔。

(5)减轻患者对手术的恐惧,适时地给予有关知识与适当的解释。

2.手术后护理措施

(1)观察生命体征:监测体温、脉搏、呼吸、血压直到稳定。

（2）卧位：患者回病房后，采取去枕平卧位，如为全身麻醉，清醒后可取半卧位。硬膜外麻醉后，6 h后方可半卧位。

（3）饮食：术后禁食，待肛门排气后，可进流质，但此时不要喝甜饮料或牛奶，以免引起腹胀。进流质后无不适反应，可改进半流质，如粥、米糊等，再逐渐过渡为普食。

（4）早期活动：术后10 h患者即可起床活动，以促肠蠕动恢复，防止肠粘连发生，减轻疼痛。手术后疼痛常限制患者的活动，影响睡眠，引起血压升高，应遵医嘱适时给予止痛剂。

（5）观察术后并发症

①腹腔内出血：阑尾系膜结扎线脱落，阑尾动脉出血引起，表现为手术后24 h内，患者血压进行性下降，脉搏增快，面色苍白，腹部隆起。如出现上述情况，加快输液，申请输血，报告医生，做好手术止血准备。

②切口感染：阑尾坏疽、穿孔并发腹膜炎，易发生切口感染，在手术3天以后，患者不活动时切口疼痛，切口局部红肿、压痛，按压有波动感，可确定为伤口感染，应报告医生，拆线敞开切口，清除坏死组织和异物，换药直到愈合。

③腹腔脓肿：常发生于年老体弱，阑尾坏疽、穿孔并发腹膜炎的患者，或者术中腹腔脓液清理引流不彻底患者，表现为术后体温持续升高，腹痛、腹胀、大便次数增多，护理同急性腹膜炎患者的护理。

④粪瘘：多因阑尾残端结扎线脱落，盲肠损伤，或并存盲肠结核、癌等引起，表现为发热、腹痛，粪便样物从切口流出。此时要加强皮肤的护理，可涂锌氧油或氧化锌软膏，防止皮肤糜烂，避免感染，因粪瘘时炎症多已局限化，不致发生弥漫性腹膜炎。瘘的位置较低，也不致造成水、电解质失衡和营养障碍，经非手术治疗可闭合自愈。

五、健康教育

1.向患者讲解如何防治并发症。

2.适当休息，逐渐增加活动量。

3.出院后出现腹痛不适，应及时到医院就诊。

第十三节　直肠肛管疾病护理

一、肛裂

肛裂是齿状线以下肛管皮肤全层裂开后形成的小溃疡。

（一）护理评估

1.干硬的粪便强行通过肛管所致的裂伤。

2.排便时和排便后肛门剧烈疼痛，有便秘及便血。

3.肛门检查可见前哨痔及后正中线的典型溃疡。

（二）护理要点

1.护理问题

（1）疼痛。

（2）便秘。

2.护理措施

(1)减轻疼痛,防止便秘。

(2)肛门坐浴,缓解括约肌痉挛、减轻疼痛。

(3)多饮水,多吃蔬菜水果,多运动,必要时口服缓泻剂,使大便松软、润滑以利排便。

(4)对慢性肛裂可行肛裂切除。

(三)健康教育

1.缓解患者焦虑情绪。

2.合理膳食,多吃纤维丰富的食物。

二、直肠肛管周围脓肿

直肠肛管组织内或其周围间隙内的感染,发展成为脓肿。

(一)护理评估

1.由肛腺或肛窦感染引起。

2.肛门周围持续性跳痛,可出现寒战、发热、恶心等全身感染中毒症状及直肠坠胀、便意不尽、排尿困难等。

(二)护理要点

1.减轻疼痛,防止感染。

2.炎症期应卧床休息。

3.初期,局部热敷或温水坐浴,每日 2 次。

4.保持大便通畅,有便秘者可服用缓泻剂,应用抗生素控制感染。

5.一旦脓肿形成,应及时切开引流。

(三)健康教育

1.向患者讲解直肠肛管周围脓肿病因,预防感染。

2.适当运动,合理膳食。

三、肛瘘

肛瘘是肛管或直肠下端与肛周皮肤间的感染性管道。

(一)护理评估

1.大多肛瘘起自直肠周围脓肿。

2.肛门周围的外瘘不断有少量脓性分泌物排出。形成脓肿时,局部红肿、疼痛,全身发热、乏力。

3.直肠指检　可扪及一较硬的条索状瘘管。

(二)护理要点

1.减轻疼痛,防止并发症。

2.适当休息,防止肛门受压或摩擦。

3.保持大便通畅,口服缓泻剂,软化大便。

4.术后2~3 d进半流质、少渣饮食,口服阿片酊控制排便,3 d后口服液体石蜡油,防止便秘。

5.潜在并发症,如肛门伤口感染、术后肛门失禁的预防　①急性炎症期,应用抗生素,保持肛门部清洁,用 1：5000 高锰酸钾溶液温水坐浴,每次 20 min,每日 2 次。②肛瘘切开术后 48 ～72 h,排便后用高锰酸钾溶液温水坐浴。伤口内填充的纱布要逐渐加少,既要保持引流通畅,又不延长伤口愈合时间。伤口愈合后期,每隔数日扩张肛管,防止出现假性愈合。③对肛门失禁的患者,应保持肛周皮肤清洁干燥,局部皮肤涂氧化锌软膏保护。

(三)健康教育

1.正确指导患者减轻焦虑。

2.向患者及家属讲解预防并发症的措施。

四、痔

痔是直肠下段黏膜或肛管皮肤下静脉丛淤血、扩张和屈曲所形成的静脉团块,并因此而引起出血、栓塞或团块脱出。

(一)护理评估

1.直肠、肛管处于最低处,静脉回流困难,易发生静脉扩张纤曲及腹内压增高。与长期饮酒,喜食辛辣食物有关。

2.便血,内痔脱出,瘙痒,疼痛。

3.视诊外痔与肛门表面可见。

4.肛门镜检查可见内痔局部黏膜呈暗红色隆起。

(二)护理要点

1.疼痛的护理

(1)肛管内注入消炎止痛作用的药膏或栓剂。

(2)用 1：5000 高锰酸钾溶液每日坐浴 2 次,以减轻水肿和疼痛,并防止感染。

(3)术后可遵医嘱给予止痛药。

2.潜在并发症如尿潴留、术后大便失禁、伤口感染的预防

(1)术后 3 d 内控制排便,以保证伤口愈合,每次排便应彻底清洗并坐浴,防止伤口感染。

(2)发生尿潴留,可用诱导排尿法,如无效给予导尿。

(3)术后 3 d 指导患者进行肛门肌肉收缩舒张运动。为防止肛门狭窄,术后 5～10 d 可行扩肛,每日 1 次。

(三)健康教育

1.使患者了解痔的病因、症状及如何预防。

2.教会患者学会腹部按摩方法和肛门局部肌肉锻炼方法。

第十四节 腹股沟疝护理

一、临床表现

易复性斜疝除腹股沟区有肿块和偶有胀痛外,并无其他症状。常在站立、行走、咳嗽或用力时出现肿块,肿块多呈带蒂柄如梨形,可降至阴囊或大阴唇。如患者平卧休息或用手将肿块推送向腹腔回纳而消失。

难复性斜疝除胀痛稍重外,主要特点是疝块不能完全回纳。滑动性斜疝多见于右侧腹股

沟区,除了疝块不能完全回纳外,尚有消化不良和便秘等症状。

嵌顿性疝多发生于斜疝,其主要原因是强体力劳动或用力排便等腹内压骤增,表现为疝块突然增大,伴有明显疼痛,平卧或用手推送不能使之回纳。肿块紧张发硬,且有明显触痛,还可伴有腹部绞痛、恶心、呕吐、腹胀、停止排便排气等机械性肠梗阻的临床表现。若为大网膜,局部疼痛常较轻微。疝一旦嵌顿,自行回纳的机会较少。多数患者的症状逐步加重,若不及时处理,终将发展成绞窄性疝。

绞窄性疝临床症状多较严重,因疝内容物发生感染,侵及周围组织,会引起疝块局部软组织的急性炎症和腹膜炎的表现,严重者可发生脓毒症。但在肠袢坏死穿孔时,可因疝内压力骤降而使疼痛暂时有所缓解,因此疼痛减轻但肿块仍存在者,不可当作是病情好转。

腹股沟直疝患者站立时,在腹股沟内侧端、耻骨结节外上方出现一半球形肿块,不伴有疼痛或其他症状;因疝囊颈宽大,平卧后肿块多能自行消失;直疝不进入阴囊,故极少发生嵌顿。常见于年老体弱者。

二、治疗原则

(一)非手术治疗

因为婴幼儿腹肌可随生长逐渐强壮,疝有自行消失的可能,故半岁以下婴幼儿可暂不手术。可采用棉线束带或绷带压住腹股沟管深环,防止疝块突出,并给发育中的腹肌以加强腹壁的机会。

年老体弱或伴有其他严重疾病而不能手术者,白天可在回纳疝块后,将医用疝带一端的软压垫对着疝环顶住,阻止疝块突出。长期使用疝带可使疝囊颈受到反复摩擦而增厚,易致疝囊与疝内容物粘连,增加疝嵌顿的发病率。

(二)手术治疗

手术方法可归纳为单纯疝囊高位结扎术和疝修补术。

(三)嵌顿性和绞窄性疝的处理原则

嵌顿性疝具备下列情况者可先试行手法复位:①嵌顿时间在 3～4 h 内,局部压痛不明显,也无腹部压痛或腹肌紧张等腹膜刺激征者;②年老体弱或伴有其他较严重疾病而估计肠袢尚未绞窄坏死者。复位方法是让患者取头低足高卧位,注射吗啡或哌替啶予以止痛和镇静,而且松弛腹肌,用一手托起阴囊,持续缓慢地将疝块推向腹腔,同时另一手轻轻按摩浅环,以协助疝内容物回纳。手法复位后,必须严密观察腹部体征,一旦出现腹膜炎或肠梗阻的表现,应尽早手术探查。除上述情况外,嵌顿性疝原则上需要紧急手术治疗,以防疝内容物坏死,并解除伴发的肠梗阻。绞窄性疝的内容物已坏死,更需手术治疗。

三、护理

(一)术前护理

消除致腹内压升高的因素,除紧急手术者外,凡术前有咳嗽、便秘、排尿困难等腹压升高因素者,均应给予对症处理,否则易致术后疝复发。

(二)术后护理

1.病情观察　密切监测患者生命体征的变化。观察伤口渗血情况,及时更换浸湿的敷料,估计并记录出血量。

2.体位 取平卧位,膝下垫一软枕,使髋关节微屈,以松弛腹股沟切口的张力和减少腹腔内压力,利于切口愈合和减轻切口疼痛。

3.饮食 患者一般于术后 6～12 h 若无恶心、呕吐可进水及流食,次日可进半流食、软食或普食。行肠切除吻合术者术后应禁食,待肠道功能恢复后方可进食。

4.活动 采用无张力疝修补术的患者可以早期离床活动;年老体弱、复发性疝、绞窄性疝、巨大疝患者可适当延迟下床活动时间。

5.防止腹内压升高 剧烈咳嗽和用力大小便等均可引起腹内压升高,不利于愈合。

6.预防阴囊水肿 由于阴囊比较松弛、位置较低,渗血、渗液易积聚于阴囊。为避免阴囊内积血、积液和促进淋巴回流,术后可用丁字带将阴囊托起,并密切观察阴囊肿胀情况。

7.预防切口感染 切口感染是疝复发的主要原因之一。绞窄性疝行肠切除、肠吻合术后,易发生切口感染。术后须严格无菌操作,应用抗生素,保持敷料清洁、干燥,避免大小便污染,若发现敷料污染或脱落,应及时更换。注意观察体温和脉搏的变化及切口有无红、肿、疼痛,一旦发现切口感染,应尽早处理。

8.尿潴留的处理 手术后因麻醉或手术刺激引起尿潴留者,可肌内注射卡巴胆碱或针灸,以促进膀胱平滑肌的收缩,必要时留置导尿。

（张立民）

第四章 泌尿外科疾病护理

第一节 泌尿外科损伤护理

一、肾损伤

肾脏的解剖位置深且隐蔽,有一定的活动度,故损伤比较少见。其损伤按暴力方式分为开放性损伤和闭合性损伤。根据肾损伤程度分为肾挫伤、肾部分裂伤、肾全层裂伤、肾蒂损伤。

(一)护理评估

1.病因与诱因　肾区受到直接或间接暴力,致肾损伤;也有在肾病变的基础上,因身体突然扭动或搬重物时,引起自发破裂。

2.症状与体征　休克、血尿、疼痛、腰部肿块及发热。

3.实验室及辅助检查

(1)尿常规:可见大量红细胞。

(2)影像学检查:CT可显示肾皮质裂伤、尿外渗和血肿范围。排泄性尿路造影、腹主动脉造影、B超检查,可了解肾损害的程度及对侧肾的情况。

(二)护理要点

1.护理问题

(1)血尿。

(2)组织灌注量改变。

(3)体温过高。

2.护理措施

(1)保守治疗的护理

①严密观察生命体征,观察腰腹部肿胀程度、腹膜刺激症状,防止休克的发生。

②观察出血、血尿、渗血、渗尿,每4 h留尿标本1份,按次序进行动态观察。肉眼血尿可给予止血药物,补充血容量,维持水电解质平衡,保持足够的尿量。

③绝对卧床休息2～3周,可减少再出血发生。

④防感染。每日测量体温4次,超过38.5℃给予物理或药物降温。应用有效抗生素,预防感染。

(2)手术治疗。严重的肾裂伤、肾碎裂,经积极抗休克后应积极准备手术。

(三)健康教育

1.告诉患者卧床休息及观察血尿、腰部肿块、腹痛的意义。

2.宣传饮食及适当多喝水。介绍疾病的转归。

3.告诉患者出院后2～3个月避免重体力劳动。

二、膀胱损伤

膀胱排空时深藏在骨盆内,一般不易发生损伤,膀胱充盈时伸展至下腹部、壁薄,易受损。其损伤分开放性和闭合性损伤。

(一)护理评估

1.病因与诱因　利器贯穿、病变后自发性破裂、暴力打击及膀胱镜检查尿道扩张等医源性损伤。

2.症状与体征　休克,腹疼,排尿困难,血尿,腹膜刺激征与尿瘘。如伴有尿道损伤则有相应的症状和体征。

3.辅助检查及实验室检查　导尿及测漏实验;腹部 X 线平片可显示骨盆骨折;B 超检查膀胱损伤情况。

(二)护理要点

1.护理问题　组织灌注不足,排尿异常,体温过高。

2.护理措施

(1)病情观察:观察有无休克的发生、及时输血输液,防止休克。膀胱破裂伴有出血、尿外渗病情严重时,须尽早施行膀胱修补术。应用有效抗生素防感染。

(2)术后保持留置尿管通畅,记录 24 h 引流尿液的颜色、性状和量。每天 2 次尿道口及尿管周围轻拭,预防泌尿系感染。拔除尿管前应训练膀胱排尿动作。

(三)健康教育

1.告诉患者膀胱损伤的情况,注意护理的配合。

2.告诉患者带有导尿管,防止脱落,保持通畅的意义。

3.多饮水,讲解拔除尿管前闭管训练排尿的意义。

三、尿道损伤

尿道损伤多发于男性尿道球部和膜部。损伤分为开放性和闭合性损伤。

(一)护理评估

1.病因与诱因　开放性损伤多见于战伤、锐器伤,闭合性损伤可分为挫伤和撕裂伤和断裂伤。

2.症状与体征　休克,疼痛,尿道滴血和血尿,尿潴留,排尿困难,血肿与瘀斑及尿外渗。

3.辅助检查　X 线检查可显示盆骨骨折或膀胱破裂。

(二)护理要点

1.护理问题

(1)组织灌注不足。

(2)排尿模式改变。

2.护理措施

(1)紧急处理:观察有无休克发生,定时测量生命体征。保证输血、输液通畅,补充血容量。

(2)非手术治疗的护理:保证准确及时应用抗生素。试插尿管成功,留置尿管 1～2 周,可作为支架,以利于尿道的愈合。如不能插入时,可行手术治疗。

(3)手术治疗的护理:防感染,及时应用抗生素;做好伤口的护理,各种导尿管、引流管的护理。术中留置尿管,术后嘱患者多饮水,以起到内冲洗作用。术后尿道狭窄,可定期扩张尿道。预防并发症发生。

(三)健康教育

1.讲述术后患者在卧床、进食、活动等方面的注意事项。

2.宣传留置导尿及膀胱造瘘的意义与骨盆骨折患者注意事项。

3.讲解手术后扩张尿道的意义。

第二节　泌尿外科结石护理

尿路结石是泌尿外科的常见病。男性多于女性,约 3∶1。由于结石形成机制未完全明了,所以对多数结石尚无十分理想的预防方法,治疗后复发率高。我国尿石症多见于南方地区,北方相对少见。上尿路(肾、输尿管)结石发病率明显高于下尿路(膀胱、尿道)结石。肾和输尿管结石主要表现为血尿疼痛。其症状与结石的大小、部位、活动度及其有无损伤、感染、梗阻等有关。

一、护理评估

(一)术前评估

1.健康史　了解患者的发病情况。

(1)一般资料:主要为流行病学资料。

(2)过去史:有无泌尿系梗阻、感染和异物史,有无甲状旁腺功能亢进、痛风、肾小管酸中毒、长期卧床病史。

2.身体状况

(1)局部:疼痛性质、叩痛部位,有无血尿、膀胱刺激症状和尿路感染。

(2)全身:肾功能状态及营养状况。

(3)辅助检查:包括实验室、影像学检查和有关手术耐受性检查,了解结石情况及对尿路的影响,判断总肾功能和分侧肾功能。

3.心理和社会支持状况　患者和家属对结石造成的危害、治疗方法、康复知识、并发症的认知程度和心理承受能力,家庭经济承受能力。

(二)术后评估

1.康复状况　结石排出和尿液引流情况,切口愈合情况,有无尿路感染。

2.肾功能状态　尿路梗阻解除程度,肾积水和肾功能恢复情况,残余结石对泌尿系统功能的影响。

3.心理和认知状况　患者和家属的心理状态,对术后护理的配合及有关健康教育等知识的掌握情况。

4.预后判断　根据结石情况、单双侧病变和肾功能状况、治疗效果、有无结石残留,评估尿石症的预后和复发的危险性。

二、护理诊断

1.疼痛　与结石刺激引起的炎症、损伤及平滑肌痉挛有关。

2.有感染的危险　与结石引起梗阻、尿液淤积和侵入性诊疗有关。

3.体液不足　与恶心、呕吐和手术失血过多有关。

4.知识缺乏　缺乏有关病因和预防复发的知识。

三、护理目标

1.患者疼痛减轻。

2.患者感染的危险性下降或未发生感染。

3.患者体液量能维持正常。

4.患者能述说形成尿路结石的致病因素、预防结石复发的方法。

四、护理措施

(一)非手术治疗

1.肾绞痛的护理　发作期患者应卧床休息,遵医嘱立即用药物止痛,病情较重者应输液治疗。

2.促进排石　鼓励患者大量饮水,在病情允许的情况下,适当做一些跳跃或其他体育运动,改变体位,以增强患者代谢,促进结石排出。

3.病情观察　观察尿液内是否有结石排出,每次排尿于玻璃瓶或金属盆内,可看到或听到结石的排出。尿白细胞增多者,口服抗生素;体温高、血白细胞计数增多时,须输液和应用敏感的抗生素,控制感染。

(二)体外冲击波碎石

1.术前护理

(1)心理护理:向患者讲明该方法简单、安全有效、可重复治疗,以解除患者恐惧心理,争取其主动配合,术中不能随意移动体位。

(2)术前准备:术前 3 d 忌进易产气食物,前 1 d 服缓泻剂,术晨禁食水。

2.术后护理

(1)饮食:若患者无药物反应,如头晕、恶心、呕吐等可正常进食。多饮水可增加尿量,促进结石排出。

(2)体位:若患者无全身反应及明显疼痛者,适当活动、经常变换体位,可增加输尿管蠕动、促进碎石排出。肾下盏结石可采用头低位,并叩击背部加速排石。巨大肾结石碎石后因短时间内大量碎石突然充填输尿管而发生堵塞,可引起"石街"和继发感染,严重者引起肾功能改变;因此,碎石后应采用患侧在下的侧卧位,以利结石随尿液逐渐排出。

(3)病情观察:严密观察和记录碎石后排尿及排石情况。淡红色血尿一般可自行消失;用纱布过滤尿液,收集结石碎渣做成分分析;定时摄腹部平片观察结石排出情况。若需再次治疗,间隔时间不少于 7 d。

(三)手术治疗

1.术前护理

(1)心理护理:多关心和帮助患者,解除思想顾虑,消除恐惧心理。

(2)术前准备:输尿管结石患者入手术室前需再摄腹部平片定位。继发性结石或老年患者,应注意全身情况和原发病的护理。

2.术后护理

(1)体位:上尿路结石术后侧卧位或半卧位,以利引流。肾实质切开者,应卧床2周。经膀胱镜钳夹碎石后,适当变换体位,增加排石。

(2)输液和饮食:肠蠕动恢复后,可进食;输液并鼓励患者多饮水达每日3000～4000 ml,以保证充足的体液量;血压稳定者可用利尿剂,以增加尿量,达到冲洗尿路和改善肾功能的目的。

(3)病情观察:严密观察和记录尿液颜色、量及患侧肾功能情况。

(4)引流管的护理:见各种导尿管的护理。

五、健康教育

根据结石成分、代谢状态及流行病学因素,坚持长期预防,对减少或延迟结石复发十分重要。

1.大量饮水　以增加尿量,稀释尿液,可减少尿中晶体沉积。成人保持每日尿量在2000 ml以上,尤其是睡前及半夜饮水,效果更好。

2.解除局部因素　尽早解除尿路梗阻、感染、异物等因素,可减少结石形成。

3.饮食指导　根据结石成分调节饮食。含钙结石者宜食用含纤维丰富之食物,限制含钙、草酸成分多的食物,避免大量摄入动物蛋白、精制糖和动物脂肪。浓茶、菠菜、西红柿、土豆、芦笋等含草酸量高,牛奶、奶制品、豆制品、巧克力、坚果含钙量高,均应限食。尿酸结石者不宜服用含嘌呤高的食物,如动物内脏。

4.药物预防　根据结石成分,血、尿钙磷、尿酸、胱氨酸和尿pH值,采用药物降低有害成分、碱化或酸化尿液,预防结石复发。维生素B_6有助减少尿中草酸含量,氧化镁可增加尿中草酸溶解度。枸橼酸钾、碳酸氢钠等可使尿pH值保持在6.5～7.0以上,对尿酸和胱氨酸结石有预防意义。口服别嘌醇可减少尿酸形成,对含钙结石亦有抑制作用。口服氯化铵使尿液酸化,有利于防止感染性结石的生长。

5.预防骨脱钙　伴甲状旁腺功能亢进者,必须摘除腺瘤或增生组织。鼓励长期卧床者功能锻炼,防止骨脱钙,减少尿钙排出。

6.复诊　治疗后定期行尿液化验、X线或B型超声检查,观察有无复发、残余结石情况。若出现腰痛、血尿等症状,及时就诊。

第三节　泌尿外科肿瘤护理

泌尿及男生殖系统各部均可发生肿瘤,大多数为恶性。最常见的是膀胱癌,其次是肾癌。在我国,过去较为多见的阴茎癌现已很少见,而以往较少见的前列腺癌有明显增长趋势。

一、肾癌

肾癌亦称肾细胞癌、肾腺癌,是最常见的肾脏恶性肿瘤。高发年龄为50～60岁,男女发病比例约为2∶1。

(一)临床表现

主要为血尿、肿块和疼痛。早期无明显症状。

1. 血尿　间歇、无痛性肉眼血尿为常见症状，但此时肿瘤往往已穿入肾盏、肾盂，并非早期症状。

2. 肿块　肿瘤较大时可在腹部或腰部发生肿块，质坚硬。

3. 疼痛　常为腰部钝痛或隐痛，系肿块增长，充胀肾包膜所致。

4. 肾外表现　常见的肾外表现有低热、高血压、红细胞沉降率快、消瘦、贫血等。若肾静脉和腔静脉有癌栓，同侧阴囊可见精索静脉曲张。约有 10% 患者因转移灶症状，如病理性骨折、神经麻痹、咯血等而就医。

(二)诊断要点

1. 症状与体征　有无痛性肉眼血尿、腰腹部肿块、腰部疼痛，或出现全身症状，如高血压、贫血、消瘦、发热等应警惕肾癌的可能性。

2. 影像学检查　可诊断肾癌及浸润范围，可有红细胞沉降率增快。

(三)处理原则

肾周围筋膜及脂肪、肾门淋巴结的根治性肾切除。术前行肾动脉栓塞治疗，可减少术中出血。肾癌放射及化学治疗效果不好，免疫治疗对转移癌有一定疗效。肾癌直径小于 3 cm，可以行保留肾组织的局部切除术。肾癌单个转移癌可在根治手术时一并切除。

二、膀胱癌

膀胱癌是泌尿系最常见的肿瘤。高发年龄为 50～70 岁，男女发病比例约为 4∶1。

(一)病因

研究发现在染料、橡胶塑料、油漆等工业或生活中长期接触苯胺类化学物质，如 β 萘胺、联苯胺、4-氨基双联苯，容易诱发膀胱癌。色氨酸和烟酸代谢异常可引起膀胱癌。吸烟也是膀胱癌重要致癌因素。其他如膀胱白斑、腺性膀胱炎、尿石等也可能是膀胱癌的诱因。

(二)临床表现

1. 血尿　常以间歇、无痛性肉眼血尿而就医，多为全程血尿，终末加重。出血量多少不等，严重时有血块，但与肿瘤大小、数目、恶性程度并不一致。出血可自行停止，容易造成"治愈"或"好转"的错觉。

2. 尿频、尿痛　膀胱刺激症状常因肿瘤瘤体较大或侵入肌层较深所致，肿瘤坏死、溃疡和合并感染时更明显，属晚期症状。

3. 排尿困难和尿潴留　发生于肿瘤较大或堵塞膀胱出口时。

4. 其他　肿瘤浸润输尿管口可引起肾积水。晚期有贫血、浮肿、腹部肿块等表现。

(三)诊断要点

1. 症状与体征　出现无痛性肉眼血尿应考虑泌尿系肿瘤。

2. 影像学和膀胱镜检查　可诊断膀胱癌，活组织检查可进行病理分级和分期。

(四)处理原则

以手术治疗为主的综合治疗。

1. 手术治疗　根据肿瘤的病理及患者全身情况选择手术方法。原则上 T_a、T_1 和局限的 T_2 期肿瘤，可采用保留膀胱的手术；较大的、多发的、多次复发以及 T_2、T_3 期肿瘤应行膀胱全切除术。

(1)表浅膀胱癌(T_{is}、T_a、T_1)：常用方法为经尿道切除术，此法简单易行，创伤小，恢复快。

亦可经膀胱开放手术、膀胱内药物灌注治疗。Tis 若癌细胞分化不良发展为浸润性癌时,应行膀胱全切除术。

(2)浸润性膀胱癌(T_2、T_3):除分化良好、局限的 T_2 期肿瘤可经尿道切除外,T_2、T_3 期一般根据浸润范围选择膀胱部分切除或全切除术。膀胱全切术后须行尿流改道,方法有回肠膀胱术、可控膀胱术、输尿管皮肤造口术等。

2.放射、化学治疗　　T_4 期肿瘤用姑息性放射治疗和化学治疗可减轻病状。化学治疗可选用顺铂、阿霉素、甲氨喋呤、长春新碱等。

3.预防复发　　凡保留膀胱的手术治疗,半数以上患者在 2 年内肿瘤复发。因此术后应严密随诊,每 3 个月复查膀胱镜 1 次,一年无复发者酌情延长复查时间。膀胱灌注 BCC、丝裂毒素、阿霉素、噻替派、羟喜树碱等抗癌药,可预防或推迟肿瘤复发。

三、前列腺癌

前列腺癌在欧美发病率极高,我国比较少见,但近年发病率迅速增加。多见于老年男性。

(一)病因

尚不清楚,可能与环境、遗传、饮食、性激素等有关。

(二)临床表现

早期无明显临床症状,有些在直肠指诊或前列腺增生手术标本中偶然发现。当肿瘤较大时可出现与前列腺增生相似的症状,如排尿困难、尿潴留、血尿等。晚期可出现骨痛、病理性骨折或脊髓受压等转移灶的病状。部分患者以转移症状而就医。

(三)诊断要点

1.症状与体征　　老年男性出现排尿受阻或骨转移病状者应考虑有前列腺癌可能。直肠指诊可触及前列腺坚硬结节。

2.根据血清 PSA 升高、影像学检查、前列腺穿刺活检而确诊。

(四)处理原则

I 期癌可不做处理,严密随诊。局限在前列腺内的 II 期癌可以行根治性前列腺切除术。III、IV 期癌以内分泌治疗为主,采用手术或药物(如促黄体释放激素类似物)去势,配合抗雄激素制剂,可提高生存率。放射治疗对前列腺癌的局部控制效果良好。

四、护理

(一)术前评估

1.健康史　　了解患者年龄、性别、职业,有无其他伴随疾病。

2.身体状况

(1)局部:血尿程度,排尿状态,肿瘤的位置、大小、数量及浸润程度、癌细胞分化程度。

(2)全身:重要脏器功能状况,有无转移灶的表现及恶病质。

(3)辅助检查:包括特殊检查及有关手术耐受性检查。

3.心理和社会支持状况　　患者及家属对病情、拟采取的手术方式、术后并发症、排尿状态改变的认知程度,心理和家庭经济承受能力。

(二)术后评估

1.康复状况　　伤口及尿路内引流管引流情况,切口愈合情况等。

2.尿流改道状况　膀胱全切后输尿管皮肤造口、回肠膀胱或可控膀胱术后有无尿瘘、感染、腹壁输出口愈合情况。

3.心理和认知状况　患者及家属的心理状态,对术后护理的配合及健康教育等知识的掌握情况。

4.预后判断　根据患者的临床表现、特殊检查、手术实际情况和病理学检查结果,评估肿瘤的临床分期和预后。

(三)护理诊断

1.营养失调　低于机体需要量,与长期血尿、癌肿消耗、手术创伤有关。

2.恐惧/焦虑　与对癌症的恐惧、害怕手术、如厕自理缺陷有关。

3.自我形象紊乱　与膀胱全切除尿流改道、造瘘口或引流装置的存在、不能主动排尿有关。

4.有感染的危险　与手术切口、引流置管、肠代膀胱和腹壁存在瘘口有关。

5.潜在并发症　出血。

(四)预期目标

1.患者保持最佳的营养状态。

2.患者恐惧/焦虑减轻。

3.患者能接受自我形象改变的现实。

4.患者感染的危险性下降或未发生感染。

5.患者未发生出血现象。

(五)术前护理

1.心理护理　患者可表现为对癌症的否认,对预后的恐惧及不接受尿流改道,应根据患者的具体情况,做耐心的心理疏导,以消除其恐惧、焦虑、绝望的心理。膀胱癌根治术后虽然改变了正常的排尿生理,但目的是避免复发,延长寿命。早期前列腺癌可长期生存,中晚期前列腺癌多数通过内分泌治疗和放射治疗可望生存 5 年以上;少数老年人思想保守,不接受睾丸切除术,需述明睾丸切除在局部麻醉下进行,对身体无影响,术后病灶可缩小,甚至转移灶消失。

2.病情观察　病程长、体质差、晚期肿瘤出现明显血尿者,应卧床休息,每日观察和记录排尿情况和血尿程度。

3.饮食　增加热、氮量丰富且易消化、营养丰富的食品,以纠正贫血、改善全身营养状况。多饮水可稀释尿液,以免血块引起尿路堵塞。

4.术前准备　行膀胱全切除、肠道代膀胱术的患者,按肠切除术准备。拟做双侧输尿管皮肤造口术的患者,术前彻底清洁腹壁皮肤,有利于成形皮肤乳头的成活,防止感染。

(六)术后护理

1.观察生命体征　较大肾肿瘤行肾癌根治和膀胱癌全切除术后,由于手术创面大,渗血可能较多。因此应严密观察生命体征,保证输血、输液通畅。早期发现休克的症状和体征,及时进行治疗和护理。

2.体位　患者术后麻醉期已过、血压平稳,可取半卧位。肾癌根治、腹膜后淋巴清扫的患者,卧床 5~7 d,避免过早下床活动引起手术部位出血。膀胱全切除术后卧床 8~10d,避免引流管脱落引起尿漏。

3.饮食　根治性肾切除术、膀胱部分切除和膀胱全切双输尿管皮肤造口术后,待肛门排气,进富含维生素及营养丰富的饮食。回肠膀胱术,可控膀胱术后按肠吻合术后饮食,禁食期间给予静脉营养。经尿道膀胱肿瘤电切术后 6 h,可正常进食。多饮水可起到内冲洗作用。

4.观察肾功能　肾癌切除同时行腔静脉取瘤栓术后,需保留导尿并监测 24 h 尿量、尿蛋白及肾功能,防止肾衰竭。

5.预防感染　定时测体温及血白细胞变化,观察有无感染发生。保持造瘘口周围皮肤清洁干燥,定时翻身、叩背咳痰。若痰液黏稠予雾化吸入,适当活动等措施可预防感染发生。

6.引流管的护理

(1)各种引流管,应贴标签分别记录引流情况,保持引流通畅。回肠膀胱或可控膀胱因肠黏膜分泌黏液,易堵塞引流管,注意及时挤压将黏液排出,有贮尿囊者可用生理盐水每 4 h 冲洗 1 次。

(2)拔管时间:肾癌术后伤口引流管若无引流物排出,2～3 d 拔除;输尿管末端皮肤造口术后 2 周,皮瓣愈合后拔除输尿管引流管;回肠膀胱术后 10～12 d 拔除输尿管引流管和回肠膀胱引流管,改为佩戴皮肤接尿器;可控膀胱术后 8～10 d 拔除肾盂输尿管引流管,12～14 d 拔除贮尿囊引流管,2～3 周拔除输出道引流管,训练自行导尿。使用阑尾作输出道者,导尿管留置 3 周后逐渐更换较大口径的导尿管,至 F14 号为止。

(七)护理评价

1.患者的营养状况有无改善,体重有无增加。

2.患者的恐惧/焦虑是否减轻。

3.患者能否接受自我形象紊乱的现实,主动配合治疗和护理。

4.患者有无感染征象,伤口及血白细胞计数有无异常等。

5.患者有无血尿、创腔血性引流液是否消失,生命体征是否平稳。

(八)健康教育

1.康复指导

(1)术后适当锻炼,加强营养,增强体质。

(2)禁止吸烟,对密切接触致癌物质者加强劳动保护,可能会防止或减少膀胱肿瘤的发生。

(3)高脂肪饮食,特别是动物脂肪、红肉类是前列腺癌危险因素,豆类、谷物、蔬菜、水果有防癌、减少前列腺癌发病的作用。

2.用药指导　病情允许,术后半月行放疗和化疗。

(1)膀胱癌:膀胱保留术后患者能憋尿者,即行膀胱灌注免疫抑制剂 BCG 或抗癌药,可预防或推迟肿瘤复发。每周灌注 1 次,共 6 次,以后每月 1 次,持续 2 年。灌注时插导尿管排空膀胱尿,以蒸馏水或等渗盐水稀释的药液灌入膀胱后平、俯、左、右侧卧位,每 15 min 轮换体位 1 次,共 2 h。

(2)前列腺癌:雌激素、雌二醇氮芥、缓退瘤或药物去睾、放射治疗均有副作用,尤其是心血管、肺部并发症,用药期间应严密观察。

3.定期复查

(1)肾癌和浸润性膀胱癌术后定期复查肝、肾、肺等脏器功能,及早发现转移病灶。

(2)放疗、化疗期间,定期查血、尿常规,一旦出现骨髓抑制,应暂停治疗。

(3)膀胱癌保留膀胱的术后患者,须定期复查膀胱镜,应反复强调复查的重要性,并说服患者主动配合。

4.自我护理　尿流改道术后腹部佩带接尿器者,应学会自我护理,避免集尿器的边缘压迫造瘘口,保持清洁,定时更换尿袋。可控膀胱术后,开始每2～3 h导尿1次,逐渐延长间隔时间至每3～4 h 1次,导尿时要注意保持清洁,定期用生理盐水或开水冲洗贮尿囊,清除黏液及沉淀物,若无残余尿,很少发生上行感染。

第四节　前列腺增生症护理

从病理讲细胞增多是增生,细胞增大为肥大。前列腺增生是细胞良性增多,所以称为前列腺增生。其分为基质型和腺泡型。它是老年男性常见病。

一、护理评估

1.病因与诱因　前列腺增生的病因尚不完全清楚,目前认为与睾酮、双氢睾酮及雌激素的改变和失去平衡有关。

2.症状与体征　尿频、进行性排尿困难、尿潴留及膀胱炎症。

3.辅助检查　B超可了解前列腺增生情况。

二、护理要点

1.护理问题

(1)尿潴留。

(2)术后有感染、出血的可能。

2.护理措施

(1)术前护理。

①术前留置尿管或施行膀胱造瘘术并保持引流通畅,预防尿毒症的发生。

②对长期留置导尿者,应施行膀胱冲洗。冲洗时遵循少量、多次、微温、低压、无菌原则。

(2)术后护理。

①术后利用三腔气囊尿管来控制止血,引流尿液。

②观察体温、白细胞的变化,遵医嘱给予有效抗生素。观察血尿颜色、性状,动脉出血尿液鲜红,应采取外科处置,静脉出血尿色暗红,可利用增加导尿管水囊压力达到止血。

③遵医嘱给予抗痉挛药物,防治膀胱痉挛。

三、健康教育

1.讲解手术、术式及术前、术后护理的注意事项。

2.说明导尿管的意义及维持冲洗的意义与注意事项。

3.向施行经尿道前列腺电切术的患者宣传出院后应减少活动、忌烟酒、防感冒、忌刺激避免手术后出血。教患者学会肛提肌锻炼。

第五节　肾移植

肾脏移植是所有的同种大器官移植中完成最多、成功率最高的一种,其移植分类有自体移植、异体移植、原位移植等。

一、护理评估

1.病因与诱因　慢性肾功能衰竭已经发展到终末阶段,一般治疗无明显效果或慢性肾盂肾炎等。

2.症状与体征　食欲减退,口腔溃疡,腹痛,贫血,高血压,精神痴呆,抑郁及尿少或多尿等。

二、护理要点

1.护理问题

(1)体温过高。

(2)组织灌注量不足。

(3)潜在并发症如感染、出血。

2.护理措施

(1)术前、术中、术后常规应用免疫制剂,预防排斥反应的发生。

(2)密切观察患者细小变化,每小时测量体温以及早发现排斥反应。

(3)做好心理护理,解除患者心理负担。

(4)透析,减轻氮质血症,纠正水电解质及酸碱代谢紊乱。

(5)输血,纠正改善患者贫血状态。

(6)术后根据尿量控制补液量。

(7)术前、术后应用对肾脏损害小的广谱抗生素。

(8)术后严格执行消毒隔离原则,每 2 h 含漱 1 次,预防真菌感染引起口腔炎。

(9)术后保持患者皮肤清洁干燥,按摩受压部位,预防压疮。

(10)患者采取平卧位,肾移植侧下肢屈曲 15°~25°,以减少切口疼痛和血管吻合口张力。严密观察生命体征,血尿情况。

三、健康教育

1.术前向患者讲解疾病的原因、发展,手术方式及术前术后的注意事项。

2.患者出院后免疫制剂需终身服用,并向其讲解所服药物每日剂量、次数及可能产生的不良反应和注意事项。

3.向患者讲解排斥反应的病因、体征及严重程度,使患者出院后能够自我检测,发现异常立即就诊。

4.指导患者保证营养的摄入、适当活动和运动及如何预防感染。

5.解除患者对生活、工作的顾虑,鼓励患者增强信心。

(张立民)

第五章 骨及关节疾病护理

第一节 概述

一、骨折的定义、病因、分类和骨折段移位

骨的完整性或连续性中断称之为骨折。

(一)病因

骨折可因创伤所致,称为创伤性骨折;也可由于骨骼疾病,如骨髓炎、骨肿瘤导致骨质破坏,受轻微的外力作用即发生骨折,称为病理性骨折。

1.直接暴力 外界暴力直接作用于骨骼,使受直接撞击的部位发生骨折,常合并软组织损伤或有开放伤口。如汽车碾压小腿引起的胫腓骨骨折。

2.间接暴力 暴力通过传导、杠杆、旋转和肌收缩作用造成暴力作用点以外的远处部位骨折。如滑倒时手掌撑地,外力经传导而致肱骨髁上骨折;高处坠落,双足着地导致胸腰段椎体的压缩性骨折。

3.肌肉牵拉 肌肉突然强烈收缩,造成肌肉附着点撕脱性骨折。例如踢足球时股四头肌猛烈收缩致髌骨骨折,上肢进行过猛的投掷动作可造成肱骨内上髁骨折。

4.骨骼病变 骨骼在原有病损的基础上,因轻微的外力,或在正常活动中发生骨折,称为病理性骨折。如骨髓炎、骨结核、骨肿瘤并发的骨折。

5.积累劳损 骨骼某处长久承受一种持续应力,使该处发生骨折,称为疲劳性骨折。如长距离跑步、行军造成的第二、三跖骨和腓骨干下 1/3 处疲劳骨折。

(二)分类

1.根据骨折端是否与外界相通分类

(1)闭合性骨折:骨折处皮肤或黏膜完整,骨折端与外界不相通。

(2)开放性骨折:骨折附近的皮肤或黏膜破损,骨折端与外界相通。骨折端通过脏器与外界相通也属开放性骨折。如合并膀胱尿道破裂的骨盆骨折,合并直肠破裂的尾骨骨折。

2.根据骨折的程度及形态分类

(1)不完全骨折:骨的连续性或完整性部分中断,尚有一部分骨组织保持连续,按其形态又可分为:

①青枝骨折:多发生于儿童。骨虽断裂,但因儿童骨质软韧,不易完全断裂,如同青嫩树枝被折,因而称为青枝骨折。

②裂缝骨折:骨质发生裂缝,像瓷器上的裂纹,无移位,常见于颅骨、肩胛骨等处骨折。

(2)完全性骨折:骨的连续性或完整性全部中断。根据骨折线的方向和形态可进行如下分类。

①横断骨折:骨折线与骨干纵轴接近垂直。

②斜形骨折:骨折线与骨干纵轴呈一定角度。

③螺旋骨折:骨折线呈螺旋状,多由于扭转性外力所致。

④粉碎骨折:骨折块碎裂成两块以上,多因受较大的直接暴力打击而引起。

⑤嵌插骨折:发生在长管骨干骺端皮质骨与骨松质交界处。骨折后,皮质骨嵌插入骨松质内。常见于股骨颈骨折、肱骨外科颈骨折,多因压缩性间接外力所致。

⑥压缩性骨折:骨松质因外力压缩而变形。多见于脊椎骨和跟骨的骨折。

⑦凹陷性骨折:骨折块局部下陷,如颅骨、颜面骨骨折。

⑧骨骺分离:通过骨骺的骨折。骨骺的断面可带有部分骨组织,多见于少年儿童的骨折。

大多数骨折的骨折端出现不同程度的移位,包括成角、侧方、重叠、分离、旋转移位五种形态,临床上常常几种移位同时存在。造成骨折移位的因素包括外界暴力的性质、大小和方向,肌肉的牵拉力、肢体远端的重量以及不恰当的搬运和治疗。

3.根据骨折的稳定程度分类

(1)稳定骨折:骨折端不易移位或复位固定后不易再移位的骨折,如横断骨折、带锯齿状的短斜骨折。

(2)不稳定骨折:骨折端易移位或复位固定后骨折端易再发生移位的骨折,如骨折断面呈螺旋形、斜形及粉碎形的骨折。

二、骨折的临床表现和处理原则

(一)临床表现

1.休克 多见于开放性骨折、多发性骨折、骨盆骨折、股骨干的骨折。因伤后大量出血、剧烈的疼痛、合并伤等导致患者休克。

2.体温异常 骨折后患者体温一般正常。可因大量内出血及软组织损伤后的反应,体温略升高,但不超过38℃。

(二)局部症状

1.一般症状

(1)疼痛和压痛:骨折处压痛明显,疼痛随肢体活动而加剧,固定后疼痛可减轻。叩击肢体远端,骨折部位可有明显的疼痛感。

(2)局部肿胀和瘀斑:局部软组织损伤后毛细血管破裂出血,组织水肿可导致肢体局部肿胀。受伤后1~2 d,血红蛋白分解,皮下瘀斑变为青紫色或黄色。

(3)功能障碍:由于骨折后肢体的支撑和运动功能丧失所致。

2.骨折专有体征

(1)畸形:由于骨折段的移位使肢体发生缩短、成角、弯曲等形态改变。

(2)反常活动:在肢体没有关节的部位出现不正常的假关节样活动。

(3)骨擦音和骨擦感:骨折端互相摩擦而产生骨擦音和骨擦感。

以上三种体征,只要出现其中一种,即可确诊骨折。但有些骨折,如嵌插骨折、裂缝骨折可无以上三种体征。

(三)处理原则

1.复位 将移位的骨折段恢复正常或接近正常的解剖关系,重建骨骼的支架作用。临床分为手法复位和手术切开复位。

2.固定　骨折愈合需要一定的时间,因此必须用固定的方法将骨折维持于复位后的位置,待其坚固愈合。固定方法有内固定和外固定之分。内固定是通过手术切开,采用钢板螺丝钉、髓内针等材料固定。外固定多采用石膏固定、牵引固定或外夹板固定。

3.功能锻炼　在不影响固定的前提下,尽快恢复患肢肌肉、肌腱、韧带等软组织的舒缩活动,防止发生肌肉萎缩、骨质疏松、肌腱挛缩、关节僵硬等并发症。

三、骨折的并发症

(一)早期并发症

1.休克　创伤严重、大量出血引起休克。

2.血管损伤　肱骨髁上骨折可能伤及肱动脉,检查时应注意伤肢桡动脉搏动。胫骨平台骨折可损伤腘动脉,应注意检查伤肢足背动脉搏动。

3.周围神经损伤　上肢骨折可能损伤桡神经、正中神经和尺神经。

4.脊髓损伤　多发生在颈段和胸腰段脊柱骨折和(或)脱位时,可造成损伤平面以下的躯体截瘫。

5.内脏损伤　肋骨骨折可合并肺实质损伤,引起血胸或血气胸;骨盆骨折可合并后尿道损伤。

6.脂肪栓塞　粗大的骨干骨折,如股骨干骨折处髓腔内血肿张力过大,骨髓被破坏,脂肪进入破裂的静脉窦内,可以发生脂肪栓塞。若为肺脂肪栓塞综合征,患者表现为呼吸困难、发绀、心率增快、血压降低等。若为脑脂肪栓塞,患者表现为意识障碍、烦躁、谵妄、抽搐等。

7.感染　开放性骨折可并发化脓性感染和厌氧菌感染。

(二)晚期并发症

1.压疮　骨折、严重外伤的患者长期卧床,若护理不周,骨隆起处,如骶尾部、股骨大粗隆部等局部软组织可因血液供应障碍而形成压疮。

2.坠积性肺炎　骨折患者若长期卧床不起,可以发生坠积性肺炎。因此要重视功能锻炼,使患者尽早恢复行动。

3.缺血性肌挛缩　上、下肢的重要动脉损伤后,肢体血液供应不足或因肢体肿胀、包扎过紧,可造成前臂或小腿的肌肉群缺血、坏死、机化而发生挛缩。如临床常见的尺桡骨骨折后所造成的前臂缺血性肌痉挛,形成特有的爪形手畸形。

4.骨化性肌炎　又称损伤性骨化。关节附近的骨折致骨膜剥离后形成骨膜下血肿,若处理不当,大的血肿经机化、骨化后,在关节附近的软组织内形成骨化样组织,引起疼痛,影响关节活动功能。

5.关节僵硬　受伤肢体长时间固定、缺乏功能锻炼,关节囊和周围肌肉挛缩,使关节内外发生纤维粘连,造成关节僵硬。

6.创伤性关节炎　关节骨折未准确复位致畸形愈合后,因关节面不平整可引起创伤性关节炎。

7.缺血性骨坏死　骨折段的血液供应被切断而致骨组织远端坏死时,称缺血性骨坏死。常见于股骨颈骨折。

四、骨筋膜室综合征

骨筋膜室综合征是四肢骨筋膜室内的肌肉和神经组织因急性严重缺血而发生的一系列病

理改变,好发于前臂掌侧和小腿。

(一)临床表现和诊断

1.症状

(1)局部:创伤后肢体持续性剧烈疼痛且进行性加剧,是最早期症状;患肢麻木、手指或足趾呈屈曲状态,肌力减退,被动牵伸可引起剧痛。

(2)全身:当肌肉广泛坏死,可出现体温升高,脉搏加快,血压下降等现象,严重者可出现休克、肾功能衰竭甚至死亡。

2.体征　局部皮肤表面有红、肿、热、痛征象;肢体远端毛细血管充盈时间延长、动脉搏动减弱,甚至消失。

3.辅助检查　骨筋膜室内压明显高于正常值,可提示组织血液灌注不足;伴肌肉缺血坏死时,血白细胞计数增高,血沉加快;伴肌肉广泛坏死,可出现肾衰竭的一系列实验室异常指标。

(二)处理原则

一旦确诊,切开减压。同时防止失水、酸中毒、高钾血症、肾功能衰竭、心律不齐、休克等严重并发症,必要时应行截肢挽救生命。

护理要点:

1.心理护理　多与患者交流,使其安稳。

2.体位　对疑有骨筋膜室综合征的患肢切忌抬高,以免加重缺血。

3.病情观察　对急性创伤或骨折外固定者,加强患肢远端皮肤颜色、温度,动脉、毛细血管充盈时间的观察,并重视患者的主诉。

4.止痛　一旦确诊,可遵医嘱使用镇痛剂并尽快完善术前准备,手术切开减压。

五、骨折愈合的影响因素

(一)骨折的临床愈合标准

1.局部无压痛和纵向叩击痛。

2.局部无反常活动。

3.X线摄片显示骨折线模糊,有连续骨痂通过骨折线。

4.外固定解除后伤肢能满足以下要求:上肢能向前平举 1 kg 平地连续步行 3 min,且不少于 30 步。

5.连续观察两周,骨折处不变形。

(二)影响骨折愈合的因素

1.全身因素　骨折愈合与年龄及健康状况有关。如儿童生长活跃,愈合较成人快;营养不良及各种代谢障碍性疾病可影响愈合。

2.局部因素

(1)血液供应:骨折两端的血供良好者,骨折愈合快。

(2)局部损伤程度:软组织损伤或开放损伤的程度越严重,骨折愈合越慢。

(3)骨折断端接触面:骨折断端接触面越大、越紧密,越容易愈合。反之,如过度牵引使断端分离或有软组织嵌入、复位或固定不良则影响愈合。

(4)骨缺损程度:骨组织缺损过多、骨膜剥离过多影响愈合。

(5)感染:骨折合并感染将影响愈合。

六、骨折的急救

骨折的急救处理目的在于抢救生命,用简单而有效的方法固定和保护患肢,安全而迅速地运送至附近医院,以便获得全面而有效的治疗。

1.一般处理 首先抢救生命,若患者处于休克状态,应以抗休克治疗为首要任务;注意保温,有条件时应立即输血、输液。对有颅脑复合伤而处于昏迷的患者,应注意保持呼吸道通畅。一切动作要谨慎、轻柔。不必脱去闭合性骨折患者的衣服、鞋袜等,以免过多搬动患肢而增加疼痛和损伤。若患肢肿胀较剧,可剪开衣袖或裤管,解除压迫。闭合性骨折有穿破皮肤、损伤血管和神经的危险时,先用夹板固定,小心搬运患者,防止骨折的移位。

2.伤口包扎 绝大多数创口出血用绷带压迫包扎后即可止血。若现场无无菌敷料,可用现场能得到的最清洁的布类包扎;用止血带阻断大血管的出血,但必须记录开始用止血带的时间,防止由于使用止血带过久而致肢体远端缺血坏死。露出伤口的骨折端不应回纳,以免将污物带进创口深处。

3.妥善固定 目的是避免在搬运时骨折端更多地损伤软组织、血管、神经或内脏;固定后疼痛减轻,有利于防止休克,便于运输。固定以专用夹板为佳,亦可就地取材,如树枝、木棍、木板等都可作夹板之用。若在高速公路上发生创伤,周围无棍棒类,也可将受伤的上肢绑在胸部,将受伤的下肢与健侧捆绑在一起。

4.迅速运输 四肢骨折经固定后,可用普通担架运送,脊柱骨折患者必须平卧于硬板上,固定头颈部,运送时迅速、平稳。运送途中注意观察全身情况及创口出血情况。危及生命的情况要及时处理。

第二节 常见的四肢骨折

一、肱骨干骨折

肱骨外科颈下 1~2 cm 至肱骨髁上 2 cm 段内的骨折称为肱骨干骨折。肱骨干中下 1/3 段后外侧有桡神经沟,此段骨折易损伤桡神经。

(一)临床表现

1.症状和体征 伤侧上臂疼痛、肿胀,有皮下瘀斑,活动功能丧失。有假关节活动、骨擦感,可出现成角、缩短和旋转畸形。合并桡神经损伤者,可出现垂腕,各手指掌指关节不能背伸,手背桡侧皮肤感觉减退或消失。

2.X 线检查 可确定骨折的类型及移位方向。

(二)处理原则

1.手法复位,外固定

(1)麻醉:局麻或臂丛神经阻滞麻醉。

(2)体位:仰卧于骨科牵引床上。

(3)复位与固定:在充分持续牵引、肌肉放松的情况下,术者双手握住骨折端,按骨折移位的相反方向矫正成角或侧方移位。X 线拍片确认对位、对线情况。复位后可选择小夹板或石膏固定。

2.切开复位,内固定

(1)麻醉:臂丛神经阻滞麻醉或高位硬膜外麻醉。

(2)体位:仰卧,患肢外展 90°放于手术台上。

(3)复位与固定:在直视下进行解剖对位,用钢板螺钉或交锁髓内钉固定。

二、肱骨髁上骨折

肱骨髁上骨折指肱骨远端内外髁上方的骨折。以 5～12 岁儿童多见,约占小儿肘部骨折的 30%～40%。若骨折处理不当,可引起前臂的缺血性肌挛缩,导致爪形手畸形或肘内翻畸形。

(一)临床表现

1.症状和体征　患侧肘关节处疼痛、肿胀、压痛,肘关节主动活动功能丧失。肘关节处可见畸形,但肘后三角关系正常。若合并正中神经损伤,则出现前臂相应的神经支配区域的感觉减弱和运动功能障碍。

2.X 线检查　可见骨折和移位。

(二)处理原则

1.手法复位,外固定

(1)麻醉:局麻或臂丛神经阻滞麻醉。

(2)体位:仰卧于骨科牵引床上。

(3)复位与固定:在充分持续牵引、肌肉放松的情况下进行复位。局部肿胀严重,不能进行手法复位者,先行尺骨鹰嘴骨牵引,待水肿基本消退后,再进行手法复位。复位后用石膏托固定。

2.切开复位内固定

(1)麻醉:臂丛神经阻滞麻醉或硬膜外麻醉。

(2)体位:仰卧,患肢外展 80°放于手术台上。

(3)复位与固定:在直视下进行解剖对位。用加压螺钉或交叉钢针做内固定。对合并神经损伤者,同时进行松解和修复手术。

三、尺、桡骨干骨折

尺、桡骨干双骨折在长骨骨折中较为多见。约占全身骨折的 6%。以青少年多见。

(一)临床表现

1.症状和体征　前臂外伤后疼痛,局部肿胀有压痛,功能障碍,不能进行旋转活动。伤侧前臂有明显畸形、骨擦音和反常活动。

2.X 线检查　应包括上、下尺桡关节,以免遗漏关节脱位。摄片可见骨折类型与移位情况。

(二)处理原则

1.手法复位　在手力牵引下进行。尺、桡骨干骨折移位的手法复位外固定比较复杂,往往顾此失彼,重点应放在矫正旋转移位,使骨膜间恢复其紧张度,使骨间隙正常,兼顾侧方、重叠和成角移位。背侧面石膏托或特制小夹板固定腕关节于旋前、屈腕、尺偏位。

2.切开复位内固定　难以手法复位或复位后不稳定的尺、桡骨干骨折,可行切开复位,钢板螺丝钉或髓内钉内固定。

四、桡骨下端骨折

桡骨下端骨折系指桡骨下端2～3 cm范围内的骨折。以中年和老年人多见,儿童多为桡骨远端骨骺分离。

(一)临床表现

1.症状和体征 伤侧腕关节局部疼痛、肿胀,主动活动功能丧失。侧面观似餐叉样畸形,正面观呈刺刀样畸形。

2.X线检查 可明确骨折类型及移位情况。

(二)处理原则

在局部麻醉下行手法复位,用小夹板或石膏固定6～8周。

五、股骨颈骨折

股骨颈骨折是发生于老年人的常见骨折,以女性多见。骨折后的骨折不愈合(占15%)和股骨头缺血性坏死(占20%～30%)是股骨颈骨折后治疗的重点和难点。

(一)临床表现

1.症状和体征 老年人跌倒后诉髋部疼痛,移动患肢时疼痛更明显,故不敢站立或行走。局部压痛,伤侧下肢呈屈曲、内收、外旋和短缩畸形。

2.X线检查 可明确骨折及移位情况。

(二)处理原则

1.非手术治疗

(1)持续皮牵引:适用于无明显移位的外展嵌插骨折。

(2)骨牵引:股骨颈骨折时,因股骨头近侧缺血,骨折不易愈合,故要求准确复位,牢固固定,以尽早建立骨折端血供。

2.手术治疗 老年人手术治疗的主要目的在于骨折内固定后能早期坐起活动,防止肺炎等致命性并发症。

(1)经皮或切开加压螺纹钉固定术。

(2)人工股骨头置换或全髋关节置换术。

六、股骨干骨折

股骨干骨折指股骨小转子以下、股骨髁以上部位的骨折,约占所有类型骨折的6%,多见于青壮年。

(一)临床分类

1.股骨上1/3骨折 近段受髂腰肌、臀中肌、臀小肌外旋肌群的作用,而屈曲、外旋、外展;远段则受内收肌群的牵引而向后上移位。

2.股骨中1/3骨折 骨折端移位无一定规律性,视暴力方向而定,有成角畸形。

3.股骨下1/3骨折 远段受腓肠肌的牵拉向后移位,有时压迫或损伤腘动脉、腓总神经;近段内收向前移位。

(二)临床表现

1.症状和体征　局部疼痛,活动障碍。股骨干骨折时可伴有血管损伤、大量出血,患者可出现休克症状。骨折肢体肿胀,远端异常扭曲,有反常活动和骨擦音。中下 1/3 骨折应注意检查肢体远端血运、皮肤感觉和运动功能。

2.X 线检查　可明确骨折部位、类型及移位情况。

(三)处理原则

1.牵引、固定　3 岁以内儿童,一般用垂直悬吊皮牵引,将两下肢向上悬吊,牵引重量以能使臀部稍稍悬离床面为宜。骨牵引适用于成人各类型骨折的术前固定和复位。

2.切开复位内固定　适用于非手术治疗失败、伴有多发损伤或血管神经损伤者。中、上段横断骨折可用髓内针或钢板固定;下 1/3 骨折用角状钢板固定。

七、胫腓骨干骨折

胫腓骨干骨折指发生于胫骨平台以下至踝上部分的骨折。以青壮年和儿童多见,为长骨骨折中最为多见的一种。

(一)临床表现

1.症状和体征　局部疼痛、肿胀、有压痛,功能障碍。患肢短缩或成角畸形,出现反常活动,骨折端有骨擦感。开放性骨折,有时可见刺破皮肤的骨折端。若继发骨筋膜室综合征,患肢端出现缺血表现,小腿肿胀明显、张力增加、感觉消失。若合并胫前动脉损伤,则足背动脉搏动消失,肢端苍白、冰凉。

2.X 线检查　可明确骨折及移位情况。

(二)处理原则

矫正成角畸形、旋转骨干对线、恢复小腿长度和持重功能。

1.非手术治疗手法外固定

(1)复位时首先满足胫骨的复位,然后是腓骨复位。

(2)对较稳定的横形骨折和短斜形骨折,采用手法复位小夹板固定或石膏固定。

2.手术治疗

(1)螺丝钉、交锁髓内钉或钢板固定:用于不稳定的长斜形和螺旋形骨折。

(2)骨外固定支架:适用于较为严重的开放性或粉碎性骨折。

八、四肢骨折患者的护理

(一)护理措施

1.心理护理　骨折早期,意外的创伤及治疗护理所致的疼痛,使患者情绪剧变,表现为恐惧、焦虑、烦躁、易激惹;骨折中后期,患者因长期卧床,可产生多疑、不安、对治疗丧失信心的心理反应;当肢体功能障碍或残疾时,患者会悲观、绝望、厌世甚至轻生。面对情绪多变的骨折患者,护理人员应主动关心,通过和蔼的态度、亲切的语言、精湛的技术,取得患者的信任;通过沟通和交流,鼓励患者表述思想情绪的变化,有的放矢地进行心理疏导;及时向患者介绍成功的病例,帮助其树立战胜疾病的信心和勇气。

2.生活护理　勤巡视病房,给予患者生活上的照顾,满足其基本的生活需要,如协助饮水、进食及大小便等;对长期卧床者,定期协助翻身、按摩、沐浴、洗头、剪指甲、更衣等;做好口腔及皮肤护理。保持病室环境和床单位整洁、空气新鲜,增加患者舒适感。

3.监测生命体征　加强对患者神志、生命体征的观察,必要时监测中心静脉压及记录 24 h 出入量;危重患者应尽早入 ICU 监护。遵医嘱予以输液、输血,补充容量等。

4.疼痛护理　除创伤、骨折引起的疼痛外,创口感染、组织受压缺血、固定效果不佳也可导致疼痛。

(1)加强观察,分辨疼痛的原因:手术创伤所致疼痛于术后 1~3 d 内显著,以后逐日递减;创伤、骨折所致疼痛多在整复固定后随肢体肿胀消退而日益缓解;开放性损伤合并感染时疼痛可进行性加重或呈搏动性,伴局部皮肤红、热、肿、痛;石膏绷带固定过紧或牵引过度影响肢端血运时,患肢有剧烈疼痛等。

(2)针对不同的疼痛原因,对症处理,切忌盲目给予止痛剂。创伤性骨折者,在现场急救中予以临时固定可缓解疼痛;切口感染者,予以创口开放引流并应用抗生素;并发骨筋膜室综合征者,应及时解除压迫,必要时手术减压;已发生压疮者,做好压疮护理。

(3)药物镇痛:对疼痛原因已明确者,在局部对症处理前可应用镇静、止痛药物,以减轻患者痛苦。

(4)疼痛轻者,通过分散或转移其注意力,如冷敷、按摩等以缓解疼痛。

(5)在进行各项护理操作时,必须动作轻柔,在移动患者前先做好解释工作,在移动过程中重点托扶损伤部位。

5.采取合适的体位　四肢骨折患者所采取的体位与患者的年龄、骨折部位和类型、治疗方式及有无重要脏器功能障碍有关。适当抬高患肢,促进静脉回流,可减轻患肢肿胀和疼痛。股骨颈骨折者,应保持肢体于外展中立位,防止因髋关节内收、外旋造成髋关节脱位;股骨干骨折者保持患肢外展、抬高位;长期肢体固定及关节内骨折,应置患肢于功能位。

6.减轻肢体肿胀

(1)损伤早期肢体局部冷敷,可使血管收缩,达到止血和减少渗出的效果。

(2)适当抬高患肢,若如无禁忌证,应早期进行关节和肌肉的主动运动,促进局部血液循环,以利静脉血液和淋巴液回流。

(3)外固定过紧所致肢端肿胀伴血运障碍者,应及时调整夹板、绷带或石膏的松紧度;对疑有骨筋膜室综合征者,应及时通知医师做减压处理。

(4)感染引起组织肿胀者,应加强换药、引流和抗生素的应用。

7.维持患肢血液灌注　患肢血液循环障碍与骨折合并动静脉损伤、包扎过紧,不正确使用止血带及局部肢体肿胀有关。应严密观察四肢骨折患者肢端有无剧痛、麻木、皮肤温度降低、苍白或青紫等征象;有无肢端甲床血液充盈时间延长、脉搏减弱或消失等动脉血供受阻征象。对血液灌注不足的肢体,除积极对症处理,如松解压迫,更换石膏外,适当抬高患肢(以略高于心脏水平为宜),但需防位置过高加重缺血症状。严禁局部按摩、热敷、理疗,以免加重组织缺血、损伤。

8.控制感染　开放性骨折未及时清创或清创不彻底,可致创口感染,重者可致化脓性骨髓炎,影响骨折愈合,甚至合并全身性感染。应争取时间,早期清创,勤换药,适时实施有效引流,遵医嘱正确使用抗生素,加强全身营养支持。

9.预防并发症　对长期卧床者,定时拍背,鼓励患者咳嗽咳痰,防止坠积性肺炎;协助患者定时翻身和按摩骨突处;保持床单位整洁、干燥,防止压疮发生。

10.营养指导　建立规律的生活习惯,定时进餐。根据患者的口味适当调整饮食,保证营养素的供给。鼓励患者多饮水,增加膳食纤维,防止便秘。

11.功能锻炼　根据骨折愈合的进程,指导患者循序渐进地进行功能锻炼,防止关节僵直、肌肉萎缩、废用综合征等的发生。

(二)健康教育

1.营养指导　调整膳食结构,保证营养素的供给。

2.功能锻炼　指导患者有计划和正确地进行功能锻炼。

(1)胫腓骨干骨折:伤后早期进行髌骨的被动活动和趾间关节活动。夹板固定期练习膝、踝关节活动。禁止在膝关节伸直状态下旋转大腿,以免影响骨折的稳定。待除去外固定后,全面进行关节活动,逐步下地行走。

(2)肱骨干骨折:复位固定后即开始手指主动屈伸运动。夹板外固定或手术内固定者,2～3周后进行腕、肘关节的主动活动和肩关节的外展、内收活动。4～6周进行肩关节的旋转活动。

(3)肱骨髁上骨折:伤后一周内开始练习握拳、伸指、伸腕活动。

(4)尺、桡骨干双骨折:进行功能锻炼时应避免骨折段再移位。

(5)Colles 骨折:复位骨定后即开始握拳,运动手指、掌指、肘关节及肩臂主动舒缩;并逐渐进行肩关节屈、伸、内收、外展、内旋、外旋、环转和屈伸活动。至 3～4 周解除固定后,进行两手掌相对练习腕背伸,两手背相对练习掌屈。

(6)股骨颈骨折:按康复进程进行功能锻炼,正确使用拐杖及其他助行器,以防跌倒。

3.随访　遵医嘱定期复查,评估功能恢复状况。

第三节　石膏绷带术与护理

一、医用石膏的特性及其在骨科的应用

石膏绷带是以熟石膏的细末撒布在稀孔纱布绷带上制成无水硫酸钙吸水结晶、长条形晶体互相交织,十分坚固,常作为固定、制动和制作模型之用。近年有轻型高分子固定卷问世,优点颇多,主要用于:①骨折整复后的固定。②关节损伤和关节脱位复位后的固定。③周围神经、血管、肌腱断裂或损伤,手术修复后的制动。④急慢性骨与关节炎症的局部制动。⑤矫形手术后的固定。

骨科护士应该确切掌握石膏的特性和打石膏后患者的护理要点,才能很好地配合医疗,取得满意的治疗效果。

常用的石膏类型有:①固定躯干的石膏,如石膏床、石膏背心、石膏围腰及石膏围领。②固定肩部和髋部的肩人字石膏和髋人字石膏。③上肢的长臂石膏管型及石膏托,短臂石膏管型及石膏托。④固定下肢的长腿石膏管型及石膏托,短腿石膏管型及石膏托。

二、石膏绷带术的操作

1.准备工作

(1)上石膏之前,应将一切用物准备齐全,包括各种衬垫以及其他必需用品,如绷带、剪刀、

支撑木棍等。根据肢体的长度、周径，预定石膏的长宽尺寸及数量。参与工作的人员应穿塑料围裙。操作时，一人操作，一人协助；上大型石膏时，还需增加一人扶持患者体位。

（2）洗净拟行固定的肢体，若有伤口，应更换敷料，不用胶布固定。纱布、棉垫和胶布按纵行放置。摆好患者体位，注意患者的舒适、保暖；肢体应由专人扶持保护，用塑料布遮盖其他部分，以防石膏糊玷污。为保护骨隆突部的皮肤和软组织不受坚硬石膏所压，在包石膏前必须先放置衬垫，常用棉纸、棉垫等。根据衬垫的多少可分为有垫和无垫石膏绷带，有垫石膏衬垫较多，常用于手术后固定。无垫石膏仅在骨隆突部位放置衬垫。

2.包扎技术和注意事项

（1）固定肢体关节于功能位或所需的特殊位置：肢体位置摆好后不得变动，否则将会使初步硬固的石膏绷带折断，或在关节的屈侧产生向内凸出的皱褶，轻者可引起皮肤的压迫性溃疡，重者可造成肢体缺血性坏死。

（2）浸放石膏卷：往水桶中浸放石膏卷时，须平放下去，以免石膏粉从卷的中心处洒落。石膏卷需完全浸没于水中，并待其在水中停止冒气泡时，再从水中取出；取出水面后，用两手将其向中间轻挤，以挤出过多的水分。每次从水桶中取出浸泡好的一个石膏卷，再放入一个，不可将几卷同时放入水中浸泡。注意勿将水滴淋到未用的石膏卷或石膏粉上，以免形成硬粒，以致下次使用时成为压迫点。

（3）制造石膏条：以加强石膏绷带的某一部位，尤其是关节周围。方法是按所需长度，将水中取出的石膏绷带卷迅速摊开，来往折叠约6层为一条。

（4）包石膏绷带：术者以右手握住石膏绷带卷，左手将石膏绷带卷的开端部分粘贴于患者肢体上。右手握石膏绷带卷围着肢体由近侧向远侧迅速向前滚动，左手随即将包上肢体的石膏绷带按抚妥帖。注意不可包得太紧或过松，石膏绷带是黏贴上去，而非拉紧了缠上去。每一圈石膏绷带应盖住上一卷石膏绷带的下1/3，当石膏绷带卷经过肢体的上粗下细、周径不等之处时，必须用左手打"褶裥"，且要保持平整。石膏绷带的各层贴合紧密，无空隙且平滑无褶，干固后便是一个整体。整个石膏绷带的厚度，上下要一致，层次要均匀，以不断裂为标准；但在石膏绷带的边缘、关节及骨折部要多包2~3层，以避免损坏。

三、石膏的剪开、开窗与拆除

1.石膏剪开法　石膏固定后，若发现因石膏挤压或肢体肿胀，导致血液循环障碍时，应即刻将石膏纵形全层剖开松解，甚至拆除石膏。石膏剪开的方法：先用笔在石膏表面标记纵向切开的线路，将局部软组织向下压，然后将石膏剪尖插入石膏内，放在石膏与衬垫之间剪开或用石膏锯锯开。剪开时，由一助手固定石膏，同时用手指按压石膏下的软组织以增大间隙。对十分干固坚硬的石膏，可在剪线上先用10%过氧化氢溶液或食醋浸润，加以软化。为达到有效减压目的，不可仅剪开石膏的远端，必须包括石膏的全长，石膏内缠绕的衬垫、敷料，直至能看到皮肤。

2.石膏开窗法　为了检查伤口、拆除缝线、伤口换药或解除骨突处的压迫，可将管型石膏开窗。开窗的方法：先在预定的部位用笔标示，然后用石膏刀或锯沿标示向内斜切，边切边将切开的石膏边向上提拉，以便继续切削。窗洞开好后，再将一手指垫塞在洞口边缘内，另一手持石膏刀垂直于洞口，修齐边缘。有衬垫的须自中心向开窗边缘剪开，并将衬垫向外翻转，黏合固定在创缘。已开窗的石膏须用棉花填塞于石膏窗内，或将石膏盖复原后再用绷带稍加压包紧,以防止软组织向外突出。

3.石膏拆除法 一般用石膏刀、剪、电锯等予以全层剖开,再用撑开器将石膏撑开,即可拆除。操作时必须小心,勿伤及皮肤。也可用浸泡法拆除石膏:用温水将石膏浸泡湿透后,用剪刀逐层剪开纱布。此法较简单,但石膏内有伤口者不宜应用。

四、石膏的保护与清洁

1.未干石膏的保护 在石膏没有干透时,容易断裂,也容易因受到压力而凹陷。因此,在抬动未干的石膏时,应给石膏以适当的支持。例如,抬动长腿髋人字石膏时,应同时托起患者的后腰部、髋部及膝部。如果只托小腿和腰部,则石膏可能在髋关节和膝关节处折断。同时,还需注意用手掌托而不要用手指,因为当手指用力时,可在石膏上压出凹陷,形成一个压迫点。未干石膏须用枕垫垫好,以防产生对骨突部位的压迫。例如,髋人字石膏的骶尾部,下肢石膏有足跟部,都应垫起悬空。其方法是,在下腰部及小腿后面垫上枕垫。

2.促使石膏早干、快干 石膏干后就不易折断与变形。夏天可将石膏暴露在空气中,不加覆盖,以利吹干;冬天可使用电灯烤架,把被物支起,一方面保暖,一方面促使石膏内水分蒸发。在使用烤架时,注意不要把架子的四周盖严,以免水蒸气留在被罩里面,待水蒸气达到饱和程度时,石膏内水分就要停止蒸发,影响石膏尽早干燥。用烤架时要注意安全,不可烧伤患者。小儿神志不清、麻醉未醒或不合作患者,最好不用电灯烤架,只用支架支起被子,以免发生意外。

3.干固石膏的保护 石膏完全干固之后,仍须注意保护,以防折断。干固石膏有脆性,通过杠杆作用,在关节部位也可折断。例如,翻转髋人字石膏时,如是单侧的,应以健腿做轴翻转。如是双侧的,则应将患者抬起悬空翻转。抬动时,切忌对关节部位施加屈折成角应力,而应托着关节部加以保护。足部石膏应安装行走蹬或穿石膏鞋,绝不可不加保护就在地上行走,因为石膏被踩软立即失去固定作用。

4.保护石膏的清洁 会阴部及臀部附近,尤其是小儿的石膏,容易被大小便污染,石膏发出不良气味。首先,石膏在臀部开窗大小要合适,不合适的要及时修理。如果石膏外面污垢,应立即用手巾沾肥皂及清水擦洗干净。擦洗时,水不可过多,以免石膏软化,女孩的石膏在臀部开窗处垫一小油布,引流尿液入便器,尽量设法不使尿液流到石膏上,将睡石膏床或髋人字石膏患者的上身略抬高,可利于尿液向下引流。

五、石膏固定术的常见并发症

1.骨筋膜室综合征 骨折者经石膏固定术后,石膏与肢体的间隙容量有限,若包扎过紧或肢体进行性肿胀,可造成骨筋膜室综合征。

2.压疮 石膏绷带包扎压力不均可使石膏凹凸不平或关节塑形不佳,石膏未干透时用手指支托石膏、压出凹陷或石膏放在硬物上造成石膏变形及石膏内衬不平整等,都可使石膏对肢体某部位造成固定的压迫,进而形成压疮。患者表现为局部持续性疼痛、不适,石膏局部有异味分泌物。

3.废用性骨质疏松、关节僵硬 大型石膏固定范围较大,固定时间较长,易发生废用性骨质疏松。再者,大量钙盐自骨骼释入血液,经肾脏排泄,既不利于骨折愈合,又易并发泌尿系结石。此外,肢体经长期固定,关节内外组织发生纤维素性粘连,关节囊和周围肌肉挛缩,可造成关节活动障碍。

4.化脓性皮炎　因石膏固定部位皮肤不洁,有擦伤或软组织挫伤,或因局部受压而出现水疱,破溃后可形成化脓性皮炎。因此,石膏固定前应清洗肢体,有伤口的肢体先换药后石膏固定,并开窗。

5.石膏综合征　石膏背心固定术的患者,因上腹部包裹过紧,影响进食后胃的容纳和扩张功能,可导致腹痛、呕吐。胸部石膏包裹过紧,可出现呼吸困难、胸闷等症状。故石膏背心固定的患者应少量多餐,避免过饱,加强呼吸的观察,若出现异常及时给氧并通知医师紧急处理。

六、护理措施

1.石膏干固前的护理

(1)适当支托:用手掌平托石膏固定的肢体,避免牵拉、手指压迫致石膏出现凹陷,压迫局部血管、神经和软组织致使患肢出现缺血性坏死或溃疡。

(2)避免石膏折断、变形:未干透的石膏固定肢体不可直接放置于硬板床,可置于盖有防水布的软枕上;不可在石膏上放置重物。

(3)寒冷季节,未干固的石膏需覆盖被毯时应用支架托起:为加速石膏干固,可适当提高室温,或用灯泡烘烤、红外线照射、吹风机吹干等。但烤灯的距离和温度应适宜,以免烫伤。

(4)防止石膏折断:石膏干固后脆性增加,因杠杆作用,关节部位容易断裂。协助患者翻身或改变体位时,须注意保护,支托关节部位;在搬动患肢时平行托起,切忌在关节部位施加外力。

2.保持石膏清洁　会阴及臀部附近的石膏易受大小便污染,故除保持局部清洁外,该部位石膏开窗大小要适宜,以便于排尿和排便。若石膏外面染有污垢,可用软毛巾蘸肥皂及清水擦洗干净。擦洗时水不可过多,以免石膏软化。为石膏托固定患者换药时,伤口周围应覆盖厚敷料,并及时清除伤口分泌物;为石膏开窗患者换药时,需用足量纱布填塞石膏窗内四周,防止冲洗液和脓液流入石膏管内。已严重污染的石膏应及时更换。

3.注意石膏内出血　石膏固定后,若发现石膏表面有血迹渗出,应在血迹边缘用笔画圈标记,并注明日期和时间。若血迹边界不断扩大,则为出血的征象,应通知医师紧急处理。

4.观察血循环　注意抬高石膏固定的患肢,以利静脉血液和淋巴液回流。寒冷季节更需注意石膏固定部位的保暖,以保障患肢远端的血液循环。观察和判断石膏固定肢体的远端血运、感觉和运动状况。密切注意患肢肿胀程度、皮肤温度、颜色及感觉的改变等。若患肢有苍白、厥冷、发绀、疼痛、感觉麻木或减退时,应立即通知医师行石膏剪开减压、局部开窗减压、更换石膏,甚至即刻拆除石膏,探究病因对症处理。

5.预防压疮　石膏固定时,须用手掌托起患肢,避免在局部石膏上留有凹陷,形成对患肢的压迫点;石膏边缘应修剪光滑、整齐,避免皮肤受卡压或摩擦。注意观察石膏边缘及骨隆突部有无红肿、擦伤等。局部持续性疼痛是压疮的早期症状之一。护理时,每日用手指蘸取酒精按摩石膏内侧边缘。告知患者不可随意将物品伸至石膏内抓痒,以免损伤皮肤。其次还应鼓励和协助患者翻身、更换体位,保持床单位和被褥、患者衣裤的干燥、整洁,以防非石膏固定的骨隆突部位,如尾骶部、足跟及足踝部发生压疮。

6.功能锻炼　指导患者加强未固定部位的功能锻炼及固定部位的肌肉等长舒缩活动;定时翻身,置患肢于功能位;病情允许时,坚持每日做肢体被动和主动活动以减少骨骼脱钙,或适度下床活动,以防废用性骨质疏松、关节僵硬。

七、健康教育

1.体位　石膏固定肢体应处于功能位。

2.饮食　摄入高热量、高蛋白、易消化的食物,并多饮水,多食蔬菜和水果,防止便秘,必要时可服缓泻剂。

3.石膏护理　保持石膏干燥清洁,避免大、小便污染;防止局部受压断裂;保持有效固定,以达到治疗目的。

4.功能锻炼　指导正确的功能锻炼方法,积极进行主动锻炼。

5.定期复查　固定期间定期到医院复查,发现异常及时就诊。

6.拆除石膏后,先用油脂涂抹石膏内皮肤,6～8 h 后再用肥皂液清洗,每日按摩局部肌肉2～4 次,并加强功能锻炼。

第四节　关节脱位护理

关节脱位指关节面失去正常的对合关系,部分失去正常的对合关系,称关节半脱位。常见的关节脱位有肩关节、肘关节及髋关节。

一、评估要点

1.病因与诱因　多见于:

(1)创伤性脱位:暴力间接作用于正常关节。

(2)先天性脱位:关节先天发育不良。

(3)病理性脱位:关节病变等,不能维持关节面的正常对合关系。

(4)习惯性脱位:关节一侧的骨端有骨缺损,关节囊及韧带松弛。

2.症状与体征

(1)特有体征有肢体畸形、弹性固定、关节盂空虚。

(2)局部疼痛、肿胀、关节功能丧失。

(3)血管神经损伤。

二、护理要点

1.护理问题

(1)疼痛。

(2)有血管、神经受损的危险。

(3)躯体移动障碍:与疼痛、制动有关。

2.护理措施

(1)妥善复位与固定。

①复位:以手法复位为主,时间越早;复位越容易,效果也越好。

②固定:复位后应将关节固定于稳定位置2～3 周,使损伤的关节囊、韧带,肌肉等组织得以修复愈合。

（2）缓解疼痛：早期正确复位固定，可使疼痛缓解或消失。根据医嘱适当使用镇痛药。

（3）及时观察病情：及时观察患肢的感觉、运动、血液循环状况，若有异常及时通知医师处理。

三、健康教育

1.功能锻炼。向患者及家属讲解有关疾病治疗和康复的知识，尤其注意保持有效固定和坚持功能锻炼，防止习惯性关节脱位。

2.教会患者有关外固定护理及功能锻炼的方法；对于可能出现的并发症，应解释清楚。

第五节　骨感染护理

化脓性骨髓炎是骨膜、骨密质、骨松质及骨髓受到化脓性细菌感染而引起的炎症，是一种常见病，好发于儿童。感染途径有三：①身体其他部位的化脓性病灶中的细菌经血液循环播散至骨骼，称血源性骨髓炎；②由创口直接感染引起，如开放性骨折或骨骼手术后感染，称创伤后骨髓炎；③邻近软组织感染病灶直接蔓延至骨骼，如脓性指头炎引起指骨骨髓炎，称外来性骨髓炎。化脓性骨髓炎有急性和慢性之分。

一、急性血源性骨髓炎

（一）病理

早期以骨质破坏和坏死为主，晚期以新生骨形成为主。大量菌栓进入长管状骨的干骺端，阻塞小血管，迅速发生骨坏死，并形成局限性骨脓肿。脓液沿哈佛管蔓延进入骨膜下间隙将骨膜掀起成为骨膜下脓肿，致骨密质外层缺血坏死。脓液穿破骨膜流向软组织筋膜间隙而成为深部脓肿。脓肿亦可穿破皮肤排出体外，形成窦道。脓液进入骨髓腔，破坏骨髓组织、骨松质及内层骨密质的血液供应，形成大片死骨。在死骨形成的同时，病灶周围的骨膜因炎性充血和脓液刺激而产生新骨，包围于骨干之外，成为"骨性包壳"，包壳将死骨、脓液和炎性肉芽组织包裹，形成感染的骨性死腔，此时进入慢性骨髓炎期。儿童骨骺板具有屏障作用，脓液一般不易进入邻近关节。

（二）临床表现

1.症状　起病急骤，有寒战、高热，体温可达39℃以上，脉搏加快。患肢有持续、进行性加重的疼痛。儿童可表现为烦躁不安、呕吐与惊厥，重者可发生昏迷及感染性休克。

2.体征　患肢主动与被动活动受限。局部皮肤温度增高，发红，肿胀，干骺处有局限性深压痛。数天后若肿胀、疼痛加剧，提示该处形成骨膜下脓肿。当脓肿穿破骨膜、形成软组织深部脓肿时，疼痛反而减轻，但局部红、肿、热、压痛更为明显。当脓肿穿破皮肤时，体温可逐渐下降，但局部形成窦道。1～2周后，由于骨骼破坏，有发生病理性骨折的可能。

（三）处理原则

早期诊断，早期治疗，控制并防止炎症扩散。

1.非手术治疗

（1）抗生素：早期联合、大剂量应用抗生素。可先使用针对革兰阳性球菌的抗生素并联合广谱抗生素，待获得细菌培养和药敏试验结果后，再作相应调整。体温下降后再连续应用至少

3周,以巩固疗效。

(2)全身辅助治疗:高热时降温、补液、补充维生素;纠正水、电解质和酸碱平衡紊乱,必要时给予少量多次输新鲜血液,以增强患者全身抵抗力。

(3)局部辅助治疗:患肢做持续性皮肤牵引或石膏托固定于功能位,以减轻疼痛、防止关节挛缩畸形及病理性骨折或关节脱位。

2.手术治疗　若早期抗生素治疗2~3 d不能控制感染,局部分层穿刺抽得脓液或炎性液体,即应做局部钻孔引流或开窗减压术,可阻止疾病向慢性骨髓炎发展。

在干骺端钻孔或开窗减压后,应于骨腔内放置2根引流管做持续冲洗引流。近端放置较细的引流管做滴注管,连接用于冲洗的输液瓶,每日24 h连续滴入含有抗生素的溶液1500~2000 ml;远端放置较粗的引流管做吸引,连接负压引流瓶。连续冲洗3周,或持续到体温正常,引出液清亮,连续3次细菌培养结果阴性,即可拔管。

二、慢性骨髓炎

(一)病因与病理

慢性骨髓炎多系急性骨髓炎在急性期未能彻底控制而感染或反复发作,遗留死骨、死腔、窦道演变而成。少数是由于低毒性细菌感染,在发病时即表现为慢性骨髓炎。

急性骨髓炎感染期死骨形成的同时,周围形成死腔。死腔内的死骨、脓液、坏死组织和炎性肉芽组织,经窦道排出。由于炎症的反复刺激,窦道周围组织呈瘢痕增生,局部血液循环障碍,使窦道经久不愈。有时死骨排净后,窦道可暂时闭合;但若慢性炎症未彻底控制,当机体抵抗力降低或局部受伤时,急性炎症又再次发作,如此反复。窦道口周围皮肤长期受炎性分泌液的刺激可发生鳞状上皮癌。

(二)临床表现

静止期可无症状。患肢局部增粗、变形。幼年期发病者,由于骨骺破坏,生长发育受影响,肢体呈现短缩或内、外翻畸形。周围皮肤菲薄,易破溃形成慢性溃疡或窦道。窦道口肉芽组织增生,流出臭味脓液,有时排出小的死骨;死骨排净后,窦道可暂时闭合。周围皮肤有色素沉着或湿疹样皮炎。急性发作时,局部有红、肿、热及明显压痛,原已闭合的窦道口开放,流出大量脓液或死骨。全身可出现衰弱、贫血等慢性中毒表现。

(三)处理原则

以手术治疗为主。原则是清除死骨、炎性肉芽组织和消灭死腔。手术方法较多,应根据病情加以选择。

1.病灶清除术　在骨壳上开洞,清除脓液、炎性肉芽组织,摘除死骨,切除窦道。骨腔较大时应填塞死腔,或病灶清除后实行灌洗疗法。腓骨、肋骨等非重要部位的慢性骨髓炎,可将病骨整段切除。窦道口皮肤癌变或足部慢性骨髓炎长期不愈者,可行截肢术。

2.消灭死腔的方法

(1)碟形手术:清除病灶后,凿除死腔边缘的硬化骨质,使其呈口大底小的碟形,以使周围软组织逐渐贴近而消灭死腔。若周围软组织少而不能缝合时,放入抗生素,用凡士林纱布填平创口,用管型石膏固定,开洞换药,直到伤口达二期愈合(OT疗法)。

(2)肌瓣填塞清除病灶,修整骨腔边缘后,可用附近肌肉做带蒂肌瓣填塞骨腔,消灭死腔。适用于骨腔较大者。

3.闭式灌洗 小儿患者在清除病灶后,可做闭式灌洗,即连续滴入含抗生素的溶液2～4周,待引流液清亮时,即可拔管。

4.庆大霉素、骨水泥珠链填塞术 由于骨髓炎局部瘢痕组织形成,即使全身应用抗生素,局部亦不易达到有效浓度;加上病灶清除术后,骨腔较大,愈合困难。因此用庆大霉素粉剂与骨水泥混合,制成直径7 mm左右的圆珠,以不锈钢丝串连成珠链,置入骨腔内;可缓慢地释放出有效浓度的庆大霉素,增加局部抗生素浓度。

三、护理措施

(一)术前护理

1.降温

(1)观察生命体征,每4 h监测体温、脉搏一次。

(2)体温高于39℃时,采取物理降温,如酒精或温水擦浴、冰袋冷敷、冰水灌肠等;必要时给予药物降温。应用降温措施后,应观察患者的体温变化。

(3)发热患者由于液体丢失较多,应鼓励多饮水,并遵医嘱给予补液,维持水、电解质及酸碱平衡。患者出汗较多时,应及时擦洗,更换衣裤、床单,注意保暖,卧床休息。

2.用药 控制感染抗生素应现配现用,以免降低疗效;注意药物配伍禁忌;按计划滴入,以保持血液中抗生素的浓度。注意观察有无药物的过敏反应及毒副作用。待获得细菌培养及药物敏感试验结果后做相应调整。

3.缓解疼痛

(1)制动:局部用皮牵引或石膏托妥善固定,以减轻疼痛和预防病理性骨折。对于固定的患者,应按牵引或石膏护理常规进行。

(2)抬高患肢以利静脉血回流,减轻肿胀或疼痛。

(3)保护患肢,尽量减少物理刺激;搬动肢体时,支托上、下关节,动作轻柔,以防诱发病理性骨折。

(4)床上安置护架,避免棉被直接压迫患处加重疼痛。

(二)术后护理

1.引流管的护理 术后留置引流管、持续冲洗的患者,保持冲洗、引流的通畅,防止管道扭曲、受压。滴入管应高出床面60～70 cm,引流瓶应低于患肢50 cm,以防引流液逆流。术后12～24 h内应快速滴入,以后减慢至50～60滴/分,直至引流液清亮,符合拔管指征。冲洗期间,密切观察并记录冲洗液的量、引流物的颜色、量、性质。若出入量差额较大时,提示有管道的堵塞,应调整引流管位置,加大负压吸引力或加压冲洗,以冲出管道内的阻塞物。冲洗液应及时更换,严格无菌操作。

2.促进皮肤愈合 保持石膏、敷料干燥、整洁;对消瘦衰弱者,每2 h翻身一次,按摩骨隆突处及长期受压部位的皮肤,以防压疮发生;协助医师定期更换敷料,保持创口干燥。

3.预防肢体畸形 练习患肢肌肉的等长收缩,以感到肌肉轻微酸痛为度。帮助患者按摩患肢,未固定的肢体应做关节全方位的活动。

4.心理支持 护理人员及家属应关心患者,鼓励其多与他人接触,提供娱乐活动以分散注意力。骨髓炎的脓性引流液常因具有恶臭味而使患者自尊受损,可向患者解释此为感染常见的征象。使用除臭剂维持清新空气,可减少患者的不安。

四、健康教育

1.向患者及家属解释长期彻底治疗的必要性,并强调出院后继续服用抗生素的重要性。

2.指导伤口的护理及饮食调节,注意高蛋白、高热量、高维生素、易消化食物的摄入,以增加机体免疫力,促进创口愈合。

3.指导患者有计划地进行功能锻炼。日常活动时注意预防意外伤害及病理性骨折。

第六节 颈椎病护理

颈椎病是因颈椎间盘退行性变及其继发性改变、刺激或压迫邻近组织而引起各种症状和体征,称之为颈椎病。

一、评估要点

1.病因与诱因

(1)颈椎间盘退行性变是颈椎病的发生和发展的最基本原因。

(2)先天性或发育性颈椎管狭窄,胚胎时期或发育过程中椎弓过短。

(3)慢性损伤,如长久伏案工作。

2.症状与体征

(1)神经根型颈椎病:颈部疼痛及僵硬感。

(2)脊髓型颈椎病手部发麻:活动不灵,下肢乏力,脚底有踩棉花样感觉。

(3)交感神经型颈椎病头痛:头晕,视力下降,心律不齐,眼花,心率过缓,血压下降等症状。

(4)椎动脉型颈椎病眩晕:突发性弱视、复视、猝倒。

二、护理要点

1.护理问题

(1)疼痛。

(2)感知改变。

(3)潜在并发症,如术后出血、感染、呼吸困难。

(4)有受伤的危险。

2.护理措施

(1)非手术治疗的护理

①保持有效牵引,牵引重量逐渐增加,从而减轻或解除神经根和椎动脉的刺激和压力。

②局部推拿按摩,减轻肌肉痉挛,改善局部血液循环。

③颈托或围领的应用。药物治疗及局部封闭疗法。

(2)手术治疗的护理。

①术前做好常规准备并给予心理支持。

②术后严密观察生命体征的变化,注意伤口出血情况,及时更换颈部敷料,保持引流通畅。一旦患者出现呼吸困难、烦躁,应在通知医师的同时,立即敞开敷料,剪开颈部切口缝线,以利积血外溢,解除气管压迫。

③术后常规备气管切开包。常规进行雾化吸入,鼓励患者深呼吸和有效的咳嗽。

(3)预防术后其他并发症。

①如切口感染,肺部感染、压疮等。

②遵医嘱合理给予抗生素,按护理常规做好基础护理和专科护理。

三、健康教育

1.向患者讲明疾病的病因、表现,教会患者及家属牵引、推拿按摩的方法与注意事项。一旦病情变化,及时就诊。

2.学会自我保健,定时改变姿势,宜睡硬板床。避免头颈部过伸或过屈。

第七节　腰腿痛护理

腰腿痛是指下腰、腰骶、骶髂、臀部等处的疼痛,有时伴有一侧或双侧下肢痛和马尾神经症状。腰椎间盘突出和腰椎管狭窄是导致腰腿痛的常见疾病。

一、评估要点

1.病因与诱因

(1)急、慢性损伤腰部肌肉、韧带、椎间小关节的急、慢性损伤。

(2)感染性疾病脊柱结核、硬膜外感染等。

(3)非感染性炎症类风湿性关节炎。

(4)功能性缺陷姿势性脊柱侧突、驼背。

2.症状与体征

(1)腰痛是最常见症状,也是最早期的症状。

(2)下肢痛。

(3)马尾神经受压表现为双侧大小腿、足跟后侧及会阴部感觉迟钝,大小便功能障碍。

(4)姿势、步态的改变,如脊柱侧弯、跛行、腰部活动受限。

(5)压痛、叩击痛。

(6)感觉、运动和反射的改变。

(7)直腿抬高试验及加强试验阳性。

二、护理要点

1.护理问题

(1)疼痛。

(2)活动无耐力。

(3)潜在并发症,如肌肉萎缩、神经根粘连。

2.护理措施

(1)减轻疼痛。

①绝对卧硬板床休息,有利于减轻脊柱旁肌肉痉挛所引起的疼痛。

②采取正确卧位:抬高床头 20°,膝关节屈曲,放松背部肌肉。

③骨盆牵引:持续正确的骨盆牵引,可减轻肌肉痉挛。

④皮质类固醇硬膜外注射。

⑤理疗、推拿和按摩。

(2)活动与功能锻炼。

(3)心理支持。

(4)提供有关疾病康复的知识。

三、健康教育

1.有脊髓受压的患者应带腰围 3~6 个月,指导患者平时坐、卧、立、行和在劳动时应采取正确的姿势。

2.教会患者及家属有关腰腿痛防治的知识,积极参加适当体育锻炼。

第八节 断肢再植护理

对完全、不完全断离的肢体,应采取清创、血管吻合、骨骼固定、肌腱和神经修复等一系列外科手术,将肢体再重新缝合回机体原位,加之术后各方面综合处理,使其完全存活并最大程度地恢复功能,称为断肢再植。

一、评估要点

1.病因与诱因 意外损伤所致断肢。

2.症状与体征 休克,脑部出现损伤、血管断裂和栓塞及远端肢体苍白、冰凉、感觉消失。

二、护理要点

1.护理问题

(1)体液不足:与术前失血和术中渗血、失液有关。

(2)组织灌注量改变:与血管断裂与血管吻合处栓塞有关。

2.护理措施

(1)现场急救包括止血、包扎、保存断肢及迅速转运。

(2)术前给予彻底清创,及时、足量的输血、输液。做好术前准备。

(3)术后定期观察断肢血运、生命体征,给予输液,以保持体液平衡,防止水电解质、酸碱平衡失调。补充血容量,防止休克。

(4)防止血管痉挛、使血管闭塞。

(5)术后发现血容量不足时,应及时给予输血,忌使用升压药物。

(6)术后根据医嘱,及时适量地应用抗凝剂和扩张血管的药物,以保证血液循环畅通。

三、健康教育

1.宣教注意安全,加强劳动保护。

2.进行健康教育,解释早期活动的重要性,为患者制定功能锻炼计划,定期复查。

3.需做二期手术者,如肌腱、神经的修复,可在 2 个月后进行。

第九节　骨肿瘤护理

一、疾病概要

常见骨肿瘤有骨巨细胞瘤和骨肉瘤。

1.骨巨细胞瘤为我国常见的骨肿瘤病,起源于松骨质的溶骨性肿瘤;骨肉瘤是原发性恶性骨肿瘤中最常见且恶性程度高的肿瘤,多见于长管状骨干骺端。骨巨细胞瘤患者多为20～40岁,主要发生在四肢长管状骨的骨端,常见于股骨下端或胫骨上端。局部有疼痛,其程度与肿瘤生长的速度有关。若侵及关节软骨可影响关节功能。X线片显示病灶在骨端,呈偏心性溶骨性破坏,骨密质膨胀变薄,甚至破溃,肿瘤可侵入软组织。骨巨细胞瘤属 C_0T_1-2M_0-1 的肿瘤,做局部手术刮除,加物理(如液氮)或化学(如氯化锌)处理,冲洗净后再用骨松质或骨水泥填充。若复发宜做肿瘤段切除,行大块骨或假体植入。C_2T_1-2M 属恶性无转移,应广泛或根除切除或截肢。化疗无效,放射疗法虽有效,但照射后易发生肉瘤变;

2.骨肉瘤以10～20岁发病者居多,70%发生在股骨下端和胫骨上端,主要症状是疼痛,开始是间歇隐痛,逐渐转为持续性剧痛,夜间加重且影响睡眠。病变局部肿胀,迅速发展成肿块,表面皮肤温度高,静脉怒张,可出现震颤和血管杂音。X线片显示长管状骨干骺端骨质浸润性破坏,边界不清,可有排列不整齐结构紊乱的肿瘤骨。骨膜下的三角状新骨,称 Codman 三角,沿新血管沉积的反应骨和肿瘤骨,呈日光放射状。周围有软组织肿块阴影。实验室检查可有贫血,血沉增快和碱性磷酸酶增高。骨肉瘤属 C_2T_1-2M_0,由于化学疗法的迅速发展,治愈率不断上升。

二、护理评估

1.健康史　骨肿瘤的发病年龄很有意义,骨肉瘤多见于青少年,骨巨细胞瘤多见于青年人。

2.身体状况

(1)疼痛的评估:骨肉瘤的主要症状是剧烈、持久、夜间加重的疼痛。应评估疼痛进展情况,疼痛的部位,有无压痛、局部皮温增高和静脉怒张。局部活动是否因疼痛而受限或不能活动,甚至完全不能活动。疼痛发作时用什么措施比较有效。

(2)肢体的肿胀程度:良性肿瘤多以肿块为首发症状,肿块坚实无压痛。生长迅速的恶性肿瘤,多在长管状骨干骺端一侧肿胀,当肿瘤穿破骨膜时可形成较大的弥散性肿胀,并有压痛,皮肤发热,浅静脉怒张。良性或恶性骨肿瘤发展巨大时,可压迫血管、神经、肌肉,产生相应症状。

(3)功能障碍:骨肿瘤因靠近关节,故关节活动可受限制。

(4)转移:恶性骨肿瘤,可经血流或淋巴转移到其他部位,如肺转移。

(5)患者的一般健康状况:是否有精神不振、食欲减退、低热、消瘦和贫血等。骨肉瘤严重危害患者健康,常常表现出全身衰竭和恶液质,应定期评估患者的营养状态,皮肤是否有弹性,有无脱水以及体重变化情况。

3.心理状况　肿瘤治疗过程持续时间长,对患者全身及局部损害较大,常常造成患者外观上的改变并遗留残疾,且骨肉瘤转移早,死亡率高。因此,绝大多数在明确诊断后表现出害怕和焦虑,害怕肢体的缺失,害怕依赖,害怕被遗弃,焦虑肿瘤会复发、会肺转移,甚至会对死亡产生预感性悲哀。应充分理解患者的心理反应,作出切合实际的评估。

三、实验室及其检查

根据不同日期的 X 线片、CT 片和生化测定结果,评估肿瘤的进展情况,肿瘤是否侵入软组织,有无肺转移。

四、护理诊断

1.疼痛。
2.营养失调　与营养摄入不足有关。
3.躯体移动障碍。
4.预感性悲哀。

五、预期目标

1.减轻疼痛与其他不适。
2.维持适当营养。
3.帮助、鼓励患者进行康复锻炼。
4.减轻患者及家属的精神压力。

六、护理措施

1.协助患者控制疼痛,并告知其增进舒适的方法(如安排舒适的体位,指导患者做肌肉松弛活动);安排消遣活动,以转移患者注意力(如看电视、阅读书报等);适当给予止痛药物,先给一般止痛药,若无效可加用弱鸦片类制剂,仍不能控制疼痛者则再按规定使用强鸦片类制剂,例如吗啡、哌替啶等,但切忌滥用。

2.补充营养和水分,如皮肤弹性差、患者体重减轻,提示患者的水分补充和营养摄取应加强。可给予高热量、高蛋白质、高维生素饮食,必要时采用静脉高营养补充。

3.协助患者接受各种诊断检查,对患者预定要做的诊断检查,给予详细解释,如穿刺活检或切开活检。使用患者能够理解的词句说明检查的目的和必要性,告知检查过程及应注意的事项,减轻患者焦虑,使其积极配合。

4.安全使用化学疗法,应掌握化学治疗药物的作用和毒性反应,仔细观察抗癌药物引起的毒副作用。将药物适当稀释,防止浓度过高或注射时药物外漏。血小板减少应观察有无皮肤淤点、牙龈出血、鼻出血等。

5.保留肢体肿瘤灭活再植术后护理,术后抬高患肢,适当制动,伤口内引流管接无菌瓶,注意观察创口有无渗液、渗血、渗出量及其性质。

6.做好截肢术后护理。截肢术使患者身体外观发生变化,对患者心理造成巨大的打击,每位患者的反应都不同,要接受、理解患者的行为,给予精神支持。床头备止血带,注意观察创口引流液的量和性质,渗血较多应用棉垫加弹性绷带加压包扎,但加压不应在残肢近侧,以免远端水肿和出血,如创口出血量大应在近侧用止血带止血,并告之医师。观察残端有无水肿、发红、水疱、皮肤坏死、并发感染,是否有残肢疼痛和患肢痛。大腿截肢者应防止髋关节屈曲、外展挛缩,小腿截肢者要避免膝关节屈曲挛缩。指导患者进行残肢锻炼,以增强肌力、保持关节活动范围,鼓励患者使用辅助设备(例如扶车、拐、手杖、吊架),鼓励患者早期下床活动,反复进行肌肉强度和平衡锻炼,为安装假肢做准备。

7.给患者以安慰和心理支持,消除害怕和焦虑,使患者情绪稳定,积极配合治疗,乐观地对待疾病和人生。骨肉瘤患者由于疾病本身,以及手术或化疗反应的影响,生活自理能力下降,应加强护理,配合做好患者的个人卫生,尽可能满足其他生活需要。

（张立民）

第六章　周围血管疾病护理

第一节　概述

一、弹力绷带和弹力袜的使用及注意事项

原发性下肢静脉曲张、原发性深静脉瓣膜功能不全、深静脉血栓形成后综合征以及动静脉瘘等都会引起静脉高压。在非手术治疗期间,用弹力绷带包扎或穿弹力袜,以外部压力抵消各种原因所导致的静脉压力增高,防止深静脉血液经交通支逆流入浅静脉,促进静脉血回流,达到控制和延缓病情发展、改善局部皮肤营养不良、减轻水肿、预防溃疡形成或促进溃疡愈合的目的。对局部有术后残留或复发的曲张静脉,常采取硬化疗法,于局部静脉注入硬化剂后,将注射部位用弹力绷带加压包扎,以保证局部静脉内的硬化剂不被稀释,使硬化剂与静脉壁接触良好,以利血管腔内形成纤维性闭塞,同时也可防止局部形成的栓子向深静脉转移。下肢静脉曲张术后,用弹力绷带加压包扎可防止剥脱部位及切口处的出血。弹力绷带包扎或穿弹力袜可减少静脉血淤滞,促进静脉回流,可预防深静脉血栓形成。在截肢术后,为预防或减轻残端的出血、血肿、肿胀和组织收缩期的残端成形,以及继发慢性溃疡的患者行植皮术后,弹力绷带包扎有利于皮片与创面保护良好的接触,有利于植皮的成活。弹力绷带包扎或穿弹力袜,在血管外科中是一种重要而有效的治疗手段。

(一)弹力绷带的使用和注意事项

使用弹力绷带要根据部位的不同采用不同宽度的绷带,一般上肢采用小号(宽 7 cm)、膝下采用中号(宽 10 cm)、膝上采用大号(宽 13 cm);缠绕的方法取决于使用的目的。用于支持循环的弹力绷带包扎,应起到支持静脉抵消增加的静脉压,又不能压力过大而限制静脉回流或动脉血供为原则。弹力绷带缠绕必须平整无皱折,尤其在关节部位。如膝部活动后,绷带易起皱折,使腘窝受缚,如同止血带。缠绕的松紧程度要适当,以能将一个手指伸入缠绕的圈内为度。包扎弹力绷带应在每日晨起床前进行,若患者已起床,则应让患者重新卧床,抬高肢体10 min,使静脉血排空,然后再包扎。包扎时应从肢体远端开始,逐渐向上缠绕,每晚入睡前去除。使用弹力绷带期间应注意肢端皮肤的色泽、患肢肿胀情况,以观察其效果。

1.硬化治疗、大隐静脉剥脱术等,用于抵消静脉压的弹力绷带,一般用螺旋式缠绕,后一圈至少应与前一圈的1/2重叠。硬化治疗者,从踝部向上对局部做均匀的包扎,维持3～6周。大隐静脉剥脱术者术后应用弹力绷带从足趾至腹股沟部位均匀缠绕,持续1个月以上。

2.非手术治疗的静脉曲张患者则应长期坚持每日使用弹力绷带。深静脉血栓形成急性期过后的患者不论限制活动期,还是开始活动以后都必须使用弹力绷带,至少3个月甚至终生使用,以保护浅静脉和交通静脉瓣膜功能,减轻或消除症状。

3.截肢者需要用弹力绷带包扎残端以利成形。正确的包扎效果应是在残肢末端的压力为大,由远至近递减,绷带的转变应成斜角而缠绕不平。

(二)弹力袜的使用和注意事项

Jo hnson 曾用 Doppler 仪和记录仪对患者穿上长筒循序减压弹力袜及脱去弹力袜一段时间后进行了股静脉血流速度的连续监测,弹力袜的梯度压力分别为:踝部 2.4 kPa(18 mmHg)、小腿 1.9 kPa(14 mmHg)、膝部 1.5 kPa(11 mmHg)、大腿下部 1.2 kPa(9 mmHg)、大腿上部 0.9 kPa(7 mmHg),证明下肢深静脉的压力从下而上是递减的。在试验中还发现,低弹性系数、高伸张性减压袜与高弹性系数、低伸张性减压袜相比,前者在一定范围内对腿产生的压力更恒定,并能有效地使卧床患者及某些运动系统患者的股静脉血流量增加。因此,理想的弹力袜应自下而上地对下肢产生循序递减的压力,起到支持下肢静脉并促使下肢浅静脉血液向深静脉回流,以有效地缓解或改善下肢静脉和静脉瓣膜所承受的压力,使静脉功能不全的临床症状得到明显的改善。

弹力袜的大小必须合乎个人腿部的周径,并应在腿部肿胀消除后让患者躺在床上测量,通常应测量踝部和小腿的周径和膝下 1 寸或腹股沟下 1 寸至足底的长度。穿着弹力袜时,先将弹力袜从头卷到足趾,放入双手,手掌撑开弹力袜,尽量使足趾伸入袜卷,然后以拇指为导引,轻柔向上拉起弹力袜,经过足跟、脚踝和小腿,到达应至之处。必须保证弹力袜平直无皱折,短筒袜应膝下 1 寸处结束,长筒袜应在腹股沟下 1 寸处结束。由于穿至膝部以上时,腘窝处易打折形成止血带作用,尤其在屈膝时更严重,故多用及膝的弹力袜。

(三)弹力绷带和弹力袜的保养

弹力绷带和弹力袜需要经常更换以保持弹性。清洗时用冷水和中性肥皂,轻柔搓洗,将水挤出而不是拧出,平摊在毛巾上晾干,不能烘烤和在阳光下暴晒,以延长使用寿命。

二、血管手术前后及抗凝治疗的护理

血管手术包括下肢静脉血栓取栓术、静脉剥脱术、动脉血栓内膜剥脱术以及血管重建术等。因血管手术的术前术后护理有其特殊性,如处理不当、忽视或缺乏应有的认识,轻则招致手术失败,重则发生严重并发症,甚至威胁生命。

1. 术前护理

(1)对患者进行必要的思想工作,不仅要建立患者战胜疾病的信心,而且要使患者了解治疗的概况,从而取得患者的配合。如下肢血栓闭塞性脉管炎的患者,应劝其立即禁烟,避免滥用会成瘾的止痛药(杜冷丁等),并在护士指导下可进行 Burger 活动,以促使侧支循环的建立,对进行血管重建手术的患者,因术后必须卧床 1～2 周,故术前应训练患者卧床排大、小便的习惯。为避免术后次日即排大便,术前 2～3 d 即应食少渣饮食,术前晚灌肠以尽量排空结、直肠内积粪。

(2)在进行较大的血管手术前,特别是高龄体弱的患者,应全面了解脑、心、肺、肝、肾功能的检查结果。尤其是患有糖尿病或隐性糖尿病的患者、术前应进行治疗,以免因感染而导致手术失败。

(3)为避免手术发生感染,对皮肤准备应有严格的要求,应术前沐浴和更换清洁内衣,要注意擦洗手术部位的皮肤,特别位于腹股沟部位的手术,术前更应对会阴、肛门部位用沐浴露反复清洗。对下肢静脉曲张已并发慢性小腿溃疡者,即使溃疡处感染基本已获控制,但术前仍应每日至少早晚各换药一次,更换消毒敷料,严密加以包扎,以免渗液污染周围皮肤,并于术前 2～3 d 即须用 75% 酒精擦净和消毒周围皮肤,每日 1～2 次。

（4）进行凝血功能的测定，包括血小板计数、出血时间、凝血时间（试管法）和凝血酶原时间等测定，以供术后进行抗凝治疗参考之用，并应了解患者有无出血倾向或血友病病史。

（5）对下肢静脉疾病伴有下肢水肿者，术前数日即应抬高患肢约30°，使患肢位置高于心脏水平，以利于静脉、淋巴回流和减轻患肢水肿。

（6）为取得对血管重建手术较好的治疗效果，对某些疾病（如血栓闭塞性脉管炎）应在病情稳定期手术，以免术后病变继续发展或血管重建部位再次阻塞。在术前护理工作中，密切观察病情做出准确判断。另外在血管重建术前应常规给予抗生素治疗3 d，以防感染。

2.术后护理

（1）体位：下肢曲张静脉剥脱术后即用绷带加压包扎，鼓励患者次日即下地行走，2周后拆除绷带。凡属血管重建手术，在静脉手术的部位应卧床制动1周；在动脉手术的部位应卧床制动2周；如采用自体血管或人造血管移植者，则根据移植血管的种类不同而有差异，如果自体血管易于愈合则可稍短，反之则较长。必须指出的是，制动并非禁止活动，术后仍应立即做足伸屈动作，以助小腿静脉血液回流。

（2）术后肢体位置和活动：不论何种类型手术，如属静脉疾病手术，术后下肢均应抬高30°，使患肢位置高于心脏水平，且腘部不应垫枕，以利于下肢静脉回流。凡属动脉疾病手术，术后则患肢平置即可。无论是动脉或静脉手术后均应立即鼓励做足背伸屈动作，借腓肠肌群的收缩挤压，以利小腿深静脉血液回流，特别是深静脉血栓取除术后更应早期活动，以免血栓再次形成延伸而可能并发肺栓塞，实际上如静脉回流通畅，亦有利于动脉重建手术的成功。

（3）血管通畅度的观察：动脉或静脉重建术后，必须根据患肢远端皮肤温度、色泽、感觉和脉搏强度来观察血管通畅度。如动脉重建术后出现肢端麻木、疼痛、皮色苍白或瘀紫、皮温降低，动脉搏动减弱或消失，或静脉重建术后出现肢体肿胀、皮色瘀紫、皮温下降或静脉怒张，则应考虑血管重建部位可能发生痉挛或继发性血栓形成，必要时须急症手术探查。

3.抗凝剂应用时的观察　血管手术后一般不做抗凝治疗，如果施行动脉血栓内膜剥脱或静脉血栓取除术后，均应进行抗凝治疗，以防止继发性血栓形成。在抗凝治疗时要严密观察有无全身性的出血倾向和切口渗血情况，以防抗凝药物应用过量而未被及时发现导致严重的并发症，护士应熟知抗凝疗法实施的细则。

4.留置溶栓导管的护理

（1）保持溶栓导管的通畅，伸直穿刺下肢，翻身时应水平翻动，避免导管扭曲、打折、牵拉及脱出。

（2）术区压迫带松紧适宜，以不出血为宜，24 h后取下。

（3）应用抗凝溶栓药，应密切观察术区敷料是否清洁，有无渗出及皮下水肿，并观察有无肉眼血尿或齿龈出血等征象，如有异常立即通知医生。

（4）术区敷料如有渗血、脱落或污染及时通知医生处置。

（5）使用压力泵进行治疗时，当溶栓导管有阻力、气泡或储存电量不足时压力泵通常会报警，应通知医生查明原因，及时排除故障，防止延误过久而造成溶栓导管栓塞。

（6）发现溶栓导管有血液返流，应立即进行肝素冲管以免导管栓塞。

（7）碗扣式留置溶栓泵在给药前应先抽回血，见回血后方可给药，如无回血或给药时有阻力应通知医生查明原因，不可强行注入以免引起栓塞。

（8）碗扣式溶栓导管在每次用药后用1∶3000肝素封管，封管时应边注射边退出注射器，以免血液回流造成导管阻塞。

（9）注意观察有无发热、腹痛症状。

（10）输液泵管应每日更换一次。

（11）拔除溶栓导管前 4 h 应停止应用抗凝溶栓药物。

（12）拔管后平卧 6 h，术区砂袋 6 h 取下，24 h 后离床活动。

第二节　下肢静脉曲张护理

下肢静脉曲张，即下肢浅静脉伸长、迂曲而呈曲张状态。

一、病因和病理生理

先天性或后天性因素所致的静脉壁软弱、静脉瓣缺陷及浅静脉内压力升高，是引起浅静脉曲张的主要原因。

1. 先天发育异常　先天性静脉瓣膜稀少或缺如和静脉壁薄弱是全身支持组织薄弱的一种表现，与遗传因素有关。

2. 后天性致病因素　任何加强脊柱重力的因素，如长期站立、重体力劳动、妊娠、慢性咳嗽、习惯性便秘等，都可使静脉瓣膜承受过度压力而逐渐松弛、正常关闭功能受到破坏。循环血量经常超过回流的负荷，可造成静脉压力升高并扩张，致瓣叶相对性关闭不全。当大隐静脉瓣膜遭到破坏而关闭不全后，即可影响远侧和交通静脉的瓣膜，甚至通过交通支而影响小隐静脉。静脉瓣膜和静脉壁距离心脏愈远，强度愈差，但静脉压力却愈高。因此，下肢静脉曲张后期的进展要比初期迅速，曲张的静脉在小腿部远比大腿部明显。

下肢静脉高压致浅静脉扩张、毛细血管通透性增加，血液中的大分子物质渗入组织间隙，并积聚、沉积在毛细血管周围，形成阻碍皮肤和皮下组织细胞摄取氧气和营养的屏障，导致皮肤和皮下组织水肿、纤维化、皮下脂肪坏死和皮肤萎缩、坏死，最后形成溃疡。

二、临床表现

单纯性下肢静脉曲张主要表现为下肢浅静脉曲张、蜿蜒扩张迂曲。早期仅在长时间站立后感小腿肿胀不适，至后期深静脉和交通静脉瓣膜功能破坏后，可出现踝部轻度肿胀和足靴区皮肤营养不良的变化，包括皮肤萎缩、脱屑、瘙痒、色素沉着、皮肤和皮下组织硬结、湿疹和溃疡形成。

三、辅助检查

1. 特殊检查

（1）大隐静脉瓣膜功能试验：患者平卧，抬高受检下肢，使静脉空虚，在大腿根部扎上止血带以压迫大隐静脉，然后患者站立，10 s 内放开止血带，若出现自上而下的静脉逆向充盈并扩张，提示瓣膜功能不全。若未放开止血带前，下方的静脉在 30 s 内已充盈并曲张，则表明交通静脉瓣膜关闭不全。应用同样原理，在腘窝部扎上止血带，可检测小隐静脉瓣膜的功能。

（2）深静脉通畅试验：用止血带阻断大腿浅静脉主干，嘱患者连续用力踢腿或做下蹲活动十余次。随着小腿肌泵收缩迫使浅静脉血液向深静脉回流而排空。若在活动后浅静脉曲张更为明显,张力增高,甚至出现下肢胀痛,则表明深静脉不通畅。

(3)交通静脉瓣膜功能试验:患者仰卧,抬高受检下肢,在大腿根部扎止血带。然后从足趾向上至腘窝缚缠第一根弹性绷带,再自止血带处向下,扎上第二根弹性绷带。让患者站立,一边向下解开第一根弹性绷带,一边向下继续缚缠第二根弹性绷带,如果在两根绷带之间的间隙内出现曲张静脉,即意味该处有功能不全的交通静脉。

2.影像学检查

(1)下肢静脉造影术:能够观察到深静脉是否通畅、静脉的形态改变、瓣膜的位置和形态。根据造影剂返流的情况将下肢静脉瓣膜功能不全分为5级:造影剂无返流或受阻于股浅静脉第1对瓣膜以上者为0级,返流至大腿中段为1级,至膝关节为2级,至膝以下为3级,返流至踝关节为4级。

(2)无创性血管检查:超声多普勒血流仪能确定静脉返流的部位和程度,超声多普勒显像仪可以观察瓣膜关闭活动及有无逆向血流。

四、诊断

1.症状和体征　　下肢肿胀、不适,浅静脉曲张,可见色素沉着。

2.特殊检查和影像学检查　　可明确下肢静脉瓣膜功能和深静脉通畅与否。

五、处理原则

1.非手术疗法　　适用于:①病变局限,症状较轻;②妊娠期间发病,分娩后症状有可能消失;③症状虽然明显,但不能耐受手术者。患肢穿弹力袜或用弹性绷带,使曲张静脉处于萎瘪状态。弹力袜的压力差应远侧高而近侧低,以利回流。此外,还应避免久站、久坐,间歇抬高患肢。

2.硬化剂注射　　将硬化剂注入曲张的浅静脉内造成化学性静脉内皮损伤和炎症,导致静脉内血栓形成和纤维性闭塞。适用于病变小而局限者,亦可作为手术的辅助疗法,以处理残留的曲张静脉。

3.手术治疗　　治疗下肢静脉曲张的根本方法。原则:①高位结扎大隐或小隐静脉;②剥脱曲张的大隐或小隐静脉;③结扎功能不全的交通静脉。

六、并发症及其处理

1.血栓性浅静脉炎　　曲张静脉内血流缓慢,易引起血栓形成及非感染性静脉炎。可用局部热敷等治疗,但常遗有局部硬结并与皮肤粘连。症状消退后,行静脉曲张的手术治疗。

2.湿疹和溃疡形成　　踝上足靴区是离心较远而承受压力较高的部位,又有恒定的交通静脉,一旦瓣膜功能破坏,淤血加重,皮肤将发生退行性变化,常有瘙痒和湿疹,破溃后引起经久不愈的溃疡,并继发感染。溃疡经湿敷创面、抬高患肢及局部换药后基本都能愈合,继之采取手术治疗。

3.曲张静脉破裂出血　　大多发生于足靴区及踝部。经抬高患肢和局部加压包扎,一般均能止血,必要时予以缝扎止血,以后再做手术治疗。

七、护理措施

1.术前护理

(1)减少下肢静脉血液淤滞及水肿

①缚扎弹性绷带或穿弹力袜:行走时应使用弹性绷带或穿弹力袜,促进静脉回流。应用前患者应躺下并抬高患肢。

②维持良好姿势:坐时双膝勿交叉过久,以免压迫、影响腘窝静脉回流。

③避免引起腹内压和静脉压增高的因素:保持大便通畅、防止便秘,避免长时间站立,肥胖者应有计划地减轻体重。

④卧床时抬高患肢 $30°\sim40°$,以利静脉回流。

(2)下肢皮肤薄弱处应加以保护,以免破损。

(3)术前皮肤准备:为避免术后发生切口感染,做好充分的皮肤准备,包括下肢皮肤湿疹和溃疡的治疗和换药等。

2.术后护理

(1)卧床休息:抬高患肢 $30°$,促进静脉回流。

(2)应用弹性绷带:弹性绷带应自下而上包扎,包扎不应妨碍关节活动,并注意保持合适的松紧度,以能扪及足背动脉搏动和保持足部正常皮肤温度为适宜。弹性绷带一般需维持 2 周方可拆除。

3.观察手术切口如有无切口或皮下渗血,局部切口有无红、肿、压痛等感染征象。

4.早期活动　卧床期间指导患者做足背伸屈运动;术后 24 h 鼓励患者下床活动,促进下肢静脉回流,以免下肢深静脉血栓形成。

5.有小腿慢性溃疡者,应继续换药,并使用弹性绷带护腿。

八、健康教育

1.指导患者进行适当的体育锻炼,增强血管壁弹性。

2.继续应用弹性绷带或弹力袜 $1\sim3$ 个月。

3.平时应保持良好的姿势,避免久站、坐时双膝交叉过久,休息时抬高患肢。

4.避免用过紧的腰带、吊袜和紧身衣物。

5.保持大便通畅,避免肥胖。

第三节　深静脉血栓护理

深静脉血栓形成是指血液在深静脉内不正常地凝结、阻塞管腔,导致静脉回流障碍。全身主干静脉均可发病,尤其下肢静脉。若未予及时治疗,将造成程度不一的慢性深静脉功能不全,影响生活和工作,甚至致残。

一、病因和病理

静脉壁损伤、血流缓慢和血液高凝状态是导致深静脉血栓形成的三大因素,多发生于手术后或制动患者。静脉壁损伤时,内膜下层及胶原裸露,可激活血小板释放多种具有生物学活性的物质,启动内源性凝血系统,若同时存在血流缓慢和血液高凝状态,可使血小板和白细胞容易聚积、黏附和沉积在内膜上并形成血栓。典型的血栓包括:头部为白血栓,颈部为混合性血栓,尾部为红血栓。血栓形成后的演变过程包括:向主干静脉近端和远端滋长蔓延;其后,在纤溶酶的作用下可溶解消散,或血栓与静脉壁粘连并逐渐机化;最终形成边缘毛糙管径粗细不一的再通静脉,即管化和内膜化。

二、临床表现

临床表现主要为相关静脉远端回流障碍的症状。

1.上肢深静脉血栓形成　主要表现为前臂和手部肿胀、疼痛,手指活动受限;上肢处于下垂位时,症状加剧。血栓发生在腋、锁骨下静脉汇合部者,肿胀范围累及整个上肢,伴有上臂、肩部、锁骨上和患侧前胸壁等部位的浅静脉扩张。

2.上、下腔静脉血栓形成　上腔静脉血栓形成除有上肢静脉回流障碍的临床表现外,还有面颈部和眼睑肿胀,球结膜充血水肿;颈部、胸壁和肩部浅静脉扩张;常伴有头痛、头胀及其他神经系统和原发疾病的症状。下腔静脉血栓形成的临床特征为:双下肢深静脉回流障碍,躯干的浅静脉扩张。

3.下肢深静脉血栓形成　最为常见。根据血栓发生的部位、病程及临床分型不同而有不同表现。

(1)中央型:血栓发生于髂股静脉,左侧多于右侧。特征为起病急骤,患侧髂窝、股三角区有疼痛和触痛,浅静脉扩张,下肢肿胀明显,皮温及体温均升高。

(2)周围型:包括股静脉及小腿深静脉血栓形成。前者的主要临床特征为大腿肿痛,但下肢肿胀不严重;后者的临床特点为突然出现的小腿剧痛;患足不能着地踏平,行走时症状加重;小腿肿胀且有深压痛,踝关节过度背屈,试验时小腿剧痛(Homans 征阳性)。

(3)混合型:即下肢深静脉血栓形成。主要表现为全下肢普遍性肿胀、剧痛、苍白和压痛,常有体温升高和脉率加速(股白肿);任何形式的活动都可使疼痛加重。若继续发展,肢体肿胀可使下肢动脉受压而致血供障碍,表现为足背和胫后动脉搏动消失,进而小腿和足背出现水疱,皮肤温度明显降低并呈青紫色(股青肿);若不及时处理,肢体可发生坏死。

三、处理原则

急性期以血栓消融为主,中晚期则以减轻下肢静脉淤血和改善生活质量为主要处理原则。

1.非手术治疗　包括一般处理、溶栓、抗凝和祛聚疗法。

(1)一般处理:卧床休息,抬高患肢,适当应用利尿剂以减轻肢体肿胀。全身症状和局部压痛缓解后,可进行轻便活动。下床活动时,应穿弹力袜或用弹性绷带。

(2)溶栓疗法:适用于病程不超过 72 h 者。常用药物为尿激酶,主要作用是将体内的纤溶酶原激活为纤溶酶,后者可水解血栓内的纤维蛋白而达到溶栓目的。维持约 7～10 d。

(3)抗凝疗法:适用于范围较小的血栓。通过肝素和香豆素类抗凝剂预防血栓的繁衍和再生,促进血栓的消融。一般以肝素开始,然后使用香豆素衍化物,如华法林,至患者恢复正常生活,约 2 个月。

(4)祛聚疗法:祛聚药物包括右旋糖酐、阿司匹林、双嘧达莫(潘生丁)和丹参等,能扩充血容量、稀释血液、降低黏稠度,又能防止血小板凝聚,常作为辅助疗法。

2.手术治疗　常用于下肢深静脉,尤其髂股静脉血栓形成不超过48 h者。对已出现股青肿征象、且病期较长者,亦应行手术取栓以挽救肢体。原则是采用Fogany导管取栓,术后辅以抗凝、祛聚疗法,防止再发。

四、护理措施

(一)预防血栓形成

1.增加活动　手术、分娩、长期卧床等是引发深静脉血栓形成的重要因素,应预防深静脉血栓形成:①长期卧床患者,应协助其定时翻身。②对手术后、产后妇女,应指导和鼓励其早期床上活动,包括深呼吸、下肢的被动及主动活动,如膝、踝、趾关节的伸屈、举腿活动。若病情允许,鼓励此类患者尽早离床活动。

2.避免血液淤滞　避免在膝下垫硬枕、过度屈髋,以免影响静脉回流;避免用过紧的腰带、吊袜和紧身衣物。

3.预防静脉管壁受损　对长期输液者,尽量保护其静脉,避免在同一静脉的同一部位反复穿刺;输注刺激性药物时,避免药液渗出血管外。

4.早期发现　手术后或产后患者若出现站立后下肢沉重、胀痛等不适,应警惕下肢深静脉血栓形成的可能,及时报告医师,并协助处理。

(二)非手术治疗的护理

1.卧床休息　急性期患者应绝对卧床休息10～14 d,床上活动时避免动作幅度过大;禁止按摩患肢,以防血栓脱落。

2.抬高患肢　患肢宜高于心脏平面20～30 cm,以促进血液回流,防止静脉淤血;并可降低下肢静脉压,从而减轻水肿与疼痛。

3.病情观察　观察患肢脉搏和皮肤温度的变化,每日测量并记录患肢不同平面的周径。

4.并发症的观察

(1)出血:抗凝疗法期间,每日检查凝血时间或凝血酶原时间,判断有无出血倾向。

(2)肺动脉栓塞:若患者出现胸痛、呼吸困难、血压下降等异常情况,提示可能发生肺动脉栓塞,应立即嘱患者平卧、避免做深呼吸、咳嗽、剧烈翻动,同时给予高浓度氧气吸入,并报告医生,配合抢救。

5.禁烟　以防烟中尼古丁刺激引起静脉收缩、影响血液循环。

6.饮食　进食低脂、含丰富纤维素的食物,以保持大便通畅,尽量避免因排便困难引起腹内压增高,影响下肢静脉回流。

7.术前准备　除做好常规准备外,还应:

(1)全面了解年老体弱患者的心、脑、肺、肝、肾等重要器官的功能。

(2)了解出、凝血系统的功能状态。

(3)训练患者卧床大、小便;为避免术后过早排便,术前2～3 d起少渣饮食,术前晚灌肠,排空积粪。

(三)术后护理

1.常规护理

(1)观察穿刺部位:密切观察穿刺部位有无局部渗血或皮下血肿形成。

(2)观察穿刺侧肢体:密切观察穿刺侧肢体足背动脉搏动情况、皮肤颜色、温度及毛细血管充盈时间,询问有无疼痛及感觉障碍。

(3)心理护理:由于术后常在右颈部或腹股沟留置导管及导管鞘,使患者产生不适感,护理人员应给患者解释留置导管的作用及注意事项,关心体贴患者,使患者情绪稳定配合治疗和护理。

(4)观察出血:出血为下肢静脉血栓介入治疗过程中的并发症,一旦发生内脏出血,特别是颅内出血可以导致患者的死亡,应给以高度重视。一旦发生穿刺部位、皮肤黏膜、牙龈、消化道、中枢神经系统等出血,应立即停止使用抗凝和溶栓药物。

(5)生命体征的观察:加强生命体征的监护,术后遵医嘱测血压、脉搏、呼吸直至平稳,同时观察有无对比剂反应及肺栓塞的发生。如果有异常现象,应协助医师及时处理。

(6)溶栓导管的护理:妥善固定,防止脱出、受压、折曲和阻塞。溶栓导管引出部皮肤每日用0.5%碘伏消毒,并根据情况更换敷料,防止局部感染和菌血症的发生。按医嘱执行导管内用药,在治疗过程中要保持导管的妥善固定,必要时行超声或造影检查调整导管位置,以提高血栓内药物浓度,发挥理想疗效。导管部分或完全脱出后根据情况在无菌操作下缓慢送入或者去导管室处理。

(7)足背静脉溶栓的方法和护理:当采取足背留置针静脉推注尿激酶时,可根据栓塞部位扎止血带,最常用的在大腿、膝关节上、踝关节上方扎止血带一根,目的是阻断表浅静脉,让药物通过深静脉注入,以达到更好的溶栓效果,推注完毕后从肢体远端起每隔5 min依次去除止血带。

(8)抗凝的护理:根据医嘱常规给予肝素或低分子肝素5000 U皮下注射,并观察出凝血时间及有无牙龈和皮肤黏膜出血等现象。

(9)预防感染:术后遵医嘱应用抗生素治疗,保持穿刺点的清洁,密切观察体温的变化,预防感染的发生。

(10)卧床的护理:由于保留导管溶栓的患者需要卧床休息,对于年龄较大和肥胖的患者,应定时给予翻身和背部按摩以防压疮的发生。

2.并发症的观察与护理

(1)肺栓塞:下肢静脉血栓形成最大的危害在于致命性肺栓塞,是由于栓子脱落堵塞肺动脉所致。主要表现为呼吸困难、胸痛、咯血、咳嗽等症状。为预防肺栓塞的发生,可使用下腔静脉滤器,并且在溶栓过程中动作要轻柔,防止栓子脱落。未放置滤器的患者,术后应让患者严格卧床;备好抢救药品及器材严密观察病情变化,必要时监测心电图与血气分析。

(2)滤器并发症:下腔静脉置入术后可能发生滤器移位、血栓闭塞或穿孔。护士应了解滤器的种类和型号,以便于对可能发生的并发症进行判断。滤器移位多移向近心端,一般无临床症状,若移位到肾静脉开口的位置,可导致肾静脉血流受阻,如果滤器移位至右心房、右心室、肺动脉可引起心律失常和心包填塞。若出现血压下降、心率增快、面色苍白及末梢循环障碍等休克表现及有腹痛、背痛等,立即通知医生进行抢救。术后第1、第6、第12个月分别摄卧位腹部平片,观察滤器的形态位置。

(3)下腔静脉阻塞:常发生在大量血栓脱落陷入滤器时,若血栓脱落至下腔静脉滤器内而阻断下腔静脉血液时,患者则出现一侧下肢肿胀发展成两侧下肢肿胀。

五、健康教育

1. 对既往有周围血管疾病史的高危患者,应采取积极的预防措施,避免血栓形成。

2. 指导患者避免久站、坐时双膝交叉过久,休息时抬高患肢。

3. 术后、产后患者早期下床活动,经常按摩肢体肌肉,以促进血液循环。

4. 告知患者腰带不要过紧、勿穿吊袜和紧身衣物,以免影响血液循环。

5. 控制饮食,减少动物脂肪的摄入,饮食宜清淡、易消化。

6. 要有自我保健意识,保持心情愉快。

7. 根据医嘱服用抗凝药,预防血栓再形成,告知患者用药的注意事项及食物的相互影响。如菠菜、动物肝脏可降低药效,阿司匹林、二甲双胍合用增加抗凝作用等。

8. 定期复查　术后前 4 周,每周复查凝血酶原时间 1 次。每月复查 1 次多普勒超声、腹部 CT 等,如出现下肢肿胀,皮肤颜色、温度有异常情况,应及时复诊。

第四节　血栓闭塞性脉管炎护理

血栓闭塞性脉管病是一种累及血管的炎症性和慢性闭塞性疾病,好发于男性青壮年。

一、病理

病变主要累及四肢的中、小动静脉,常起始于动脉,后累及静脉,由远端向近端发展,病变呈节段性。早期,血管壁全层非化脓性炎症、血管内皮细胞和成纤维细胞增生、淋巴细胞浸润、管腔狭窄和血栓形成。后期,炎症消退,血栓机化,有新生毛细血管形成,动脉周围有广泛纤维组织形成,常包埋静脉、神经组织,闭塞血管远端的组织可出现缺血性改变甚至坏死。静脉受累时的病理改变与病变动脉类同。

二、临床表现

起病隐匿,进展缓慢,呈周期性发作。临床按肢体缺血程度和表现,分为三期。

第一期　局部缺血期:主要系动脉痉挛和狭窄所致;以功能性变化为主。患肢有麻木、怕冷和针刺等异常感觉,轻度间歇性跛行,短暂休息后可缓解。患肢皮肤温度稍低,色泽较苍白,足背或胫后动脉搏动减弱,可反复出现游走性浅静脉炎。

第二期　营养障碍期:动脉完全闭塞,仅靠侧支循环维持肢体的血供;以器质性变化为主。上述症状加重,间歇性跛行愈来愈明显,出现持续性静息痛,夜间更剧烈。患肢皮肤温度显著降低,明显苍白或出现紫斑。皮肤干燥、无汗、趾(指)甲增厚变形。小腿肌肉萎缩,足背和(或)胫后动脉搏动消失。做腰交感神经阻滞试验,仍可出现皮肤温度升高,但不能达到正常水平。

第三期　坏死期:临床症状继续加重。动脉完全闭塞,侧支循环不足以代偿下肢血供。患肢趾(指)端发黑、干瘪、坏疽、溃疡形成。疼痛剧烈、呈持续性,患者夜不能寐,日夜屈膝抚足而坐,或借助下垂肢体以减轻疼痛。肢体明显肿胀。若继发感染,干性坏疽转为湿性坏疽,患者可有高热、烦躁等脓毒症症状,病程长者伴消瘦、贫血。

三、辅助检查

1.一般检查

(1)测定跛行距离和跛行时间。

(2)测定皮肤温度:若双侧肢体对应部位皮肤温度相差2℃以上,提示皮温降低,侧动脉血流减少。

(3)肢体抬高试验:患者平卧,患肢抬高45°,3 min后若出现麻木、疼痛、足部特别是足趾和足掌部皮肤呈苍白或蜡黄色者为阳性。再让患者坐起,下肢自然下垂于床缘以下,若足部皮肤出现潮红或斑片状发绀,则提示患肢有严重血供不足。

(4)解张试验:通过蛛网膜下腔或硬膜外腔阻滞麻醉,对比阻滞前后下肢的温度变化。阻滞麻醉后皮肤温度升高明显,为动脉痉挛因素;若无明显改变,提示病变动脉已严重狭窄或完全闭塞。

2.特殊检查

(1)肢体血流图:电阻抗和光电血流仪检测显示峰值降低、降支下降速度减慢。前者提示血流量减少,后者说明流出道阻力增加,其改变与病变严重程度成正比。

(2)多普勒超声检查:显像仪可显示动脉的形态、直径和流速等;血流仪可记录动脉血流波形。波形幅度降低或呈直线状,表示动脉血流减少或动脉闭塞。同时还能做节段动脉压测定,了解病变部位和缺血的严重程度。踝肱指数,即踝压(踝部胫前或胫后动脉收缩压)与同侧肱动脉压之比,正常值>1.0,若正常值>0.5或<1,为缺血性疾病;正常值<0.5,为严重缺血。

(3)动脉造影:可以明确患肢动脉阻塞的部位、程度、范围及侧支循环建立的情况。

四、诊断要点

结合男性青壮年长期大量吸烟史,根据临床各期。表现和辅助检查结果,基本可确诊。

五、处理原则

着重防止病变进展,改善和增进下肢血液循环。

1.非手术治疗

(1)一般处理:严禁吸烟、防止受冷、受潮和外伤,但不做热疗。疼痛严重者,可用止痛或镇静剂,慎用易成瘾的药物。锻炼患肢,促使侧支循环建立,如Buerser运动。

(2)药物治疗

①中医中药:根据辨证施治的原则,服用祛寒祛湿、活血化淤、消炎止痛药物。

②血管扩张剂和抑制血小板聚集的药物:前列腺素,具有血管舒张和抑制血小板聚集作用,对缓解缺血性疼痛,改善患肢血供有一定效果;α受体阻滞剂和β受体兴奋剂,如妥拉苏林等;硫酸镁溶液,有较好的扩张血管作用;低分子右旋糖酐,能降低血黏度,对抗血小板聚集。

③抗生素:溃疡并发感染者,应用广谱抗生素,或根据细菌培养及药物敏感试验,选用有效抗生素。

(3)高压氧疗法:通过高压氧治疗,提高血氧含量,促进肢体的血氧弥散以改善组织的缺氧程度。

(4)创面处理:对干性坏疽创面,应在消毒后包扎创面,预防继发感染。感染创面可做湿敷处理。

2.手术治疗 目的是增加肢体血供和重建动脉血流通道,改善缺血引起的后果。

(1)腰交感神经切除术:适用于腘动脉远侧狭窄或闭塞,第一、二期的患者。切除病变同侧2、3、4 腰交感神经节和神经链,可解除血管痉挛和促进侧支循环形成。近期效果尚满意,但远期疗效不理想。

(2)动脉重建术:有两种方法:

①旁路转流术,适用于主干动脉闭塞,但在闭塞动脉的近侧和远侧仍有通畅的动脉通道者。

②血栓内膜剥脱术,适用于短段动脉阻塞者。

(3)游离血管蒂大网膜移植术:适用于动脉广泛闭塞者。将游离的大网膜血管与股部血管吻合,并将裁剪延长的大网膜通过皮下隧道延伸至小腿下段,借助网膜血流向下肢远端供血。

(4)分期动、静脉转流术:在下肢建立人为的动静脉瘘,通过静脉逆向灌注,向远端肢体提供动脉血。适用于动脉广泛闭塞并且无流出道者。

(5)截肢术:肢体远端已坏死、界限明确者,需做截肢(趾、指)术。

六、护理措施

1.心理护理 由于肢端疼痛和坏死使患者异常痛苦和极度焦虑,医护人员应以极大的同情心关心体贴患者,耐心做好患者的思想工作,使其情绪稳定,能配合治疗和护理。

2.改善下肢血液循环,预防组织损伤

(1)绝对戒烟:告之患者吸烟的危害,消除烟碱对血管的收缩作用。

(2)肢体保暖:避免肢体暴露于寒冷环境中,以免血管收缩。保暖可促进血管扩张,但应避免用热水袋、热垫或热水给患肢直接加温,因热疗使组织需氧量增加,将加重肢体病变程度。

(3)体位:病入睡觉或休息时取头高脚低位,使血液容易灌流至下肢。告知患者避免长时间维持同一姿势(站或坐)不变,以免影响血循环。坐时应避免将一腿搁在另一腿膝盖上,防止腘动、静脉受压,阻碍血流。

(4)保持足部清洁、干燥:每天用温水洗脚,告诉患者先用手试水温,勿用足趾试水温,以免烫伤。

(5)保护皮肤:皮肤瘙痒时,可涂拭止痒药膏,但应避免用手抓痒,以免造成开放性伤口和继发感染。

3.缓解疼痛 早期轻症患者可用血管扩张剂、中医中药治疗等。对疼痛剧烈的中、晚期患者常需使用麻醉性镇痛药。若疼痛难以缓解,可用连续硬膜外阻滞方法止痛。

4.休息和运动

(1)步行鼓励患者每天多走路,以疼痛的出现作为活动量的指标。

(2)指导患者进行 Buerger 运动,促进侧支循环的建立。运动方法:①平卧位,抬高患肢45°以上,维持 2~3 min。②坐位,双足自然下垂,足跟踏地。做足背屈、跖屈和左右摆动运动;足趾向上翘并尽量伸开,再往下收拢,每一组动作持续 3 min。③回复平卧姿势,双腿平放,盖被保暖,休息 5 min。④抬高足趾、足跟运动 10 次,完成运动。

(3)有以下情况时不宜运动:①腿部发生溃疡及坏死时,运动将增加组织耗氧;②动脉或静脉血栓形成时,运动可致血栓脱落造成栓塞。

5.皮肤溃疡或坏死的护理 卧室休息,减少损伤部位的耗氧量;保持溃疡部位的清洁、避免受压及刺激;加强创面换药,可选用敏感的抗生素湿敷,并遵医嘱应用抗感染药物。

6.术前准备　按常规准备,需植皮者,做好植皮区的皮肤准备。

7.术后护理

(1)体位:静脉疾病术后抬高患肢 30°,以利血液回流;动脉疾病术后平置患肢。

(2)病情观察:①密切观察血压、脉搏、肢体温度及切口渗血情况;②血管重建术及动脉血栓内膜剥除术后,需观察患肢远端的皮肤温度、色泽、感觉和脉搏强度以判断血管通畅度。若动脉重建术后出现肢体肿胀、皮肤颜色发紫、皮温降低,应考虑重建部位的血管发生痉挛或继发性血栓形成,应报告医师,协助处理或做好再次手术探查准备。

(3)制动:静脉血管重建术后应卧床制动 1 周,动脉血管重建术后应卧床制动 2 周。自体血管移植者若愈合较好,卧床制动时间可适当缩短。

(4)活动:卧床制动患者,应鼓励其在床上做足背伸屈活动,以利小腿深静脉血液回流。

(5)防止感染:应密切观察患者的体温变化和切口情况,若发现伤口有红、肿现象,应及早处理,并遵医嘱合理使用抗生素。

七、健康教育

1.劝告患者坚持戒烟。

2.保护患肢,切勿赤足行走,避免外伤。鞋子必须合适,不穿高跟鞋。穿棉制或羊毛制的袜子,每日换袜子,预防真菌感染。

3.避免长时间维持同二姿势(久站或久坐)。

第五节　动脉硬化闭塞症护理

动脉硬化性闭塞症在我国是仅次于血栓闭塞性脉管炎的常见周围动脉疾病。动脉硬化性闭塞病变是一种全身性疾患,以中老年多发。好发于某些大、中型动脉,如腹主动脉下端、髂动脉及股、腘动脉等处;上肢动脉少累及。狭窄或闭塞病变呈节段性,好发于大、中动脉的分叉起始部位,累及一侧或双侧肢体动脉,病变长度一般约为 3～9 cm,病变远侧动脉仍通畅;故许多病例可行外科手术治疗。病变动脉增厚,变硬,伴有粥样斑块及钙化,可继发血栓形成,动脉管径狭窄或闭塞,导致下肢缺血。患肢有发冷、麻木、疼痛、间歇性跛行及趾或足发生溃疡或坏死等临床表现。

一、临床表现

动脉硬化性闭塞症以中年以上男性发病者居多;多在 50～70 岁发病。根据患者症状的轻重程度,大致可将临床表现分为四个时期。

1.第一期为轻微主诉期　感到患肢稍冷或轻度麻木,活动后易感疲乏,有时足癣感染不易控制。患者虽然有动脉硬化闭塞,但侧支循环建立比较丰富,基本能满足患肢血供。

2.第二期主症为间歇性跛行　这是机体动脉供血不足的特征性症状,表现为肌肉疼痛、痉挛及疲乏无力,须停止活动或行走,休息后缓解。患者行走的距离一般可判断动脉硬化闭塞的程度及侧支循环建立是否丰富。有些患者的症状可不发展,甚至随着侧支循环逐渐建立,症状可缓解。但有些患者的症状持续发展,影响活动及工作。

3.第三期主症为静息痛　严重动脉病变和侧支循环血管形成很不足,使患肢在休息时也感到疼痛、麻木和感觉异常。一般在患肢末端,通常不呈特殊的神经分布区。患者躺着,因流体动力学关系使动脉压力降低,缺血症状严重。夜间疼痛更剧烈,常抱足而坐,彻夜不眠。皮肤干燥、毛发稀疏脱落及趾甲粗糙,皮下组织可发生非细菌性炎症。

4.第四期为组织坏死期　肢端溃疡或坏死。患肢的足部或腿部显示肤色苍白,皮温显著降低,皮肤感觉迟钝。如合并有糖尿病,则足趾及小腿坏死机会增多,易合并感染,产生湿性坏疽,以致全身中毒症状。

二、护理措施

1.同外科一般护理常规

2.心理护理　由于病程较长、缠绵难愈,后期疼痛难忍,患者往往情绪低沉,悲观忧郁,护士要关心、体贴患者的痛苦,耐心解释,正确引导,使其配合医护人员积极治疗,树立战胜疾病的信心。

3.饮食护理　膳食宜以低脂肪、低热量为宜,可吃易消化的营养品及新鲜蔬菜、水果、粗粮、豆类、鲜鱼,适量食用瘦肉、脱脂奶、鸡蛋白等,尤以绿菜、海带、海蜇、紫菜、木耳、洋葱、大蒜等,对本病有益。忌食辣椒、酒类、肥肉、动物油、动物内脏、奶油、巧克力等。

4.注意患肢护养　患肢应防寒保暖,但不宜用强烈"热疗"。因温度过高使组织耗氧量增加,而患肢又处于供血不足状态,会使组织疼痛加剧。患肢防寒保暖,从秋季开始,到第二年春季是本病的好发季节,要随着天气变凉,逐渐增添裤袜等,并要宽松,不宜过紧,以免血流受阻。并预防摩擦以免造成溃破而不易愈合。

5.患肢运动锻炼　由责任护士带领患者做下肢功能锻炼。第一种方法:患者仰卧于床上,患肢先从水平位抬高 45°左右,停留 1～2 min,然后下垂 1～2 min,再放置水平位 2 min,最后做足部的旋内、旋外、屈曲、伸直 10 次。如此反复共 20 min,也可根据病情而定时间。每日可做 3 次锻炼。第二种方法:每天由责任护士带领患者,根据病情轻重,做适当行走,并测量行走后出现间歇性跛行的时间、距离。通过一段时间的药物治疗和功能锻炼,患者症状逐渐减轻。因此,对每天行走的时间和距离要认真做好记录,以每分钟行走 60 m 的速度行走 1500 m,没有出现患者不适症状为正常。

6.禁止吸烟　因烟中的尼古丁可使动脉血与氧的结合力减弱,血黏稠度增加,肢体血流缓慢;尼古丁还能间接导致血管痉挛,致使肢体缺血疼痛加重,并促使病情发展。

7.病情观察　认真记录好间歇性跛行距离、速度及患肢发凉、酸胀、麻木等情况,下肢功能锻炼后的变化,以及每周测记左右下肢血压的变化和体重情况,以便前、后对照。

8.检查血黏度、血脂等　检查前 2d,嘱患者吃清淡饮食,禁高脂、高胆固醇的饮食,以免影响化验结果。

9.注意患肢的体位　因患肢疼痛加重,影响睡眠,患者往往抱膝而坐,捏压患肢,以期转移疼痛,致使血流受阻,症状加重。因此护理人员要向患者解释,疼痛时不能挤压患肢,应保持患肢舒展,使血流畅通。

10.不宜过多地行走　嘱患者穿着宽松鞋袜,防止磨破患肢,因长期患肢营养障碍,轻微擦伤也不易愈合。保持患肢指(趾)清洁,注意洗肢时宜用温水(40℃以下),水温过高可使局部溃破,或疼痛加剧。

三、健康教育

1. 情绪稳定,精神愉快。
2. 适当活动及肢体锻炼。
3. 注意饮食调养,少吃或不吃高脂、高热量饮食。
4. 严禁吸烟。
5. 全身保暖,避免下肢受寒湿,并防止挤压摩擦。
6. 坚持服药,定期复查。

第六节　足部溃疡及坏疽护理

周围组织缺血性疾病如动脉粥样硬化闭塞症、下肢静脉曲张等未及时治疗,或治疗后效果不好者,缺血的足部将出现溃疡或坏疽。一般都有难愈性、易感染及致残性。护士应根据溃疡部位、大小、深度、特点、有无分泌物或炎症表现等,判断是动脉性,还是静脉性的。结合患者的营养状况及有无糖尿病等,制订合理的护理措施,从而控制感染、促进肉芽组织生长、最终达到溃疡愈合的目的。

一、预防和控制感染

任何溃疡和坏疽因存在感染故创面不易愈合,应首先控制感染。

1. 局部创面处理　应保持创面充分引流和创面清洁,淤滞性溃疡的创面应每日用3％硼酸或0.02％呋喃西林溶液湿敷,分泌物减少后改用生理盐水纱布换药、直至创面肉芽新鲜为止。湿敷法是利用细孔纱布用所需药液浸湿,略加挤压后以不滴药液为度。敷料厚度以能吸收渗出液且不湿透表层敷料为度,表层敷料应超过伤口边缘3～5 cm,以防止细菌污染伤口,根据创面情况应定时更换。干坏疽只需用碘酒、酒精消毒,而后用无菌干敷料保护,以防止继发感染。各种处理都应注意严格无菌操作技术。对全身抵抗力较差者,可遵医嘱给予广谱抗生素,以预防感染和控制感染。

2. 保证病室环境、床单及患者皮肤的清洁　溃疡创面周围的皮肤可用温水、中性肥皂轻柔地清洗,而后用棉球拭干。

二、促进肉芽组织生长,加速创口愈合

溃疡创面只要有足够的血液供应,无感染和坏死,敷料无刺激性且湿润、透气,肉芽组织就会迅速生长,加速创口的愈合。

1. 局部创面处理　坏死组织不利于创口愈合,且易继发感染,故应协助医生及时清除溃疡创面的坏死组织,也可利用纤维蛋白溶酶等制剂,促进坏死组织分解。近来,有利用聚氨酯薄膜覆盖创面,使坏死组织自溶消化的报道。该薄膜有分泌物不外渗、对空气和水蒸气有通透性、创面湿润、减少干痂形成及促进愈合等作用。创面彻底清创后,可根据创面性质,选用适当的药物和敷料封闭创口。封闭创面内富含蛋白、生长因子及酶类生物活性物质的渗出物,有利于组织修复。创面较深者,宜用药物浸湿的纱布松软填塞,充分引流,使肉芽组织逐渐从创口底部生长、填充。创面出物过多者,可用各种具有吸水性的敷料,如水解胶体、藻酸钙及亲水泡沫等。敷料更换不应过勤,揭除敷料时,勿损伤新生的肉芽组织。同时,应注意局部药物的使

用有无过敏反应。

2.改善局部循环　防止局部受压。卧床时,注意勤翻身,以减少局部受压时间,必要时使用支被架。因静脉回流障碍的溃疡,卧床及抬高患肢及用弹力绷带包扎或穿弹力袜,可促进静脉回流。因动脉供血不足而引起的溃疡,可使患肢下垂或做 Allen-Buelser 运动,有利于改善局部循环。但最根本的是治疗原发病,使局部循环彻底地恢复。因此,估计短期内不能愈合者,应在创面清洁后,手术治疗。

3.改善全身营养状况　可根据患者的生活习惯调整饮食,所进食物应含高蛋白、高维生素。贫血者,轻者可进食含铁量高的食物。重者,应间断输血。口服硫酸锌,可为伤口提供所,需的微量元素锌。

第七节　雷诺综合征护理

雷诺综合征是指肢端(指、趾)动脉在情绪激动或受寒冷刺激后,出现阵发性痉挛,从而使皮肤苍白、发绀和潮红,多见于女性患者,好发部位是上肢。

一、临床表现

多见于青、中年妇女,发病部位上肢远多见于下肢,位于肢端、常呈对称性。常因受冷或情绪激动后双侧指(趾)端血管阵发性痉挛,皮肤突然苍白发凉、麻木和感觉迟钝,并发展到掌(跖)部持续数分钟后,皮肤内小静脉和毛细血管因缺血、缺氧和代谢产物的滞留而扩张,此时动脉痉挛开始缓解,血流灌注恢复,由于毛细血管内的血流停滞,继续缺氧,皮肤颜色由苍白转为发绀,皮温转暖,并感觉烧灼和刺痛,待血管痉挛解除,局部血循环恢复,即出现反应性充血,皮色又转为潮红,随后皮色、皮温和感觉再恢复正常。在阵发性发作的间隙期,除皮色稍苍白外无其他症状。通常指(趾)端无或少有营养性改变,如指(趾)甲畸形、质脆、指(趾)垫萎缩、皮肤变薄和溃疡等。

二、诊断

双侧肢端对称性皮肤颜色出现阵发性苍白—发绀—潮红的改变和伴有感觉障碍,受寒和情绪激动常为诱发因素。辅助检查用光电容积描记法测定不同温度下手指循环变化和冷刺激后手指循环恢复时间,其不仅是诊断雷诺综合征的可靠检查方法,且有助于发现可能存在的相关动脉供血障碍的器质性疾病。

三、处理原则

1.一般治疗　应防寒保暖,如发病时避免用热水浸泡,对患者应进行心理方面的治疗,应让患者了解情绪激动可诱发此病,要建立乐观的精神状态。

2.相应治疗　潜在的相关疾病和去除可导致本病发生的药物以及长期从事某种职业的因素(如长期使用震颤工具的工作)。

3.药物治疗　可应用交感神经阻滞剂和直接扩张血管的药物,如利血平、胍乙啶、妥拉苏林、甲基多巴等。

(张立民)